栄養科学シリーズ NEXT
Nutrition, Exercise, Rest

人体の構造と機能
解剖生理学実習

森田規之・河田光博・松田賢一／編

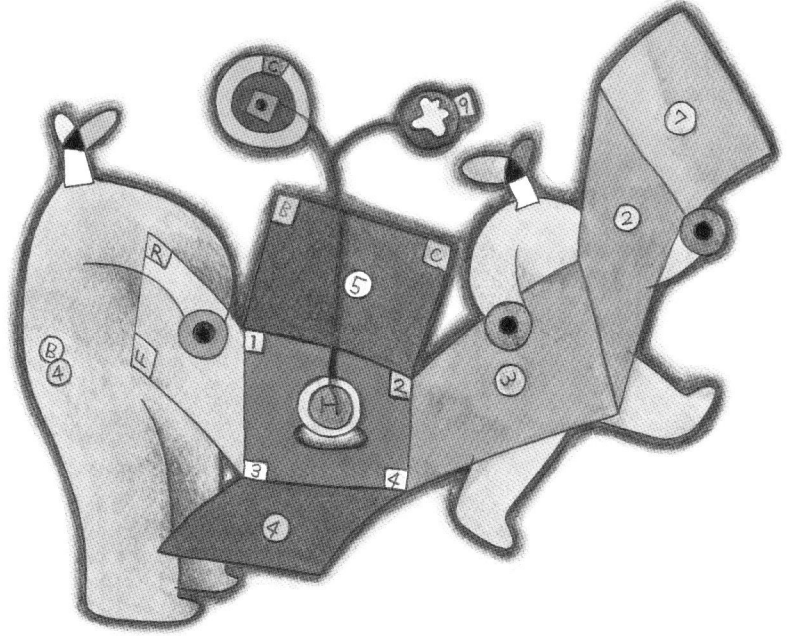

講談社

シリーズ総編集

木戸　康博	京都府立大学　名誉教授
宮本　賢一	龍谷大学農学部食品栄養学科　教授

実験・実習編担当委員

岡崎　　眞	畿央大学健康科学研究所　客員研究員
片井加奈子	同志社女子大学生活科学部食物栄養科学科　教授
加藤　秀夫	県立広島大学　名誉教授
桑波田雅士	京都府立大学大学院生命環境科学研究科　教授

執筆者一覧

青山　裕彦	広島大学　名誉教授（5.2）
上岡はつみ	広島文化学園短期大学食物栄養学科　講師（5.4, 10.2）
小倉　有子	安田女子大学家政学部管理栄養学科　准教授（3.4）
河田　光博＊	京都府立医科大学　名誉教授（1.1）
木戸　康博	京都府立大学　名誉教授（7.1, 7.2）
京泉　誠之	公益財団法人放射線影響研究所分子生物科学部　顧問（9）
熊井まどか	長崎国際大学健康管理学部健康栄養学科　教授（6.1.1, 8）
桑波田雅士	京都府立大学大学院生命環境科学研究科　教授（7.1, 7.2）
小玉　智章	長崎短期大学地域共生学科食物栄養コース　教授（13）
小林ゆき子	京都府立大学大学院生命環境科学研究科　講師（7.1, 7.2）
中坊　幸弘	京都府立大学　名誉教授（7.4）
平野　直美	神戸女子短期大学食物栄養学科　教授（5.3, 10.1）
松田　賢一＊	京都府立医科大学大学院解剖学生体構造科学部門　准教授（4.2, 4.3.3, 12.4, 14.1）
南　　久則	神戸学院大学栄養学部栄養学科　教授（7.3）
村松　陽治	関西福祉科学大学健康福祉学部福祉栄養学科　教授（15）
森田　規之＊	元安田女子大学家政学部管理栄養学科　准教授（1.2～1.4, 2, 3.1, 3.2, 4.1, 4.3.4, 4.4, 6.1.2～6.2, 12.1～12.3, 14.2, 14.3）
森田　泰博	元安田女子大学薬学部薬学科　教授（5.1）
森脇　晃義	中国学園大学　名誉教授（3.3, 4.3.1, 4.3.2）
横山　佳子	京都女子大学家政学部食物栄養学科　教授（11）

（五十音順，＊印は編者，かっこ内は担当章節項）

まえがき

　健やかに生き，疾病を予防するための栄養科学を学ぶ学生にとって，私たちヒトの身体を系統立てて理解することはきわめて重要となる．この実習書においては，まずは構造について，肉眼，そして顕微鏡レベルで把握するため，観察してスケッチで表現するプロセスを重視している．階層性を備えた構造の上で，生理学や生化学，栄養学等で学ぶ生命の営みが展開される．構造把握が的確であるほど，機能の理解も深まると考えるからである．

　私たちの身体は，複雑ではあるが，実に巧妙に精緻につくられている．顕微鏡で身体の内まで覗いてみると，細胞が，組織が，美しく調和を保った世界を作り上げている．はじめはわからなくても，観察を重ねることで違いがわかり，構造の美しさに気付いてもらえることだろう．教科書で得た先人の観察と解釈の結果としての知識に対して，自らの感覚を頼りにして観察を行う．自らで「腑に落ちた」構造のイメージを作り上げスケッチを重ねることで，人体の巧みさや素晴らしさに気付き，感覚はさらに研ぎ澄まされ，察する力が観察から考察，推察，そして洞察の段階へと高まることを大いに期待している．

　本書では，なるべく自らを肉眼レベルで観察した上で，顕微鏡レベルでの観察へとつなげている．顕微鏡写真の解説では，構造のみならず，はたらきや関わりのある分子，栄養素にも言及している．京都府立医科大学解剖学教室，安田女子大学管理栄養学科・薬学科の組織学実習標本を森田規之が写真撮影し，幸いにして下垂体前葉の内分泌細胞の電子顕微鏡写真については小澤一史先生，脊髄の組織標本については森田泰博先生のご協力を賜ることができた．本書掲載のスケッチ用写真は，教師用資料として QXGA モードのカラー画像として提供する．

　構造の把握に伴いつつ生理学，栄養学，免疫学等の実験課題を配した．可能なものはなるべく自らを対象とする課題にすることで，構造と機能を密接に連関させつつ理解を深めることを図った．さらには，アドヴァンストとして，内容にふくらみをもたせた課題も紹介し，適宜選択的に活用できるようにした．

　執筆者の方々は，担当の分野での研究に，そして管理栄養士養成教育に長年携わってこられ，解剖学・生理学の学び・教えに精通しておられる．記された実習・実験の内容や解説は，解剖生理学を自分自身の身体に関わる身近な学問，栄養を理解するための基盤として親しみと理解を深めるものであり，将来，医療専門職としての管理栄養士，研究・教育者として，向上心と探求心を持って御活躍いただくことを期待してのものでもある．そして，管理栄養士，栄養士のみならず，コメディカル領域の教育に本書が貢献でき，学生諸君のお役に立つことを願っている．

　本書の発行にこぎつけるまでには，講談社サイエンティフィクの大塚記央氏をはじめ編集部スタッフの方々の大いなるご尽力を賜った．殊に，企画，編集を担当いただき，図版の作成に至るまで神尾朋美氏には格別の苦労をおかけした．心より感謝申し上げる．

　2015 年 5 月

編者　森田　規之
河田　光博
松田　賢一

栄養科学シリーズ NEXT
【実験・実習編】の新期刊行にあたって

　「栄養科学シリーズ NEXT」は，"栄養 Nutrition・運動 Exercise・休養 Rest"を柱に，平成10年から刊行を開始したテキストシリーズです．平成14年度からはじまった現在のカリキュラムや教員配置により，管理栄養士養成教育はたいへん改善されました．また，平成21年には，特定非営利活動法人日本栄養改善学会により，管理栄養士が備えるべき能力に関して「管理栄養士養成課程におけるモデルコアカリキュラム」が策定されました．本シリーズではこれにも準拠するべく改訂を重ねています．

　この度，NEXT 草創期のシリーズ総編集である中坊幸弘先生，山本茂先生の意思を引き継いだ新体制により，時代のニーズと栄養学の本質を礎にして，「栄養科学シリーズ NEXT」の一つとして「実験・実習編」を引き続き刊行していくこととなりました．管理栄養士の業務は，「栄養の指導」です．「栄養の指導」は，「食事管理」と「栄養管理」に大別できます．管理栄養士の養成では，「食事管理」に加え「栄養管理」に重点を置いた教育がなされ，その上で，管理栄養士の国家試験受験資格が得られるしくみになっています．

　「実験・実習編」では，養成施設での基礎実験・実習を充実させるとともに，養成施設で学ぶ技術と現場で利用する技術の乖離を埋める内容に心がけ，現場で役に立つ内容としました．また，管理栄養士教育の目標を達成するための内容を盛り込み，他の専門家と協同してあらゆる場面で健康を担う食生活・栄養の専門職の養成を目指すことに心がけました．

　本書で学ばれた学生たちが，新しい時代を担う管理栄養士として活躍されることを願っています．

シリーズ総編集　　木戸　康博
　　　　　　　　　宮本　賢一

人体の構造と機能　解剖生理学実習　　　　　目次

1. 実習にあたって ... 1
1.1 解剖生理学とは ... 1
1.2 顕微鏡の原理と使い方 ... 2
1.3 組織学研究法 ... 5
1.4 スケッチの作法 ... 6

2. 細胞とゲノム ... 8
2.1 組織学実習 ... 8
2.1.1 細胞の構成 ... 8
2.1.2 体細胞分裂の観察 ... 11
2.2 アドヴァンスト ... 13
2.2.1 ゲノムマップとDNA折り紙モデル ... 13
2.2.2 骨髄細胞からの染色体標本の作製と観察 ... 17

3. 皮膚 ... 22
3.1 肉眼解剖学実習 ... 22
3.1.1 皮膚，指紋の観察 ... 22
3.2 組織学実習 ... 23
3.3 生理学実習 ... 26
3.3.1 皮膚感覚：触圧点，痛点，温点，冷点 ... 26
3.4 アドヴァンスト ... 28
3.4.1 皮膚の水分量・油分量の測定 ... 28

4. 感覚器系 ... 32
4.1 肉眼解剖学実習 ... 32
4.1.1 眼の観察 ... 32
4.1.2 舌背の観察 ... 33
4.2 組織学実習 ... 34
4.2.1 視覚器 ... 34
4.2.2 平衡聴覚器 ... 36
4.2.3 味覚器 ... 38
4.3 生理学実習 ... 39
4.3.1 瞳孔反射 ... 39
4.3.2 盲点 ... 39
4.3.3 聴覚 ... 41

- 4.3.4 味覚 ... 41
- 4.4 アドヴァンスト ... 43
  - 4.4.1 ミラクルフルーツによる味覚修飾 ... 43

5. 運動器系と内臓 ... 44
- 5.1 肉眼解剖学実習 ... 44
  - 5.1.1 人体交連骨格模型の観察 ... 44
  - 5.1.2 人体模型での筋の観察と自身での筋運動 ... 46
  - 5.1.3 人体模型での内臓の観察 ... 50
- 5.2 アドヴァンスト ... 52
  - 5.2.1 人体解剖学実習 ... 52
- 5.3 組織学実習 ... 56
  - 5.3.1 軟骨 ... 56
  - 5.3.2 骨組織と軟骨内骨化 ... 57
  - 5.3.3 筋組織 ... 59
- 5.4 生理学実習 ... 61
  - 5.4.1 筋電図測定 ... 61

6. ラットの解剖 ... 64
- 6.1 肉眼解剖学実習 ... 64
  - 6.1.1 実験倫理と法 ... 64
  - 6.1.2 ラットの解剖 ... 65
- 6.2 アドヴァンスト ... 71
  - 6.2.1 ラットの脳の解剖 ... 71

7. 消化器系 ... 74
- 7.1 肉眼解剖学実習 ... 74
  - 7.1.1 口腔内の永久歯 ... 74
  - 7.1.2 舌下 ... 75
  - 7.1.3 口蓋扁桃 ... 76
- 7.2 組織学実習 ... 77
  - 7.2.1 唾液腺 ... 77
  - 7.2.2 食道 ... 78
  - 7.2.3 胃 ... 80
  - 7.2.4 小腸 ... 81
  - 7.2.5 大腸 ... 82
  - 7.2.6 肝臓 ... 83
  - 7.2.7 膵臓（外分泌） ... 84
- 7.3 生理学実習 ... 85

       7.3.1　唾液によるデンプン消化試験 85
   7.4　アドヴァンスト 88
       7.4.1　反転小腸によるアミノ酸吸収実験 88

8. 血液 93
   8.1　組織学実習 93
       8.1.1　血液スメア：塗抹標本の観察 93
   8.2　アドヴァンスト 94
       8.2.1　スメア：標本の作製と染色（ギムザ染色）..................... 94
   8.3　生理学実習 96
       8.3.1　浸透圧と溶血 96
       8.3.2　ヘマトクリット値と血糖値の測定 98

9. 免疫系 101
   9.1　組織学実習 101
       9.1.1　胸腺 101
       9.1.2　リンパ節 103
       9.1.3　脾臓 104
   9.2　免疫学実習 105
       9.2.1　免疫沈降反応 105
       9.2.2　赤血球凝集反応によるABO式血液型の判定 107
   9.3　アドヴァンスト 108
       9.3.1　赤血球凝集反応と補体による溶血反応 108

10. 循環器系 111
   10.1　組織学実習 112
       10.1.1　固有心筋と特殊心筋 112
       10.1.2　血管 113
   10.2　生理学実習 115
       10.2.1　脈拍数と血圧の測定 115
       10.2.2　心音の聴取と心電図測定 118

11. 呼吸器系 120
   11.1　組織学実習 120
       11.1.1　気管，気管支，肺 120
   11.2　生理学実習 124
       11.2.1　呼吸数の測定 124
       11.2.2　肺気量 125
       11.2.3　ダグラスバッグ法でのエネルギー代謝測定 126

12. 神経系 131
- 12.1 肉眼解剖学実習 131
- 12.2 組織学実習 137
  - 12.2.1 神経組織 137
- 12.3 生理学実習 140
  - 12.3.1 膝蓋腱反射 140
  - 12.3.2 棒反応時間の測定 141
- 12.4 アドヴァンスト 142
  - 12.4.1 カフェインの中枢神経興奮作用による脳機能（計算能力）亢進 142

13. 内分泌系 144
- 13.1 組織学実習 144
  - 13.1.1 下垂体 144
  - 13.1.2 甲状腺と上皮小体（副甲状腺） 146
  - 13.1.3 副腎 147
  - 13.1.4 膵臓 148

14. 生殖器系 150
- 14.1 組織学実習 150
  - 14.1.1 男性生殖器 150
  - 14.1.2 女性生殖器 154
- 14.2 生理学実習 159
  - 14.2.1 尿中 LH の検出 159
- 14.3 アドヴァンスト 161
  - 14.3.1 基礎体温計測 161

15. 泌尿器系 162
- 15.1 組織学実習 162
  - 15.1.1 腎臓 162
  - 15.1.2 尿管，膀胱，尿道 165
- 15.2 生理学実習 166
  - 15.2.1 尿比重測定 166
  - 15.2.2 尿試験紙による尿検査 167
- 15.3 アドヴァンスト 168
  - 15.3.1 尿沈渣顕微鏡観察 168

索引 171

1. 実習にあたって

1.1 解剖生理学とは

これだけ科学が進んでいるのに，みなぎる生命力の源泉はわからない．一体，どの細胞が，どの細胞集団が，どのような判断で，「命」の糸を紡ぎだしているのだろうか？

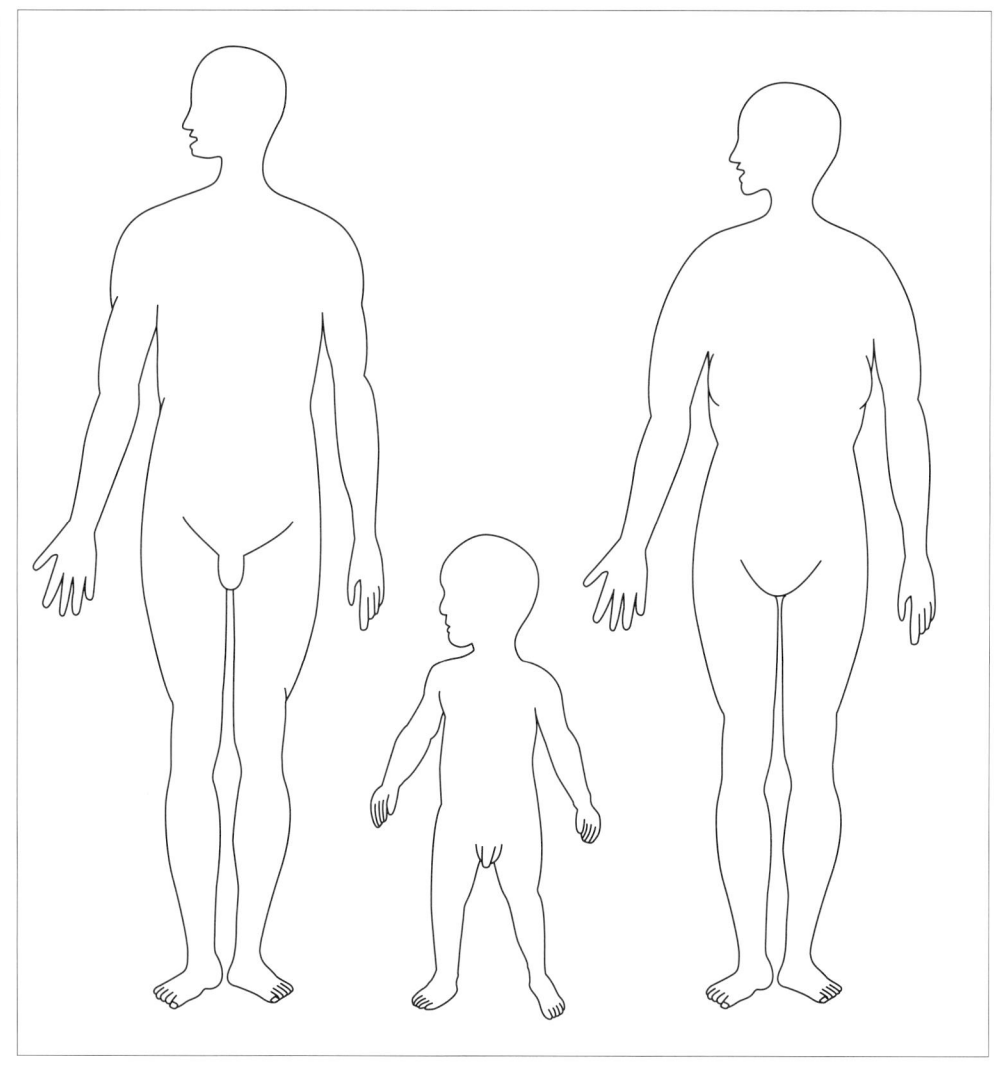

図 1.1 身体
身体の臓器の位置を描き込んでみよう．

私たちの身体は，きわめて多くの細胞が複雑にからみ合うと同時に，整然として身体の外の変化に対応し，あるいは内部からの異常に警告信号を発するようになっている．

　これは，少し難しい表現で言うならば，複雑性と精緻性である．

　身体はパーツからなっているが，なま身の身体はどのような細胞，組織，臓器からなり，それらが生理作用を発揮しているメカニズムを，自分の目で，耳で，手で，確かめることは実に重要である．

　科学，サイエンスというものは絶えず，実証性が求められ，個人として感覚を通して，理論化して体系づけるのである．

　解剖生理学の目的は，身体の構造と機能を理解することで，その複雑なしくみと，見事なまでの個体としての統合性を知ることである．

　顕微鏡標本を自分の目で確認し，消化器系や循環器系などのそれぞれの個体を成す系列ごとに，そのしくみを実験を通して確認して行くことは，考える人の基盤を作り上げることにつながる．

　現代において，知識だけでは対応できないことは自明の理であり，わからないことが出て来た場合に，頭を整理しながら，自分の感覚を大切にして考えることが求められている．

　栄養科学という体系づけられた学問のなかで，その主体となる身体を，自ら客観的にとらえ，主観的に表現して行くことこそ，これからの管理栄養士に求められる態度である．

　教科書の文字を網膜を通して脳に入力させる次なるステップは，実習を通して自らの五感を頼りに実験観察し，考察を加えながら，身体の構造と働きの理解を深めることである．

1.2　顕微鏡の原理と使い方

A. 顕微鏡の光学原理

　凸レンズでは，光軸に平行な光線はレンズで屈折されて後側（像側）の焦点に集められ，前側（物側）の焦点から出た光線はレンズで屈折されて光軸に平行な光線となる．物体を前側焦点よりも遠くに置くと，凸レンズによって上下左右が反対になった倒立の「実像」がレンズの反対側に形成される．一方，物体を凸レンズの前側焦点より内側に置いた場合には，物体よりも大きい像が物体と同じ側に正立の「虚像」としてでき，この虚像はレンズを通して眼で見ることができる．

　光学顕微鏡は基本的に，接眼レンズと対物レンズの2枚の凸レンズを組み合わせた観察光学系を備えている．試料 AB を対物レンズの前側焦点よりも外側に置くと，拡大されて上下左右が反対になった倒立の実像 A'B' ができる．この実像 A'B' を接眼レンズの前側焦点よりも内側におくことで，実像と同じ側に拡大された正立の虚像 A"B" ができ，接眼レンズをのぞく眼の網膜に像 A'''B''' として映る（図1.2）．

　倍率は，試料の大きさと像の大きさの比であり，総合倍率＝対物レンズの倍率×接眼レンズの倍率，となる．倍率が高いほど拡大して観察できるが，分解能が不十分であれば，いくら拡大したところで標本の細部を識別できない．対物レンズでは，倍率

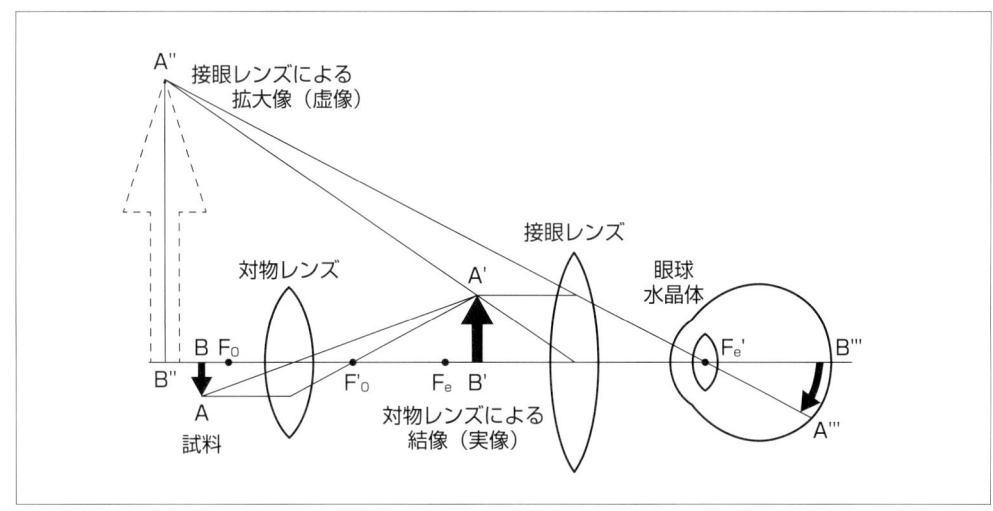

図1.2 光学顕微鏡の光路
F₀：対物レンズ前側焦点，F₀'：対物レンズ後側，Fₑ：接眼レンズ前側焦点，Fₑ'：接眼レンズ後側

が高いものほど分解能が求められ，分解能は開口数という指数に依存している．

a. 分解能 (resolving power)

微かに接近している2点を識別できる最小の距離を「分解能」とよび，この距離が近いほど高分解能という．分解能は，Rayleigh（レイリー）の定義によって$\delta = 0.61\lambda/NA$で計算される．

　　λ：光の波長（可視光線では，約400〜800 nm）
　　NA：対物レンズの開口数（レンズの分解能や焦点深度にかかわる指数）

- ヒト肉眼　　　　　　0.1 mm = 100 μm
- 光学顕微鏡　　　　　0.1 μm = 100 nm
- 透過型電子顕微鏡　　0.05 nm = 50 pm（理論上），0.1 nm（超高圧電子顕微鏡），2 nm（生物試料）

b. 開口数 (numerical aperture：NA)

対物レンズが光を集められる範囲の指標であり，試料から対物レンズに入射する光の光軸に対する最大角度をθ，試料と対物レンズの間にある媒質（空気や水，オイル）の屈折率をnとして，$NA = n \sin \theta$で計算される．

同じ倍率の対物レンズであっても開口数が大きいほど広範囲の光を集めることができ，分解能も高い．100倍の対物レンズが油浸レンズであるのは，屈折率が空気（$n = 1$）よりも高いオイル（$n = 1.52$）を試料と対物レンズの間に入れることで，開口数を高めるためである．

おもに対物レンズで左右される光学顕微鏡の性能ではあるが，それを最大限に引き出すには，均一で十分に明るい照明が必須となる．今日もっとも多く用いられるのは，ドイツのKöhler（ケーラー）によって考案された照明法である．ケーラー照明では，光源レンズによって光源像を開口絞りの位置（コンデンサの前側焦点位置）につくることで，コンデンサーレンズ後面では平行光線となって標本が均一に照明される．また，視野絞りの像を標本面につくることで視野の範囲を調整できる．視野絞りと開口絞りがそれぞれ別に機能するので，標本面の光量と照明範囲を独立に制御できる．

c. 視野絞り (field stop：FS)

照明が当たる範囲を調節する．視野絞り環をまわすことで，実視野よりもわずかに広げた状態に調節すると最適である．

d. 開口絞り（aperture stop : AS）

コンデンサに備わる絞りである．開口絞りで，コンデンサの開口数を対物レンズの開口数の 70〜80％の値に設定すると，観察に最適とされる．絞り込むとコントラストは上がるが，分解能も明るさも低下する．

B. 電子顕微鏡

1950 年代に電子顕微鏡によってシナプス間隙が観察されたことで，50 年以上に亘って続いた Cajal（カハール）のニューロン説（個々の神経細胞が非連続で接触する）と Golgi（ゴルジ）の網状説（神経細胞同士が網の目のように連続する）の論争に終止符が打たれた．電子顕微鏡の光学顕微鏡に対する利点は，倍率ではなく分解能にある．可視光線の波長よりもずっと短い波長をもつ電子線を用いることで，透過型電子顕微鏡の分解能は，理論的には光学顕微鏡の 1,000 倍程度に向上し，光学顕微鏡では見ることのできない微細構造も観察できる．

電子顕微鏡のうち，薄い組織切片を観察するものが透過型電子顕微鏡（transmission electron microscope : TEM）である．その原理は光学顕微鏡と同様であるが，光線の代わりに電子線を用い，磁気コイルで焦点を結ばせる．試料の構造や構成成分の違い，電子密度の高い重金属塩での染色により，電子線の吸収や散乱の度合いが異なり，透過してくる電子の密度分布が顕微鏡像での明暗となる．

走査型電子顕微鏡（scanning electron microscope : SEM）では，試料の表面に電子ビームを当てながら走査（スキャン）し，試料から放出される二次電子や，反射電子などを検出する．二次電子は試料の表面近くから発生する電子で，得られた像は試料表面の微細な凹凸を反映する．この顕微鏡により，焦点深度の大きな立体的な構造を観察できる．

C. 光学顕微鏡の使い方

機種によって違いがあるので，備えられた取扱説明書をよく読み，理解を深めること．

実際の顕微鏡観察においては，コンデンサの高さと光軸，開口絞りの調整がたいへん重要であり，像の分解能，焦点深度，コントラストや明るさに大きく影響する．

❶「レボルバ」を時計回りに回して，対物レンズを 10 ×にする．
❷ステージに標本をセットし，「縦・横送りハンドル」を回して標本を光路に入れる．
❸メインスイッチを入れ，「調光つまみ」で明るさを調節し，「粗・微動ハンドル」を回して標本に焦点を合わせる．
❹眼振と視度の調整を行う．
❺「視野絞り環」を回して「視野絞り」を一旦全開にしてから「視野絞り」を絞り込む．照明される範囲が，視野よりも小さくなるのを確認する．
❻「コンデンサ上下動ハンドル」を回して「コンデンサ」を一旦上限位置まで上げてから，「コンデンサ」を少しずつ下げ，多角形に見える視野絞り像のエッジがはっきり見える高さに合わせる．
❼多角形に見える視野絞り像の中心が視野の中心にくるよう，左右の「コンデンサ心出しつまみ」を回して調整する．
❽視野絞り像が視野に内接するよう「視野絞り環」を回し，心が出たことを確認し，実際の観察では視野に外接する程度に視野絞りを広げる．

❾「コンデンサ」の「開口絞りレバー」でコンデンサの開口数を対物レンズの開口数の70〜80％の値に設定する.

❿標本を正しく観察するためには，対物レンズを替える都度，視野絞りと開口絞りを最適となるよう調整する.

D. 特に注意すること

- ステージに標本をセットする際，コンデンサのレンズに触れてキズが入ることがないように注意する.
- 顕微鏡を常にきれいに保つ．レンズの汚れは，まずブロアーでホコリを吹き飛ばし，洗浄液を染みこませたレンズクリーニングペーパーで内側から外側へ渦を巻くように拭き取る．拭き取った汚れが再び移るのを防ぐため，ペーパーは一度拭くごとに交換する．洗浄液として，酢酸メチル・エタノール・ジエチルエーテル（65：30：5）混合液を調製している.

1.3 組織学研究法

A. はじめに

　組織学とは，細胞・組織・器官の微細な構造や形態を理解し，構造と機能を関連付けるものである．協力し合って機能する細胞たちが集まり，上皮組織・支持組織・筋組織・神経組織などの組織をつくる．それぞれの組織が組み合わさり，さまざまな細胞が配置されてつくられた器官が，どのようにして特異的な機能を発揮するかに注目する．

　光学顕微鏡観察のための組織標本を作成する基本的な過程は，①固定，②薄切，③染色である．構造の保持のため，組織を直ちに固定する．たんぱく質を変性させて細胞内や細菌の分解酵素による組織消化を防ぐ．ホルマリンは代表的な固定液であり，たんぱく質を架橋・変性する化学反応で細胞構造を保持する．

　組織内で重なり合う細胞や細胞外基質を区別して見やすくするには，組織を薄切して切片を作製する．軟らかいと薄切できないので，組織片をパラフィンワックスに包埋し固くしてからミクロトームで薄切する．凍結して固くした組織片をクリオスタットで薄切する場合もある．

　無色の組織切片を観察できるように染色する．用いる色素は，組織の構成要素（たんぱく質や核酸などの生体分子など）をある程度区別して染め分ける化学的性質をもつ．最も多用されるヘマトキシリン・エオシン染色では，酸性色素のエオシン，塩基性色素として振る舞うヘマトキシリンを組み合わせて用いる．細胞や組織の構成要素のうちコラーゲンやミトコンドリアなど酸性色素に親和性があるものを好酸性，細胞核のDNAなど塩基性色素に親和性があるものを好塩基性とよぶ．たとえば白血球の好酸球には，塩基性たんぱく質を含むことで強い好酸性を示す大型顆粒が多数存在する．

B. 代表的な光学顕微鏡染色法

ヘマトキシリン・エオシン（HE）染色：最も一般的な染色方法で，塩基性色素としてのヘマトキシリンで細胞核を青〜青紫，細胞質成分を酸性色素エオシンでさまざまな

濃さの桃色に染める．
アザン染色：アゾカルミンG（赤），アニリンブルー（青），オレンジG（橙黄）の3種類の色素を用いる．核は赤色，結合組織の膠原線維は濃青色，分泌顆粒は橙黄色に染める．
マッソン・ゴールドナー染色：核は褐色，細胞質は赤橙色，膠原線維や粘液は緑色に染める．
ギムザ染色：血液標本の染色法．好中球は赤紫，好酸球は赤，好塩基球は青紫に染める．
アルデヒドチオニンまたはアルデヒドフクシン染色：エラスチン弾性線維やジスルフィド結合をもつ化合物を濃青（チオニン）や紫（フクシン）に染める．
鉄ヘマトキシリン染色：横紋筋でA帯が強く染色される．
ニッスル染色：クレシルバイオレットやトルイジンブルーなどのRNAに親和性がある塩基性色素で神経組織を染色する．たんぱく質合成が盛んなニューロンのリボソームや核小体が染色される．
鍍銀染色：いわゆる銀メッキを施す．硝酸銀などの銀イオン溶液を用い，還元されて生じた銀粒子の沈着によって黒く染め出す．ニューロンやグリア，細網線維や上皮細胞の細胞境界の可視化に用いられる．
髄鞘染色：ルクソールファーストブルーで有髄神経の髄鞘が濃青色に染色される．
免疫組織化学染色：抗原抗体反応を利用して，ある特定のたんぱく質や化合物などを特異的に検出する．

1.4 スケッチの作法

A. はじめに

　解剖生理学実習においては，人体の構造について，肉眼から顕微鏡で観察できるレベルにわたっての基礎的な知識を習得するために，肉眼解剖学実習や組織学実習を行う．肉眼解剖学実習や組織学実習の課題では，特徴的であったり，意味があり重要と考えられる構造と形態を，スケッチとして表現する．

　スケッチでは，美術のデッサンとは違って，見えたものをすべて描く必要はない．意味があると考えられる構造のみを表現し，同じ構造が繰り返されるようであれば，一部だけを描写して，残りを省略することもかまわない．描画の上手，下手は問題ではなく，いかに特徴を捉えて表現するかが重要であり，対象の細部まで観察して特徴を抽出する姿勢や能力は，繰り返し経験を重ねることで向上する．

　実習課題の項目について，意欲や好奇心をもって予習し，実習の際に自分の目を通して，観るべき，理解すべき重要なものやポイントを把握しておくことが，効率よく実習を進めることにつながる．標本に触れ，観察・考察することで，自らの知識を確認し，記憶の増強を図ろう．

B. 留意点

1. 細部まで表すことができるように，なるべく大きくのびのびと描く．余白を広く，後から説明などを追加できる余裕を取っておく．

2. スケッチでは，構造を線で表現し，輪郭を 1 本の連続した線で描くのが基本である．薄く輪郭を描き，修正しながら，濃い線ではっきりと丁寧に仕上げていくと描きやすい．色やパターンなどの形態学的特徴を表すため，色鉛筆を用いて彩色する．
3. 大きさや比率を正確に描く．立体的な対象物では，見る角度を一定に保つ．
4. 引き出し線によって，認識できた構造物の名称を示す．解剖学とは，いわば，名前をつける学問でもあり，特徴を捉えたイメージは，体系化されている名前（解剖学用語）と結びつくことで意味をもつ．
5. スケッチで表せないところは言葉で表現してよい．気付いたことや説明も書き込む．
6. 組織学実習では，二次元的な組織切片の断面の観察から，三次元的な組織や器官の立体構造を意識する．たとえば，いろいろな異なる角度で切った竹輪やキュウリ，トマトなどの切り口から，全体像を頭の中で再構築してみよう．
7. 全体像から強拡大へと観察，スケッチを進める．意味ある構造を探し出すため，肉眼でプレパラートを，さらに 4×の対物レンズで切片全体を観察して，見当をつける．10×で探し，40×で特徴的な構造を確認し，弱拡（10×）と強拡（40×）をスケッチに起こす．
8. 微動ハンドルで焦点を微妙にずらしたり，コンデンサ絞りを調整して，立体的に観察したものを総合的にスケッチする．
9. 組織の構築の層構造や方向性を意識してスケッチする．たとえば上皮組織は，上皮の最表層や管腔面を上にして，上皮の広がりが横方向となるように描く．
10. プレパラート標本は，貴重なものや，補充が難しいものがあり，丁寧に取り扱う．不注意あるいは粗暴な行動は慎み，顕微鏡や標本の破損や汚損がないように努める．

2. 細胞とゲノム

　配偶子（卵子や精子）がもつすべての染色体を構成するDNAの全塩基配列情報，遺伝情報全体がゲノムであり，私たちの身体のつくりや，はたらきのしくみを決めている．細胞は，実際に生命活動を営む，構造的，機能的な最小単位である．真核生物の細胞では，細胞の中にも，脂質二重層で包まれた細胞小器官の空間が設けられてさまざまな代謝が時空間的に制御され，これらが動的なネットワーク（メンブレントラフィック（小胞輸送））で相互に連携することで，多様な生命現象が発揮されている．

2.1 組織学実習

2.1.1 細胞の構成

観察のポイント
- 下垂体前葉の内分泌細胞の透過型電子顕微鏡（TEM）での観察像で，細胞小器官の起原と構造的な成り立ちを理解しながら，分類してスケッチする．
- 細胞内膜系によるメンブレントラフィック（小胞輸送），特にエキソサイトーシスによるホルモンの分泌と，膜たんぱく質のトランスロケーションについて理解する．

A. 解説

a. 細胞とその構成

　生きるための構造と機能を備えた最小の単位が細胞である．ヒトは，数百種類にもおよぶ細胞がおよそ60兆個（体重1 kgあたりおよそ1兆個）集まった多細胞生物である．一方で，ヒト自身の細胞の機能と，ヒトと共生する皮膚常在菌，口腔や腸内の細菌叢を形成する菌の細胞（500兆個以上）の機能とが関わり合った「超有機体」としてのヒトの認識も深まりつつある．

　ヒトなど，真核生物の細胞は明瞭な細胞核（核）を有しており，核は，細胞膜と同様の膜が，わずかなすき間で隔てられて二重となった，いわば扁平な袋状の核膜で包まれ，遺伝情報を保持するDNAを染色質（クロマチン）として含んでいる．通常，細胞に核は一つであるが，骨格筋線維，破骨細胞（骨吸収により骨のリモデリングにあずかる），合胞体性栄養膜細胞（胎盤の絨毛の表面を覆い，子宮内膜と接する），巨核球（血小板を産出する）など，細胞の融合や，細胞質分裂を伴わない核分裂によって多核となった細胞もある．成熟したヒト赤血球は，赤芽球から核が抜け落ちて生じた網状赤血球か

ら，さらに細胞小器官のミトコンドリアやリボソームなどが抜け落ちたものである．

すべての細胞は細胞膜によって外界との仕切りをつくり，自らの活動に必要な細胞内環境をつくっている．細胞膜はリン脂質や遊離コレステロールを主成分とする脂質二重層（厚さ 4～6 nm）に，グルコースやアミノ酸のトランスポーター，イオンチャネル，ナトリウムカリウムポンプ，ホルモンや神経伝達物質に対する受容体（レセプター）などの機能を担う膜貫通たんぱく質などが埋め込まれており，細胞膜は仕切るだけではなく外界との連絡の場としても，物質輸送や細胞間情報伝達にあずかる．

細胞表面の細胞膜と核の間の領域が細胞質であり，ここを満たすサイトゾルのなかに漂い，特化した構造と機能をもつ成分を細胞小器官とよぶ．ヒトの細胞における細胞小器官として，

1. ミトコンドリアのように細胞内共生によって生じたと考えられるもの（宿主の細胞由来と考えられる外膜と好気性細菌に由来する内膜の，独立する二重の脂質二重層をもち，内膜内のマトリックスにはミトコンドリア独自の DNA とリボソームを有する）
2. 脂質二重層から構成された膜を球，袋，盲管状にして精緻に配置し，区画化によって膜内に局所的な環境をもたらすことで，基質濃度を高めて反応を加速したり危険物を隔離するなど，特異的な代謝が細胞内で並行的に進められることを可能にしているもの．いわゆる細胞内膜系としての，核膜，小胞体（粗面小胞体，滑面小胞体，筋小胞体），ゴルジ装置，輸送小胞，分泌小胞，被覆小胞，エンドソーム，リソソームやオートファゴソームなどであり，互いにさらには細胞膜とも膜成分や内容物の交換を行い，動的なネットワーク（メンブレントラフィック（小胞輸送））にあずかるもの
3. 細胞骨格，2 個 1 組の中心小体からなる中心体，微絨毛，線毛や鞭毛，そしてたんぱく質の合成工場であるリボソーム，分解されるべきたんぱく質の分解装置複合体であるプロテアソームなど，巨大たんぱく質やたんぱく質複合体であるものが分類される．

ペルオキシソームについては，ミトコンドリアのマトリックス同様に脂肪酸の β-酸化を行ったり，DHA（ドコサヘキサエン酸）などの合成にあずかる，酸化反応に伴う過酸化水素をカタラーゼで分解するなどの重要な機能を有するが，その起原については，ミトコンドリアに由来する姉妹器官，細胞内膜系由来など未だ議論が絶えない．

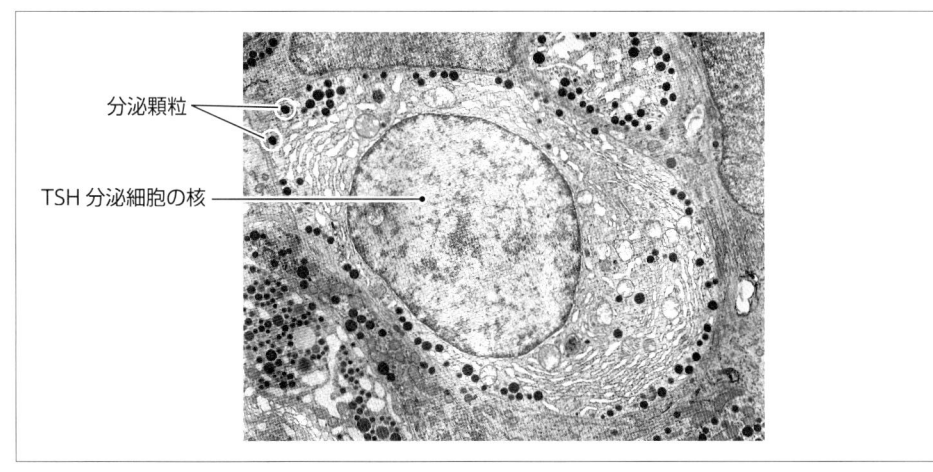

図 2.1　下垂体前葉の細胞
［写真提供：小澤一史教授（日本医科大学大学院）］

図 2.2 粗面小胞体
[写真提供：小澤一史教授（日本医科大学大学院）]

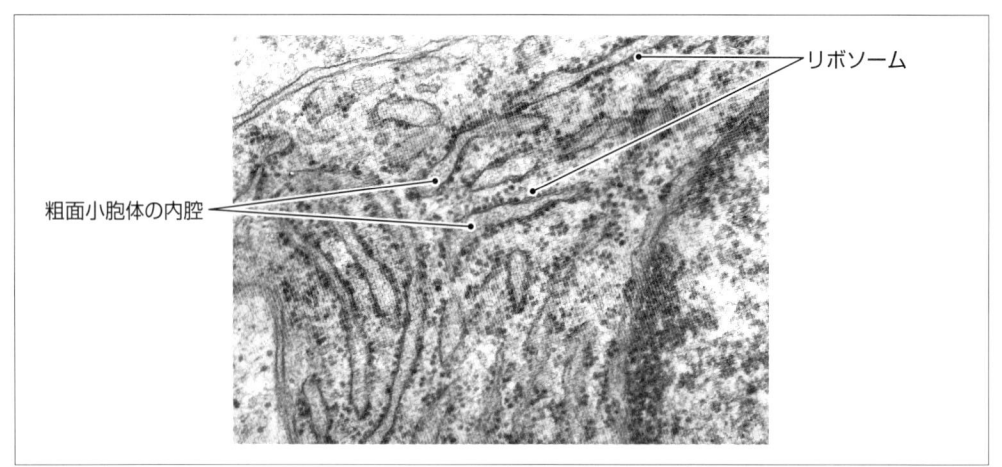

図 2.3 ゴルジ装置
[写真提供：小澤一史教授（日本医科大学大学院）]

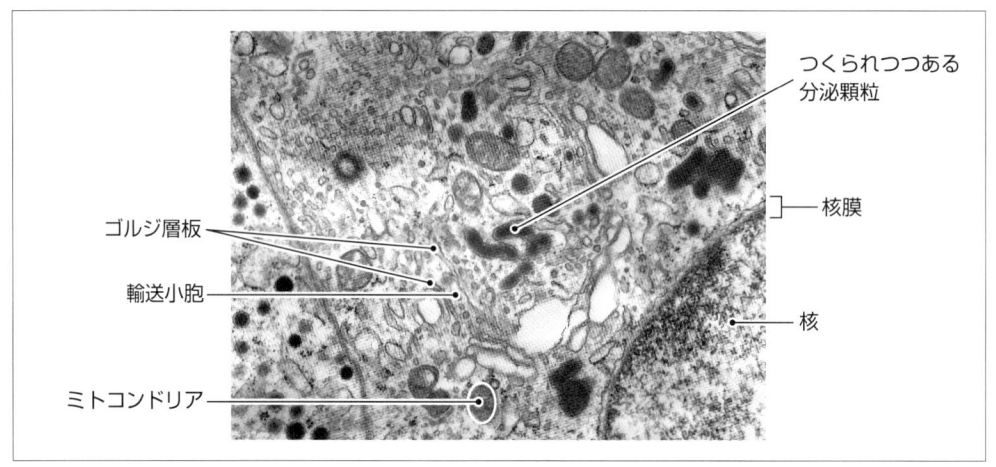

図 2.4 ミトコンドリアと分泌顆粒
[写真提供：小澤一史教授（日本医科大学大学院）]

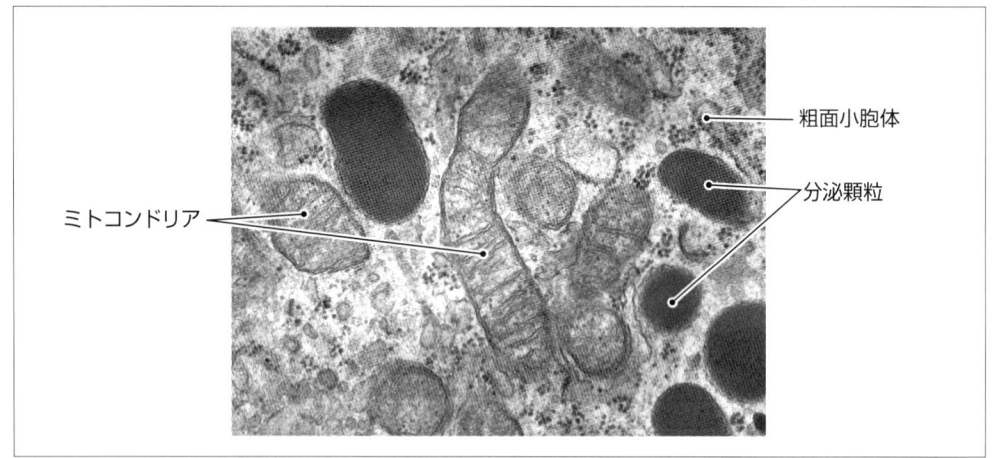

b. 透過型電子顕微鏡 (transmission electron microscope：TEM)

透過型電子顕微鏡（TEM）での観察像の特徴は，分解能の良さにある．分解能とは，2つの点を別々のものとして識別できる距離であり，可視光線よりもはるかに波長が短い（数万から数十万分の1）電子線を用いることで，光学顕微鏡のおよそ千倍の分解能，0.1〜0.2 nm（1〜2 Å（オングストローム））が期待できる．透過型電子顕微鏡では，0.1 μm（100 nm）以下の超薄切片とした試料に電子線を照射する．構造や構成成分の違いで，場所によって電子線の透過の度合いが異なることから顕微鏡像が得

られる．電子線が散乱する場所ほど暗い像となり，こうした部分は「電子密度が高い（electron dense）」といわれる．四酸化オスミウム水溶液での後固定処理により，脂質二重層の細胞膜を構成するリン脂質の親水性基が特にelectron denseとなる．

B. スケッチ課題

1. 下垂体前葉の内分泌細胞の透過型電子顕微鏡像を，細胞小器官の特徴的な形態を意識しながらスケッチする．核膜と小胞体，ミトコンドリア，ゴルジ装置と輸送小胞，分泌顆粒，粗面小胞体とリボソームなど，細胞小器官のそれぞれの構造については，高倍率の電顕像も参考にする．
2. たんぱく質の合成工場であるリボソームについて，その構成やしくみについて調べてまとめる．
3. メンブラントラフィック（小胞輸送）について，特にエキソサイトーシスと，トランスロケーションについて調べ，作られたたんぱく質の適材適所への配置についてまとめる．骨格筋線維や脂肪細胞におけるインスリン依存性のグルコーストランスポーター（GLUT4）のトランスロケーションについて調べる．
4. 生命活動の維持には，一旦合成されたたんぱく質であっても，適切に分解処理することが求められる．真核生物には2つの主要な細胞内たんぱく質分解経路，ユビキチン・プロテアソーム系とオートファジー・リソソーム系が存在する．調べてまとめる．エンドサイトーシスについても調べる．

C. Key structure/ 注視点

- 細胞膜
- 細胞小器官：起原と構造的成り立ち
- たんぱく質の合成と分解：粗面小胞体と付着リボソーム，遊離リボソーム，ユビキチン・プロテアソーム系，オートファジー・リソソーム系
- メンブラントラフィック（小胞輸送）：エキソサイトーシス，エンドサイトーシス，トランスロケーション

2.1.2 体細胞分裂の観察

観察のポイント
- 染色質や染色体の形態，分布から，分裂間期，分裂期の前期・中期・後期・終期にある細胞を識別する．
- アポトーシスを起こした細胞の形態学的特徴，アポトーシスとネクローシスの違いを理解する．

A. 解説

a. 細胞周期と体細胞分裂

ヒトなどの多細胞生物では，体細胞分裂によって細胞が増殖して成長を遂げる．成長してからも，たとえば腸管の粘膜上皮組織では幹細胞が分裂を続け，数日ごとに再生が繰り返されている．分裂に先立ってDNAの複製が起きる時期をS（synthesis）期，染色体が識別できて有糸分裂が起こる時期をM（mitosis）期とよぶ．これらの間にギャップ期間をはさんで，G_1，S，G_2，Mの順に繰り返す周期を細胞周期とよび，G_1，S，G_2期をまとめた分裂間期と，有糸分裂期（M期）に大別する．

図 2.5 細胞周期と細胞分裂（有糸分裂）
[森田規之，解剖生理学　人体の構造と機能第 2 版，p.8，講談社（2007）]

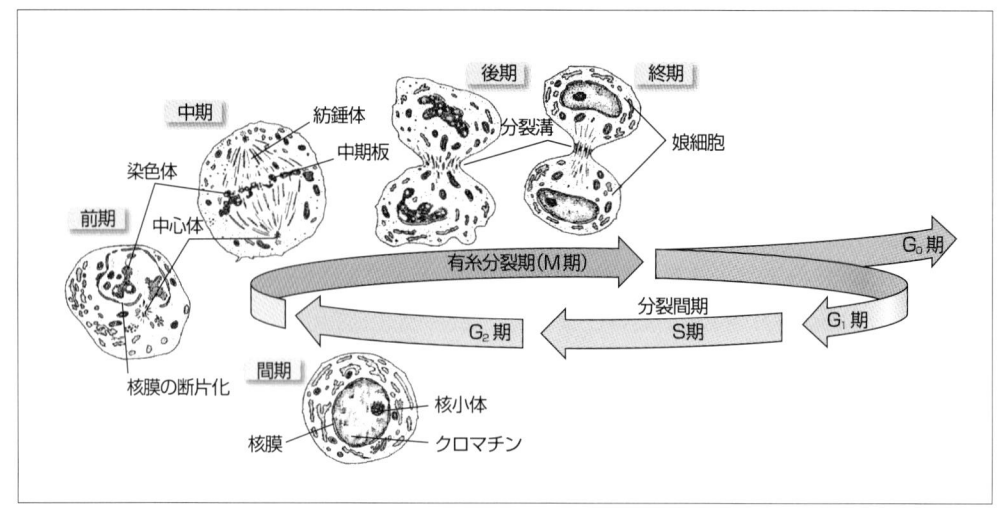

　体細胞の有糸分裂は核分裂と細胞質分裂の 2 つの過程からなり，染色体の形や動きによって前期・中期・後期・終期の 4 つの時期に分けられる．細胞質分裂は後期の終わりに始まり，終期まで続いて完了する．

　前期には，2 つの姉妹染色分体として固く結合した染色体が出現し凝縮が進む．核小体が消失し核膜の断片化がおこる．中心体が紡錘極となり微小管（紡錘糸）の形成が始まる．

　中期になると核膜は消失し，凝縮が進んで姉妹染色分体が識別できるようになる．姉妹染色分体の動原体に微小管が結合する（この段階までを前中期とよぶこともある）．すべての染色体の動原体が紡錘体赤道面に並び，中期板が形成される（狭義の中期）．

　後期には姉妹染色分体が分離して両極へと移動し，収縮環が形成される．終期になると，姉妹染色分体は紡錘体極へ到達し，脱凝縮して染色質となる．核小体や核膜が再形成され，細胞質分裂が完了する．

b. 細胞死

　単細胞生物とは異なり，多細胞生物では細胞の死がそのまま個体の死を意味するとは限らず，むしろ積極的に細胞死を制御して個体を形成している．アポトーシス（apoptosis）とはプログラム細胞死（制御された細胞の自殺）のひとつで，細胞は丸く縮小し，DNA がヌクレオソーム単位で断片化されクロマチンが凝集し，細胞核が断片化されるなどの特徴的な形態が認められる．その後，細胞は，細胞膜が維持されたままアポトーシス小体へと断片化され，それをマクロファージなどが貪食する．細胞の内容物の流出がないため，炎症を伴わず，きれいな死に様となる．一方，栄養不足，毒物，外傷などの外的環境要因により起こるのがネクローシス（壊死）であり，細胞やミトコンドリアが腫脹し，細胞膜が破裂して内容物がまき散らされて死に至り，炎症も引き起こされる．

c. 標本について

　ヒト急性 T 細胞性白血病細胞に由来する Jurkat 細胞の塗抹標本を観察する．Jurkat 細胞は，浮遊系の培養細胞株のひとつであり，培養液の中で体細胞分裂を行って増殖し，通常の条件下では，約 20 時間で 1 回分裂する．標本はヘマトキシリン染色を施してあり，核や染色体が青藍色に染まっている．

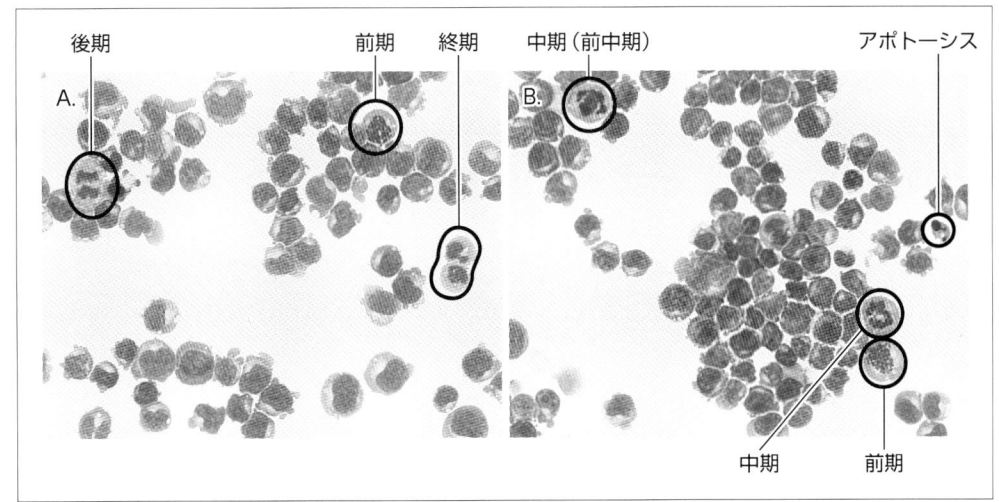

図 2.6　細胞分裂
[標本：安田女子大学，撮影：森田規之]

B. スケッチ課題

1. 分裂間期，分裂期の前期・中期・後期・終期にある細胞をそれぞれ少なくとも1個ずつスケッチする（図2.6）.
2. アポトーシスを起こしている細胞をスケッチする．またアポトーシスとネクローシスの違いについて説明する．
3. 分裂間期，分裂期の前期・中期・後期・終期のそれぞれの時期にある細胞の割合を求める．その際，ランダムに選んだ少なくとも計200個の細胞について調べる．また，細胞周期が約20時間であることを考慮し，細胞数の割合からそれぞれの時期に要する時間を求める．

2.2　アドヴァンスト

2.2.1　ゲノムマップとDNA折り紙モデル

A. 背景と目的

　ゲノム（genome）とは，ある生物の体のつくりや，はたらきのしくみを決定する遺伝情報の全体のことである．ヒトなどの二倍体生物では，配偶子（卵子または精子）のそれぞれがもつすべての染色体を構成するDNAのすべての塩基配列情報を意味し，1つの体細胞は，父方と母方に由来する2組のゲノムを持つ．ヒトゲノムは，染色体ゲノムに加えて，ミトコンドリアゲノムも，その構成要素となる．

　遺伝情報の保存，伝達，発現を担う物質が核酸である．デオキシヌクレオチドという単位化合物が鎖状に重合して出来たデオキシリボ核酸（DNA）が，染色体／染色質やミトコンドリアゲノムを構成する．遺伝情報は，DNA鎖に沿った核酸塩基の配列情報として規定される．ヒト染色体ゲノムは，約1 mの長さの2本鎖DNAを構成するおよそ32億塩基対の配列として保管されている．

　ところで，オーダーメイド医療・個別化医療という言葉を聞いたことがあるだろうか．ヒトゲノムプロジェクトによって，ヒト染色体を構成するDNAの塩基配列が決

> **インストールしてみてはいかが？　"Molecules"**
>
> "Molecules" は，iOS を搭載している iPhone，iPod touch，iPad などに対応した無料のアプリケーション．三次元描画（ボール＆スティック，あるいは空間充填モデル）された分子模型を，あらゆる向きからズーム，回転させながら表示できる．2 本鎖二重らせん DNA や tRNA，インスリンたんぱく質などが，デフォルトで表示可能である．Protein Data Bank（RCSB 提供のたんぱく質構造データベース），PubChem（NCBI 提供の化合物データバンク）を検索してデータをダウンロードすれば，さまざまな分子の立体構造を観察できる．
>
> Protein Data Bank（https://www.rcsb.org/）は，世界中の研究者が実験的に決定したたんぱく質や核酸の三次元構造座標データを登録する，国際的な公共のデータベースである．ここでは，"Molecule of the Month"（https://pdb101.rcsb.org/motm）へのアクセスをお薦めしたい．David S. Goodsell 博士による，構造データに忠実かつ秀逸なイラストとともに，注目すべき分子の構造と機能が解説される．英語がどうしても苦手ならば，日本語に訳されたものが「今月の分子」として日本蛋白質構造データバンクのホームページで紹介されている（https://pdbj.org/mom?tab=date）．

定され，遺伝情報の解読が進められ，個人差を反映すると考えられる一塩基多型（single nucleotide polymorphisms：SNPs．スニップス）やコピー数多型などが特定されつつある．個人個人の遺伝情報に基づく薬物への感受性の違いから投薬量や副作用を見積もって，個別に最適の医療を提供するオーダーメイド医療の考え方が，今後は栄養指導や健康管理指導の分野でも広がるものと考えられる．

ギムザ染色を施すことで，24 種類の染色体（1 から 22 番の常染色体と，X と Y の性染色体）のそれぞれに特有の縞模様が現れる．この G バンドを目印として，遺伝子座を示したものがヒトゲノムマップである．文部科学省の科学技術週間ホームページに掲載の「一家に 1 枚ヒトゲノムマップ（第 3 版第 1 刷）」では，全遺伝子（約 4 万 300 個，Homo sapiens Genome：Statistics, Annotation Release 104 statistics）の 1％ほどの遺伝子について，遺伝子名と染色体上の位置が示され，重要な機能を担う遺伝子については詳しい解説もある．

ゲノム・染色体／染色質・DNA への理解と関心を一層深めるため，ヒトゲノムマップの活用をはかるとともに，DNA 折り紙モデルを作成する．

B. DNA 折り紙モデルの作成

❶DNA 折り紙モデル（図 2.7）の枠線に沿って，枠外の余白をハサミなどで切り離す．
❷アデニン（A），チミン（T），グアニン（G），シトシン（C）の塩基をそれぞれ 4 色に塗り分け，相補的塩基対の水素結合を，水色などで着色しながら確認する．
❸ホスホジエステル結合で結ばれたデオキシリボースとリン酸の骨格の鎖の方向性を確認しながら，2 本の骨格鎖を着色する．
❹作成手順の図 2.8 を参考に折り紙モデルを完成させる．
　1）着色したプリントを縦長にして，16 等分になるよう横方向の折り線を付ける．
　2）印刷，着色した面を表として，縦方向中央の実線に沿って山折りして二つ折りにする．

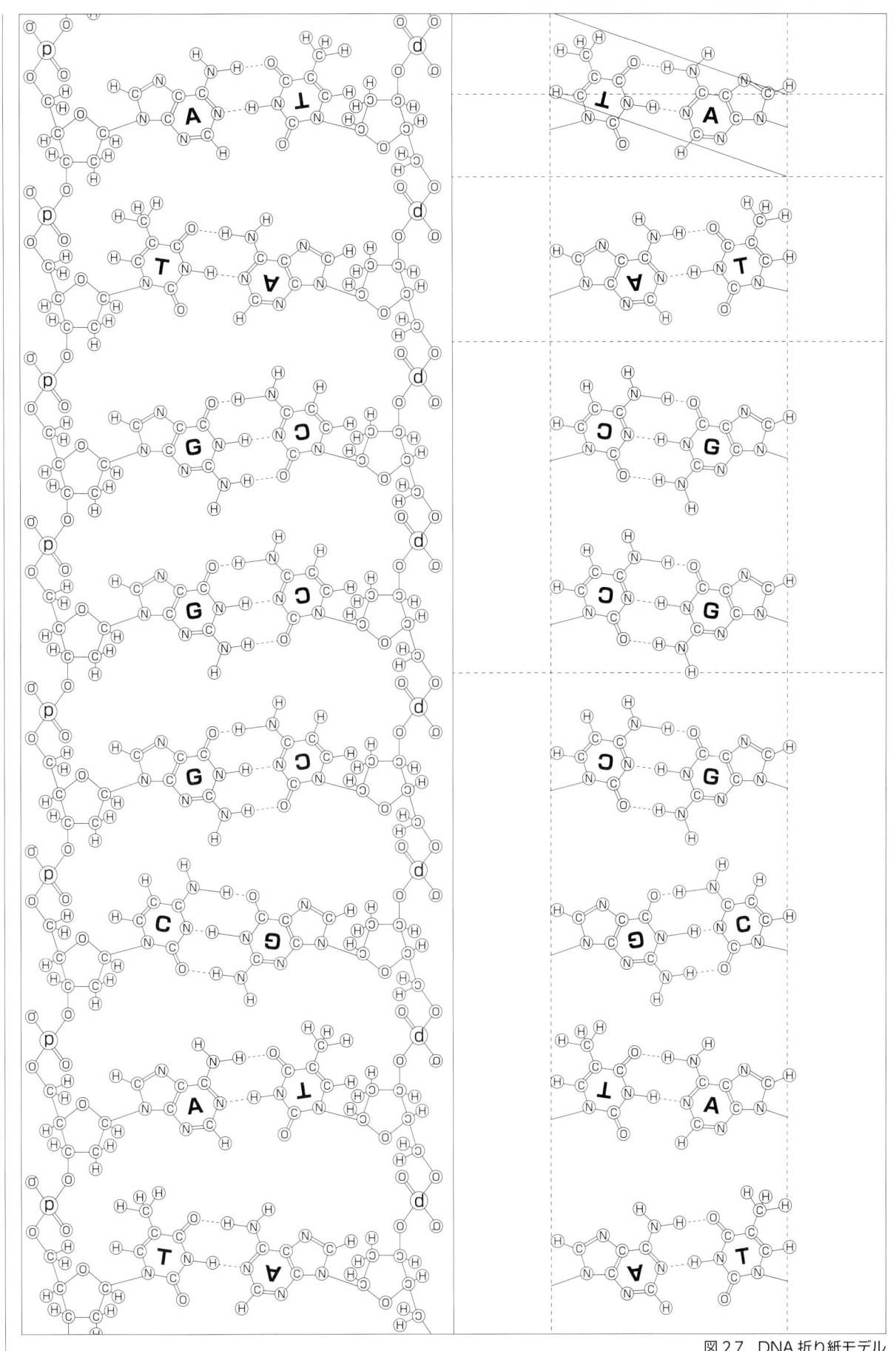

図 2.7　DNA 折り紙モデル

2.2　アドヴァンスト

図2.8 DNA折り紙モデルの作成手順

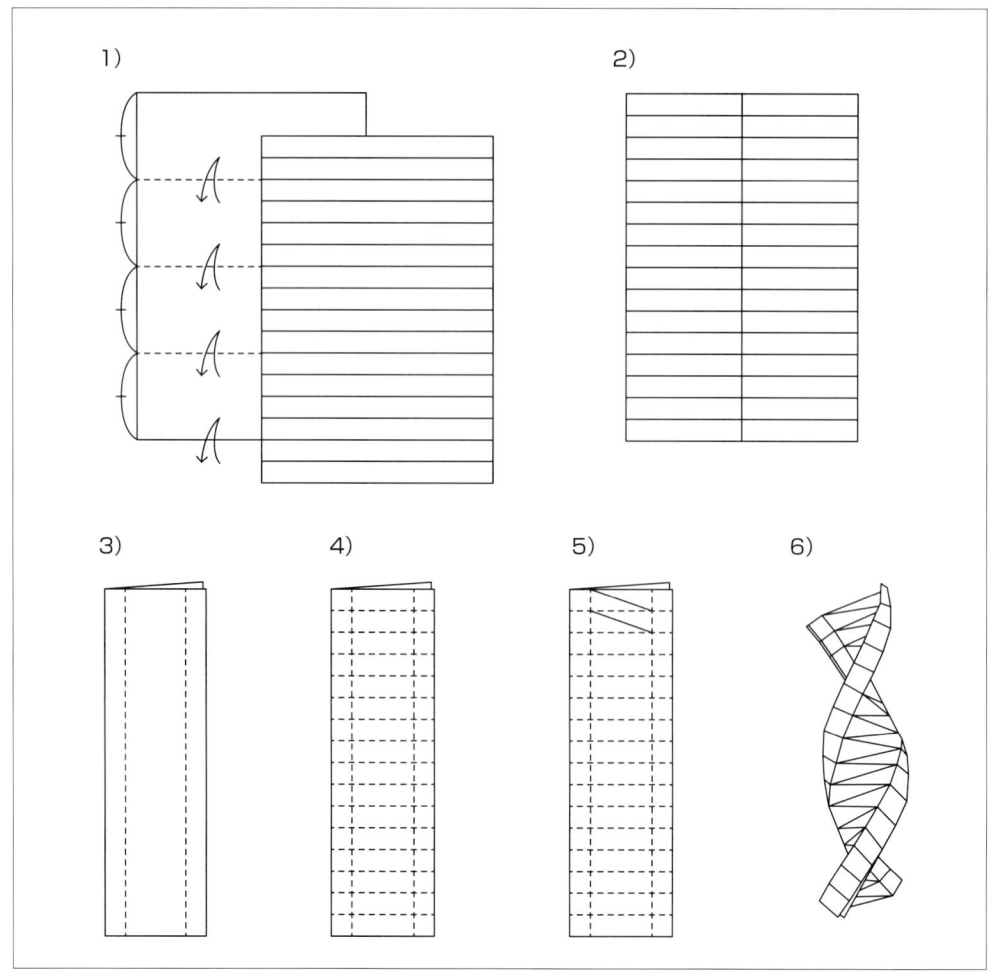

3) 折り目が左になるよう配置して，縦方向の2本の破線に沿って谷折りして両端を手前に起こす．
4) 1) の折り線に沿ってしっかりと谷折りの折り目を付ける（破線）．
5) 左上から右下の対角線の実線部分に山折りの折り目をつける．対角線の山折り，横線の谷折りが交互になる．
6) 折り目にしたがってねじりを加え，DNAのらせんモデルを完成させる．

C. 確認ポイント

- デオキシリボ核酸（DNA）は，デオキシリボヌクレオチドという構成単位が鎖状に重合してできた高分子化合物（ポリヌクレオチド）であり，デオキシリボヌクレオチドは，核酸塩基（プリン塩基とピリミジン塩基），ペントース（デオキシリボース），リン酸で構成されている．
- 逆平行の相補的な2本のDNA鎖の間で相補的塩基対が形成され二重らせん構造をとる．相補的塩基対はプリン塩基とピリミジン塩基の間で形成され，2本の水素結合で結ばれるA（アデニン）とT（チミン）のペア，3本の水素結合で結ばれるG（グアニン）とC（シトシン）のペアがある．
- 2本鎖DNAの二重らせん構造のうち，生体内で最も安定なものはB型DNA構造であり，右巻きらせんが1回転する間に10個の塩基対が存在する．

2.2.2 骨髄細胞からの染色体標本の作製と観察

A. 背景と目的

　細胞は分裂によって増殖する．細胞が分裂して2個の娘細胞になるには，DNAも複製され二分されて，各々の娘細胞に伝達される．こうした細胞分裂のすべての過程が細胞周期であり，大きくは間期と分裂期に分けられる．間期は，G_1（Gap1）期，S（Synthesis）期，G_2（Gap2）期の順に進行し，分裂期であるM期に有糸分裂（mitosis）と細胞質分裂が行われる．細胞周期の進行を，G_1チェックポイント，G_2/Mチェックポイント，紡錘体形成チェックポイントなどで監視し，不具合があれば周期の進行を遅めたり停止させる制御機構を細胞は備えている．

　DNAは，G_1，S，G_2期を通じて，細い繊維状のクロマチンを構成するため，光学顕微鏡で観察することは困難である．しかし，M期に入ると，クロマチン構造がコンデンシンたんぱく質などの働きによって緻密に折り畳まれ，よりコンパクトな染色体へと構造変換される．この染色体凝縮の過程を経て出現した染色体は光学顕微鏡で観察できる．

　ゲノム・染色体への理解と関心を一層深めていくことを目的として，染色体標本を作製して観察する．

B. 器具，試薬，動物

❶解剖バサミ，骨切りバサミ，メス，ピンセット，酒精綿（70％アルコールに浸した脱脂綿）
❷シリンジ（1 mL），注射針（25 G）
❸パスツールピペット（先端をガスバーナーであぶって丸めておき，細胞の損傷を防ぐ）
❹目盛り付き遠心管　（スクリューキャップ付き　15 mL ポリプロピレンチューブ）
❺スライドグラス　（剥離防止用　MASコートスライドグラス　松浪硝子工業）
❻恒温槽
❼恒温乾燥器
❽遠心分離器
❾リン酸緩衝生理的食塩水（Phosphate buffered saline：PBS）
❿0.1％コルヒチン水溶液：コルヒチン（たとえばナカライテスク特級 09305-05）を1 mg/mLとなるよう純水に溶解する．
⓫低張液：1％クエン酸ナトリウム水溶液
⓬固定液：エチルアルコールと氷酢酸を等量ずつ混合する．毎回新しく調合する．
⓭染色液：ギムザ染色液（Giemsa's azur eosine methylene blue solution）（ナカライテスク 37114-64 など）
⓮封入液：Entellan Neu（new）（エンテラン ノイ（ニュー）独 Merck社）　など
⓯実験動物：生後8週程度以降の成熟した雄マウス

C. 方法の摘要

❶分裂中期にある細胞を低張処理して膨張させる．
❷氷酢酸とアルコールの混合液で細胞を固定する．
❸細胞懸濁液をスライドグラス上に撒いて固定液を蒸発乾燥させる．

❹染色体を色素で染色し，封入後に顕微鏡観察する．
　以下に，ポイントとなる項目について説明する．

a. 分裂中期とコルヒチン処理

　哺乳類の成体では，一般的に細胞周期は20時間程度であるが，そのうちM期はわずか1時間ほどである．効率よく染色体を観察するためには細胞分裂の盛んな組織，具体的には，造血組織である骨髄，生殖細胞を形成する精巣，発生初期の胚や腫瘍組織などを用いる．

　M期は，染色体の動態の光学顕微鏡観察に基づいて，前期，中期（前中期と狭義の中期），後期，終期に区分される．核膜が消失し分裂中期に入ると，凝縮が完了して一対の染色分体から成る染色体のそれぞれが赤道面上に並ぶ．紡錘体が形成され分裂後期になると，各々の染色分体が分離して，極へと移動を始める．

　骨髄のような分裂組織であっても，組織を固定処理する時点でちょうど分裂中期にある細胞はわずかである．そこで，分裂像の頻度を高めて染色体の観察を容易にする目的で，コルヒチンを使用する．コルヒチンは，イヌサフランの鱗茎から分離したアルカロイドの一種であり，0.001〜0.01％の濃度で紡錘体形成阻害作用をもたらす．染色体が両極に移動できず，細胞は長時間に亘って分裂中期の状態にとどまることになる．

b. 低張処理

　個々の細胞がばらばらになるよう細胞を懸濁し，遠心分離によって回収した細胞に低張液を加えて，再び懸濁する．37℃に加温しつつ20分間静置する操作によって，細胞を膨張させる．細胞の膨張によって，❶染色分体間の結合を切って染色体の腕を開きやすくする，❷細胞質を柔らかくして染色体を拡がりやすくする，といった効果がある．

D. 方法 （学生実習としては❻より）

❶マウス個体のコルヒチン処理

　0.1％コルヒチン水溶液を純水で20倍に希釈し，その0.2 mLをマウスに腹腔内注射する．25℃で1時間放置する．このとき飢餓状態にあったり，20℃以下の低温になると，骨髄細胞の分裂が止まることがあるので注意する．

❷大腿骨の摘出

1) 頸椎脱臼法によりマウスを死に至らせる．マウスを逆立ちに保持し，母指と示指をマウスの耳の後方から首に滑り込ませる．下顎部を強く押しつけて尾を1 cmほど後方に鋭く引く．
2) 大腿部を酒精綿（70％アルコールに浸した脱脂綿）で清拭し，皮膚をピンセットでつまみ上げつつ，膝より大腿部の根元まで切開する．
3) 膝を曲げて大腿部の筋を露出させる．ハサミまたはメスで，大腿前面の筋を大腿骨から剥離し，膝の部位で切り離す．
4) 指で膝をつまんで引張りながら，大腿の付け根の股関節をハサミまたはメスで切開し，後肢を骨盤から外す．
5) 後肢の近位端をピンセットでつまんで保持し，膝の関節をハサミで切断して大腿骨を取り出す．骨に付着している筋肉片は，メスでこそぐようにして取り除く．左右一対の大腿骨を取り出す．

❸骨髄細胞の洗い出し（図2.9）

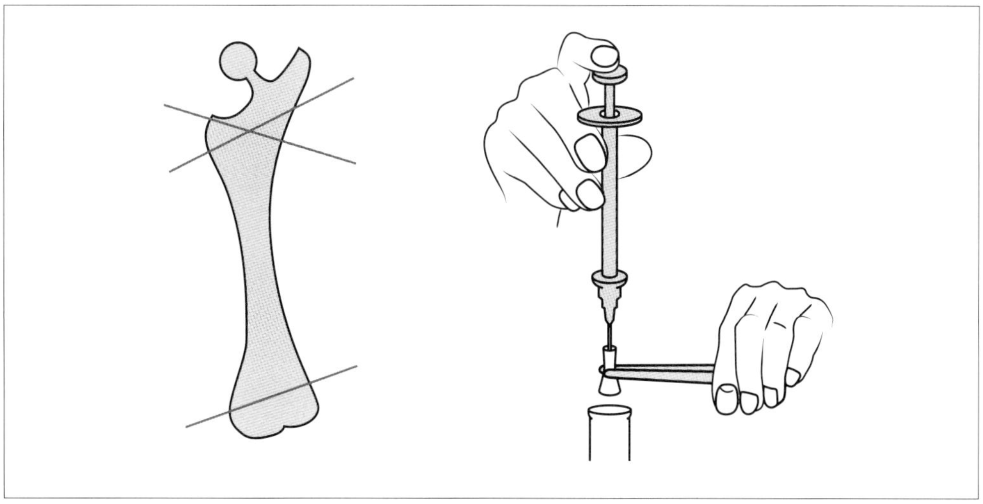

図 2.9 大腿骨の切断位置と骨髄細胞の洗い出し

1) 大腿骨の両端をそれぞれ 1 mm ほど，骨切りバサミで切り落とす．
2) 筒状となった骨の中央をピンセットで保持し，切断端から骨髄腔へと 5 mm ほど注射針を刺す．骨髄腔内の注射針を細かく上下させながら，0.5 mL の PBS を少しずつ注入し，洗い出されてくる細胞を遠沈管へと回収する．このとき血液を含む赤色の液が少しずつ滴り落ちるよう，PBS 注入の勢いを調節する．これをもう一度繰り返し，骨が白く透けて見えるまで細胞を洗い出す．

❹細胞の回収と低張処理
1) 遠心管壁をさらに 1 mL の PBS で洗い流し，骨髄細胞の浮遊液を 2 mL とする．泡を立てないように注意しながらピペットを用いて撹拌，懸濁した後，1500 rpm で 5 分間，遠心分離して細胞を沈澱させる．
2) デカンテーションによって上清を捨てる．遠沈管を 15 秒ほど逆さまに立て，ペーパータオルを管の口にあてて，上清を吸い取る．
3) 1 mL の 1%クエン酸ナトリウム水溶液を静かに加え，ピペットで小刻みに液を吹きつけて，管底に沈澱した細胞をほぐして，均一な細胞懸濁液にする．泡立てないように注意する．
4) 37℃に加温しつつ 20 分間静置する．25℃の室温での処理でもよい．

❺細胞の固定
1) 固定液 1 mL をピペットにとる．低張処理を終えた細胞浮遊液の液面の 1 cm ほど上から 1 滴を静かに滴下して，2〜3 秒待つ．固定液と低張液は一瞬激しく渦巻くが，数秒で静まる．静まったら遠沈管を小刻みに左右に振って均一な細胞浮遊液にする．同様にして，さらに 5〜6 滴の固定液を加える．細胞浮遊液は少しずつ白濁する．
2) 液面より 2 cm ほどの高さの管壁にピペットの先を付け，壁に沿って静かに途切れないように，固定液を加える．管を垂直に立てて，10 mL になるまで固定液を流し入れる．加えた固定液は細胞浮遊液の上に積層される．
3) ピペットの先を細胞浮遊液と固定液との界面の辺りに挿入する．静かに小刻みに泡立てないように固定液を細胞浮遊液に吹き出して，細胞を徐々に固定液になじませ，1 分ほどかけて全体を均一に混ぜる．
4) 1,500 rpm で 5 分間遠沈する．上清を捨て，再び新しい固定液を 0.3 mL 加え，よく撹拌して最終的な細胞懸濁液をつくる．細胞洗い出しの具合によって

細胞数が増減するため，最後に加える固定液量は 0.2〜0.5 mL の間で調節する．

❻ 染色体標本の作成

1) 細胞の接着性を高めるコーティングを施したスライドグラスを 1 班あたり 2 枚用意している．鉛筆でラベルに班の番号を記入する．スライドグラスのラベルの部分には表裏があるので注意する．マジックで記入すると，有機溶媒に触れたときにインクが流れて判読できなくなるので鉛筆で記入する．

2) ピンセットなどでスライドグラスを取り出して水平に静置する．

3) 固定した細胞浮遊液をパスツールピペットで小量（0.1〜0.2 mL）とり，1 cm ほどの高さから静かに 2〜3 滴をスライドグラスの中央に滴下する．

4) 固定液がスライドグラス全面に拡散すると，細胞がガラス表面に付着してポツポツと見えてくる．室温 20〜25℃，湿度 70 ± 5% で固定液を 6〜7 分かけて揮発させる．

5) 固定液がガラスの縁からはずれはじめるタイミングで，2 滴の氷酢酸をスライドグラスの中央にたらし，数分静置して乾燥させる．さらに，60℃に設定した乾燥器内に静置して，十分に乾燥させる．

❼ 染色体の染色（ギムザ染色）

ギムザ染色は，簡便で染色性にも優れ，最も普及している染色体染色法の一つである．

1) 乾燥させた染色体標本をペーパータオル上に水平に静置する（あれば，蓋付きのトレイ，バットなどを用いて染色を進める）．標本の表裏を間違えないように注意する．

2) 細胞が付着しているスライドグラス中央部分に数滴のギムザ染色液を滴下する．染色液がスライドグラスから溢れ出ないように注意する．

3) 3〜5 分ほど静置する．染色液にはメタノールが含まれているので，揮発して干上がらないように様子をみる．

4) 染色を終えたら水洗する．流し台で水道栓を開いて，深いバットに水を溢れさせておく．スライドグラス上の染色液をペーパータオルで吸収させてから，ピンセットでラベルの部分からつまみあげる．バットの水中に一気に全体を沈め，グラス面に直交する方向に水平に数往復させて（1 往復に約 1 秒のペース），さっと水から出す．

5) スライドグラス上の細胞が肉眼で見て赤紫色であれば，染色は良好である．あまり水洗を急ぐと，乾燥後に染色液の成分の結晶やゴミが生じて観察の邪魔になることがある．

6) 水洗を終えたスライドグラスの余分な水分をペーパータオルなどで拭ってから，60℃に設定した乾燥器内に静置して，十分に乾燥させる．水分を拭うときに細胞を傷つけないよう注意する．

❽ 封入

染色を終えた標本をカバーグラスで封入してから検鏡する．高倍率の対物レンズ（40 倍，100 倍）は封入を前提に設計されているためである．特に 100 倍の対物レンズは油浸レンズであり，レンズとカバーグラスの間にイマージョンオイルを付けないと焦点が合わない．

封入液として，粘稠な液を棒の先に絡め取って，数滴をスライドグラス上にたらす．次に，ピンセットでカバーグラスをつまみ，カバーグラスの一方の辺をスライ

ドグラス面に接触させて斜めに傾ける．しだいにピンセットをずらしてカバーグラスがスライドグラスと平行に，水平となるように静かにかぶせていく．このとき封入液とカバーグラスの間に気泡が入らないように注意する．

❾検鏡

ここでは染色体の観察に必要と思われる注意事項を記す．

1) 染色体は1～10μm程度の長さなので，最終的な観察にあたっては高倍率にし，100倍の油浸の対物レンズで観察する必要がある．
2) いきなり高倍率から始めると，観察すべきところにたどり着けない．10倍，40倍と徐々に倍率をあげて，観察領域を絞り込む．
3) 検鏡はスライドグラスの手前左隅から始めて，右に進み，次いで視野の下端を視野の上端に移動して左に進み……というように系統立てて進めていく．
4) 染色体に過不足がなく重なりのないものを選んでスケッチ，写真撮影する．

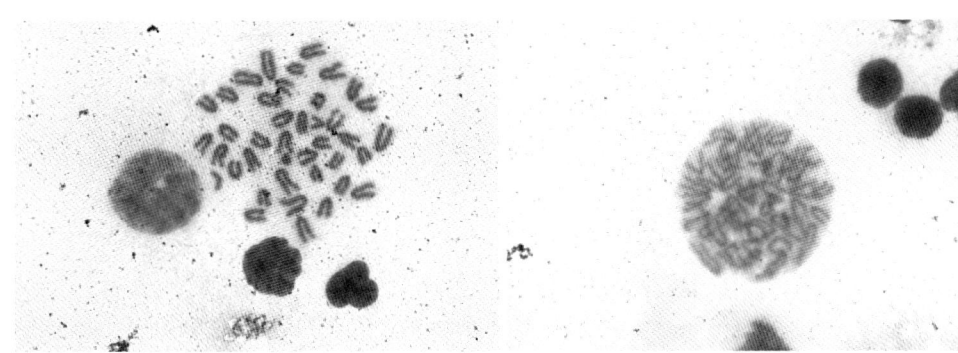

図2.10 マウス染色体標本
［標本・撮影：森田規之］

2.2 アドヴァンスト

3. 皮膚

皮膚は，ヒト成人でおよそ 1.6 m² の表面積をもって身体をくまなく覆い，外界の影響から保護し，外界からの刺激を神経系，免疫系に伝え，発汗や血流調節による体温調節など内部環境の維持にあたる．表皮の基底層，有棘層の角化細胞が豊富に生合成する 7-デヒドロコレステロールは，日光浴で紫外線を受けることで，コレカルシフェロール（ビタミン D₃）へと転換される．

3.1 肉眼解剖学実習

観察のポイント
- 皮膚は有毛部と無毛部に区別され，手掌や足底に毛はない．
- 汗や皮脂が分泌される部位と，皮膚表面の凹凸を関連付ける．

3.1.1 皮膚，指紋の観察

皮膚は表皮と真皮から構成され，その深層にある皮下組織を含めて皮膚とよぶことも多い．

A. 解説

皮膚の表面は，皮膚小溝（皮溝）とよばれる多くの溝が刻まれている（図 3.1）．浅く細い皮溝で囲まれた小さな隆起（多くは三角形）を皮膚小稜（皮丘）とよび，エクリ

図 3.1 皮膚

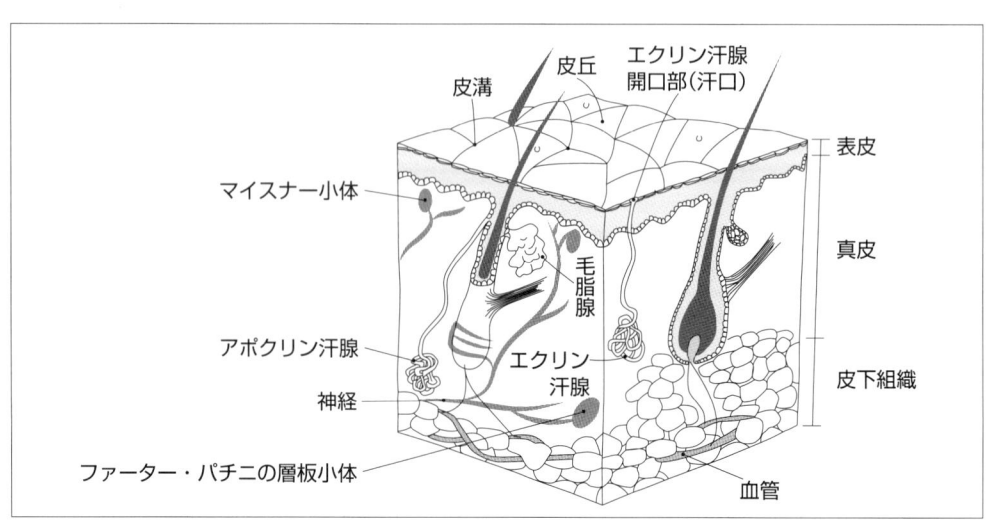

ン汗腺が開口する．いくつかの皮丘が，より深い皮溝で区切られて多角形の皮野となる．いわゆる肌理とは，皮丘と皮溝による，皮膚表面の紋様となる凹凸であり，皮丘が小さいほど，皮溝が細いほど肌理が細かいとされる．

　毛の多くは皮膚小溝から生える．毛には毛脂腺が付属し，毛と皮膚（上皮性毛包）のすき間から皮脂が分泌される．

　皮溝は方向性をもって刻まれている．毛の生えていない手掌や足底では，線状に隆起した皮膚小稜の特徴的な紋様がある．これを皮膚紋理とよび，特に指の末節での紋様を指紋とよぶ．個人個人や指ごとに紋様はすべて異なり，終生不変とされることから個人認証や犯罪捜査に利用される．

B. スケッチ課題

1. ルーペまたは実体顕微鏡（10〜20倍）を用いて自身の手背（手の甲），また手指を観察する．手指では，エクリン汗腺の開口部と皮膚小稜の位置関係に注目する．

C. Key structure / 注視点

　皮膚小溝，皮膚小稜，毛，汗口

3.2　組織学実習

観察のポイント
- 基底膜が上皮組織と，より深部の結合組織を境する．上皮組織に血管は侵入しない．
- 上皮組織が深部の結合組織に陥入して，汗腺などの外分泌腺の導管や腺房となる．
- 皮下組織には白色脂肪組織が認められ，余剰エネルギーを中性脂肪として貯蔵する．
- 褐色脂肪細胞は多房性の脂肪小滴や特異的なミトコンドリアを多数含み，熱産生によって体温維持にあずかり，エネルギーを消費する．

A. 器官（臓器）の一般的な成り立ち

　ヒトの体においても，一定の機能や目的のために協力し合う細胞たちが集合して「組織」をつくっている．光学顕微鏡で観察すれば，どの器官（臓器）も，4種類の組織，すなわち上皮組織，支持組織，筋組織，神経組織が組み合わさることで構成されていることが理解できるだろう．

　上皮組織は表面や内腔を覆い，基底膜の土台のうえに並ぶ上皮細胞の形態と配列の様子で分類される．また，深層の結合組織に落ち込み，分泌腺となるのも上皮組織である．支持組織は，組織どうしを結びつける結合組織のほか，骨組織，軟骨組織や血液・リンパなどからなる．筋組織は筋線維（筋細胞）の集まりであり，横紋筋である骨格筋と心筋，内臓筋である平滑筋に分類される．神経組織はニューロンとグリア細胞から構成され，グリア細胞の支持のもと，ニューロンたちがシナプスを介して神経回路をつくっている．

B. 皮膚の構造

　皮膚は表層から，表皮，真皮，および皮下組織の3層で構成される．表皮は，主に角化細胞（ケラチノサイト）で構成される，いわゆる角化した重層扁平上皮からな

る．角化細胞の細胞質にはケラチンたんぱく質による中間径フィラメントが束となって細胞骨格を形成し，隣り合う角化細胞どうしはデスモソームで連結される．表皮には，ランゲルハンス（Langerhans）細胞（外来性抗原を取り込み提示する），メラノサイト（メラニン色素を産生する）やメルケル細胞（触覚を受容する）も含まれ，これらの細胞は角化細胞の細胞間隙に樹枝状の突起を伸ばしている．

a. 表皮

表皮は，深層から表層に，基底層，有棘層，顆粒層，淡明層，角質層の5層が区別されるが，手掌・足底の皮膚以外では，淡明層はみられず，各層の区別もあいまいとなる．

基底層では，円柱状の細胞が基底膜上に単層に並び，有糸分裂を行って表層へと新しい角化細胞を供給する．基底層にはメラノサイトやメルケル細胞も点在する．メラノサイトはメラノソームという膜性細胞小器官の中でアミノ酸のチロシンからメラニン色素を産生し，メラノソーム（メラニン顆粒）として，周囲の角化細胞に分配する．

有棘層の細胞は，中間径フィラメントが収束して棘状に見える細胞間のデスモソーム結合を作りかえながら，ヒトでは約4週間かけて顆粒層へと移行する．多面体の細胞は扁平となって，脂質を含む層板顆粒をもつようになる．骨髄由来のランゲルハンス細胞は，表皮の外からの外来性抗原を取り込んで抗原提示を行い，免疫応答に重要な役割を果たす．

顆粒層において，細胞に出現したケラトヒアリン顆粒に中間径フィラメントが凝集し，細胞核は凝縮して細胞の変性が始まる．層板顆粒から細胞外へ脂質が放出される．

脱核し，細胞質がケラチン線維塊で満ちて硬く変化（角化）して生じた角質細胞（コルネオサイト）が角質層で重層化する．層板顆粒に由来する角質細胞間脂質は，セラミド，遊離脂肪酸，遊離コレステロールを主体とする脂質二重層となって水層と繰り返し積み重なる会合体を形成し，水分保持や角質細胞どうしの接着に寄与する．角質細胞は2週間ほど角質層にとどまり，最終的に最表層から剥がれ落ちていく．

表皮の一部は毛，毛包や脂腺，アポクリン汗腺やエクリン汗腺，爪などの付属器に分化し，特有の構造と機能を担う．表皮から生じた毛包は，真皮や皮下組織を貫くように斜めに入り込む．毛包は毛を発生させる器官で，毛包に包まれた毛の部分を毛根，毛包の基部の膨らみを毛球とよぶ．毛球には毛細血管に富む結合組織性の毛乳頭が進入する．毛乳頭からの栄養をうけて，毛母基の毛母細胞が増殖して，毛が成長する．毛包の周囲には平滑筋性の立毛筋や，皮脂腺が観察される．水分が主体の汗を漏出分泌するエクリン汗腺は，全身に分布し，体温調節に関わる．細胞の一部がちぎれ，脂質，たんぱく質を含む分泌物を離出分泌するアポクリン汗腺は，腋窩，外耳道，乳輪，外陰部などに存在し，思春期以降に発達する．本来無臭性の分泌物は皮膚常在菌によって分解され，臭いを伴うようになる．

表皮と真皮を境する基底膜は平坦ではなく，表皮突起と真皮乳頭がかみ合うように突出する．疎性結合組織からなる真皮乳頭は，毛細血管やマイスナーの触覚小体，温冷覚や痛覚を伝える自由神経終末を容れる．真皮の深層は膠原線維が三次元的に緻密に織りなすように配列した，交織線維性緻密結合組織からなる．

b. 真皮

真皮には交感神経と，一般体性感覚神経が分布する．交感神経節後線維はアドレナリン作動性だけではなく，コリン作動性のものも含まれ，エクリン汗線に対しては，例外的にコリン作動性である．皮膚の血管は両方の神経に支配され，その調節は複雑である．

皮下組織は疎性結合組織で，脂肪組織を含むことが多く，いわゆる皮下脂肪ともよばれる．皮下脂肪や内臓脂肪のかたちで存在する普通の脂肪組織を白色脂肪組織とよぶ．組織を構成する白色脂肪細胞は，単房性の大きな脂肪滴を形成して余剰のエネルギーをトリアシルグリセロールとして貯め込む．エネルギー不足時には，交感神経刺激によってβ_3アドレナリン受容体を介してホルモン感受性リパーゼが活性化され，遊離脂肪酸を血中に放出することで，エネルギー供給にあたる．また，レプチンたんぱく質を産生，放出し，これが視床下部に作用して，摂食抑制にはたらく．

一方で，褐色脂肪細胞は，多数の小滴として脂肪が貯えられた多房性の脂肪滴と特異的なミトコンドリアを豊富にもつ．β_3アドレナリン受容体刺激によって，ミトコンドリア内膜に埋め込まれた脱共役たんぱく質 UCP-1 (uncoupling protein-1) が活性化されると，電子伝達系によって形成されたプロトン濃度勾配を解消して ATP 産生の代わりに熱を産生する．いわゆる古典的な褐色脂肪細胞は，ヒトの胎児や新生児の左右の肩甲骨の間に，また冬眠する動物に多く認められ，ヒト成人では少ないとされてきた．近年，ヒト成人にも褐色脂肪組織があること，寒冷刺激などの環境要因によって褐色脂肪様細胞（ベージュ細胞）が誘導性に出現することが報告され，エネルギー代謝亢進による肥満の予防と治療につながる可能性が期待される．

c. 感覚点

皮膚や粘膜に分布して感覚をつかさどる部位を感覚点とよぶ．その分布密度は，痛点，触（圧）点，冷点，温点の順に少ない．それぞれの感覚に対して特有の感覚受容器官がある．たとえば痛覚や冷温覚には自由神経終末が，触覚は Meissner（マイスナー）小体や Merkel（メルケル）触板が，圧覚はたまねぎ状の形態をもつ Vater-Pacini（ファーター・パチニ）小体が担う．侵害刺激によって組織が傷害を受けると，細胞から産生されたブラジキニンが自由神経終末（侵害受容器）を刺激して，痛覚が生じる．侵害刺激はまた，ホスホリパーゼを活性化することで細胞膜を構成するリン脂質からアラキドン酸を切り出す．シクロオキシゲナーゼの作用でアラキドン酸から産生されたプロスタグランジン E_2 は，ブラジキニン感受性上昇によって痛覚を増強し，血管の拡張と透過性の亢進をもたらし，局所の発赤と浮腫を生じさせる．

C. 課題

1. 皮膚組織の全体像（弱拡大：対物レンズ× 10）の概略をスケッチし，表皮，真皮，毛包，皮下組織を示す（図3.2）．

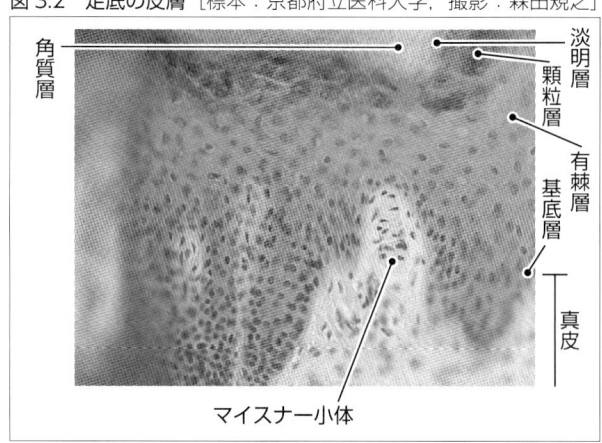

図3.2　足底の皮膚　[標本：京都府立医科大学，撮影：森田規之]

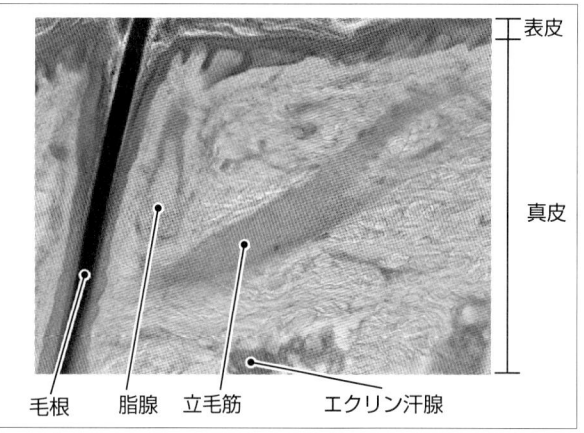

図3.3　頭皮　[標本：京都府立医科大学，撮影：森田規之]

図 3.4 脂肪組織
[標本：京都府立医科大学，撮影：森田規之]

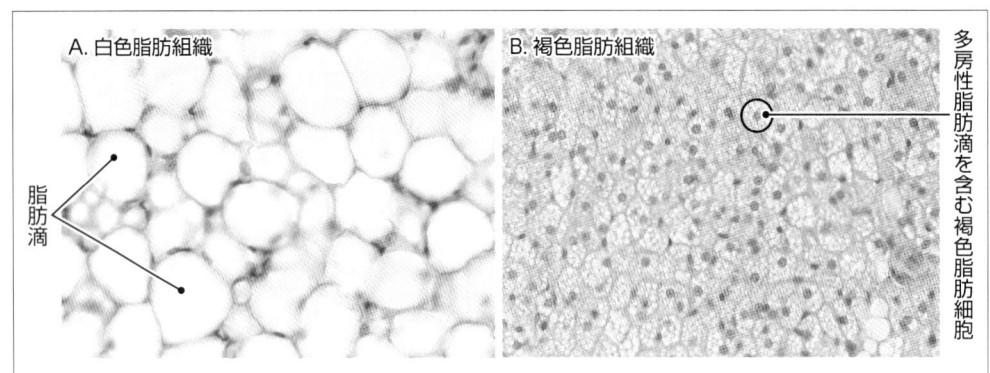

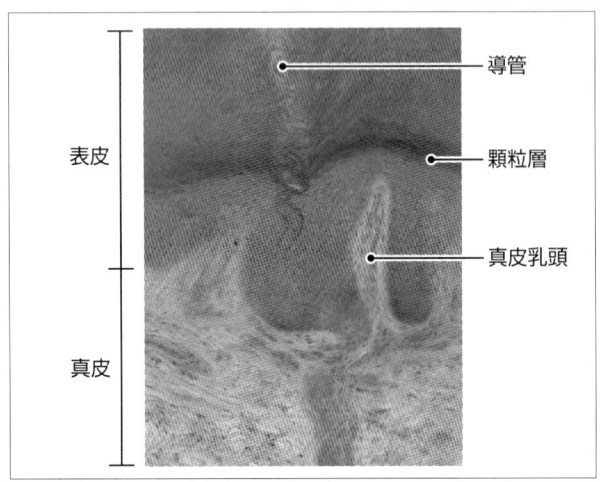

図 3.5 エクリン汗腺の導管
[標本：京都府立医科大学，撮影：森田規之]

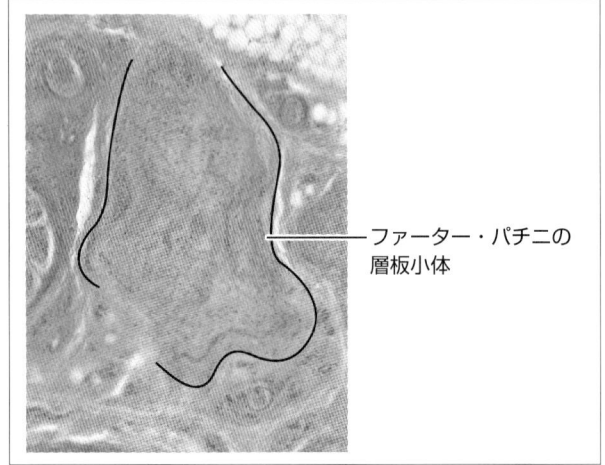

図 3.6 ファーター・パチニの層板小体
[標本：京都府立医科大学，撮影：森田規之]

2．角化細胞（ケラチノサイト）の形態に注目して，表皮の層構造をスケッチする（強拡大：対物レンズ×40）（図3.3）．
3．真皮組織中の膠原線維の走行，皮下組織中の白色脂肪細胞をスケッチする（強拡大）（図3.4）．
4．毛包組織の周辺に存在する皮脂腺，立毛筋をスケッチする（強拡大）（図3.5）．
5．Meissner（マイスナー）小体，Vater-Pacini（ファーター・パチニ）の層板小体をスケッチする（強拡大）（図3.2，図3.6）．

D. Key Structure / 注視点

上皮組織，基底膜，角化重層扁平上皮，腺上皮，結合組織，平滑筋組織，白色脂肪細胞，褐色脂肪細胞，マイスナー小体，ファーター・パチニ層板小体

3.3 生理学実習

3.3.1 皮膚感覚：触圧点，痛点，温点，冷点

A. 背景と目的

皮膚感覚には，傷害を生じるような強い刺激によって生じる痛覚，皮膚に何かが触

れたり，押されたりするときに生じる触圧覚，熱い，冷たいといった温度覚などがある．これらの感覚は皮膚表面すべてで刺激を受容して生じるのではない．それぞれの刺激に対応する点が皮膚上に存在する．

身体各部の単位面積中に分布する痛点と触圧点の分布の割合，閾値の相違，さらに閾値が影響される条件を検討する．また，温覚，冷覚の生じる部位が異なることを確認する．

B. 器具

❶刺激毛（図3.7），❷熱伝導子（図3.8），❸ゴム印（1辺10 mmの正方形，1 mm間隔でます目をつけたもの），❹スタンプ台，❺1辺4 cm程度で10×10のます（図3.9）を印刷した用紙あるいは方眼紙，グラフ用紙

C. 方法

a. 触圧点および痛点の分布

❶刺激毛（図3.7）の作成
　割り箸の先端に切れ込みを入れ，釣糸ナイロンテグス（たとえば2号および3号）をはさんで接着剤で固定し15 mm，30 mm，20 mmに切断する．

❷2人組になり被験者と験者に分かれる．双方ともに，まず刺激毛を用いて，自分の人差し指の手掌面，手背などを刺激し，触覚，触・痛覚，痛覚，感覚なしの感覚をつかんでおく．刺激の強さは，刺激毛が曲がり始める程度に統一する（表3.1）．

❸指先（母指または人差し指の手掌面），手背，額，腓腹部にゴム印でます目をつける．乾燥した後測定を開始する．

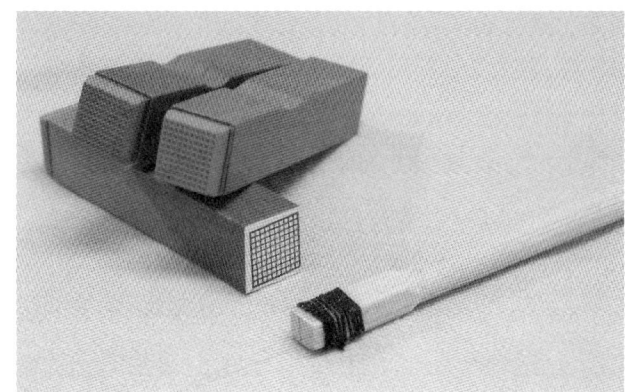

図3.7　ゴム印と刺激毛

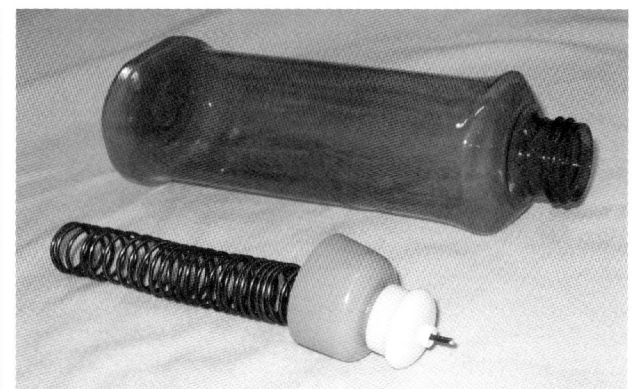

図3.8　熱伝導子

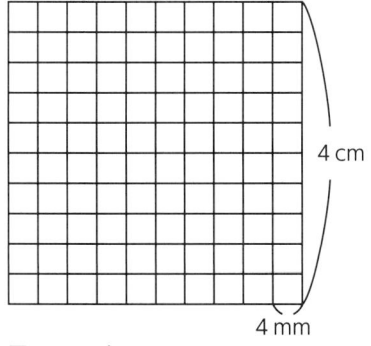

図3.9　記録用ます目

種類	長さ (mm)	曲げに要するおよその負荷 (g)
2号	15	1.5
2号	30	0.1
3号	20	0.5

表3.1　ナイロンテグスの長さと曲げに要するおよその負荷

❹験者は 10 mm × 10 mm のます目 100 点を 3 号，20 mm の刺激毛で順次刺激し，被験者に❶触覚，❷触・痛覚，❸痛覚，❹感覚なしのいずれかの返答を求め，記録用紙のます目上に❶から❹の対応する点を記入する．

❺測定終了後 4 種類の点を数えると各応答に対する相対度数分布（％）が求められる．

b. 閾値の比較 （刺激の強さ，温度）

❶指先，手背，額，腓腹部を 3 種類の刺激毛（2 号の 15 mm, 3 号の 20 mm, 2 号の 30 mm）でくりかえし刺激し触圧点および痛点の分布を測定する．相対度数分布に変化があるかどうか調べる．

❷手を 15℃の水につけ，およそ 3 分間冷やす（手をポリエチレンなどの袋に入れ，直接水に接しないようにする）．冷やした後，手背を 2 号の 15 mm の刺激毛で刺激し，触圧点および痛点の分布を測定する．

❸次に 42℃の温水に同じようにつけおよそ 3 分間温める．同様に触圧点および痛点の分布を測定する．これらの結果を a の手背の結果と比較する．

c. 温点および冷点の分布

❶刺激用の熱伝導子（図 3.8）の作成

洗剤などの空容器のふたの部分に針金を通し，接着剤で固定して中の水が漏れないように加工する．先端はヤスリで削って細く丸くする．針金はアルミニウム製で直径が 2 mm 程度のものが入手しやすく，細工も簡単である．可能であれば小型の温度計を内部に入れる．

❷温点の測定は 45℃，冷点の測定は 15℃でそれぞれ行う．熱伝導子はタオルで包んで使用する．45℃より 1～2℃高めの温水，また，15℃より 1～2℃低めの冷水で熱伝導子を満たして用いる．

❸手掌，手背のます目に沿って 1 格子あたり 2 から 3 秒の速さで走査してゆく，暖かく感じる点，冷たく感じる点を記録用紙のます目上に記録する．

❹温点，冷点が見つからない場合は，隣接する部位に新たにます目をつけて再度行う．

❺45℃および 15℃の恒温槽を準備しておき，数分おきに熱伝導子を浸漬してそれぞれの温度に戻して用いる．

D. 課題

1．痛点，触圧点，温点，冷点を解剖生理学的にどのように理解すべきか．
2．触圧点の閾値は皮膚の部位により差があったか．差があった場合，何が原因と考えられるか．
3．触圧点の数が刺激圧の強度の違いにより変わるのはなぜか．

3.4 アドヴァンスト

3.4.1 皮膚の水分量・油分量の測定

A. 背景と目的

皮膚は表皮，真皮，皮下組織の 3 層構造をとる（図 3.1 参照）．表層の上皮である表

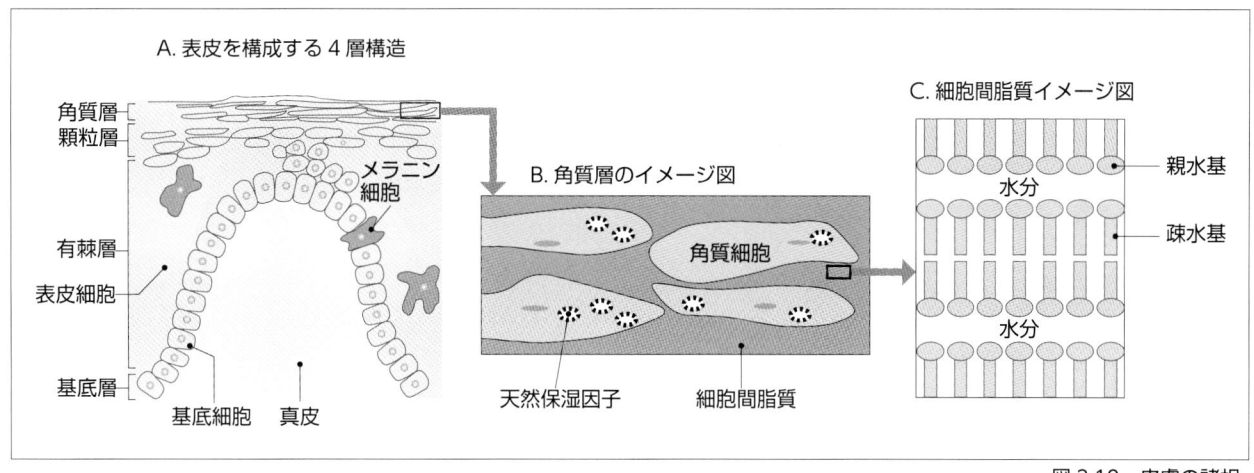

図 3.10 皮膚の諸相

皮は，角化する重層扁平上皮であり，最深部から基底層，有棘層（ゆうきょくそう），顆粒層，淡明層（手掌，足底に存在する），角質層（角層ともよぶ）に分けられる（図 3.10A）．

人体の最外層である角質層は（図 3.10A），体内の水分の蒸発防止と保持に重要な役割を果たしている．本節では，角質層の水分量と皮膚表面に分泌された油分量を測定することで，角質層の役割について理解を深める．

角質層は外界からの微生物や有害物質から身体を防御すると同時に，乾燥した中での水分の蒸発を防ぎ，水分を保持することで皮膚の柔軟性や滑らかさを維持する．角質層の水分保持には，おもに角質細胞（角層細胞ともよぶ），細胞間脂質，皮脂が関与している．

角質層は扁平な角質細胞を細胞間脂質が包むように構成されている（図 3.10B）．角質細胞は細胞内に水溶性物質である天然保湿因子を有している．この天然保湿因子が水分子と水素結合をすることで細胞水分が保持されている．また細胞間脂質でも水分が保持されている．細胞間脂質はセラミド，コレステロール，脂肪酸がおよそ 1：1：1 の物質量比（モル比）で構成されており，疎水性部分と親水性部分が繰り返される構造をしている（図 3.10C）．この細胞間脂質の親水性部分と水分子が水素結合することで水分が保持されている．一方，皮脂は皮脂腺から分泌され，分泌された皮脂は皮膚表面を密封することにより皮膚の不感蒸泄の抑制や保湿作用を有し，角質層の水分保持に役立っている．しかし，角質層のバリア機能が低下した場合には，角質層内における水分量が低下し皮膚が乾燥するドライスキンが生じる．ドライスキンはかゆみを伴い，かゆみにより皮膚を搔破（そうは）すると，角質層はさらに傷つく．傷ついた角質層からアレルゲンなどが侵入することで皮膚炎が起こり，これが更なる角質層のバリア機能の低下をもたらすという悪循環に陥る．

このように，健全な皮膚を維持するために角質層は重要な役割を果たしている．

現在では，高周波電流を用いる間接的な方法によって，角質の水分含有量を非侵襲的かつ定量的に測定することができる．汎用される測定機器の一つとして，角質層表面の静電気容量を測定するコルネオメーター（Corneometer. Courage +Khazaka 社，ドイツ）がある．

本節では高周波電流を用いた機器を使用して頬の角質層水分量の測定を行う．あわせて皮膚表面に分泌された油分量の測定も行い，皮膚の水分量・油分量の測定結果から角質層の役割や角質層内の水分の存在について理解を深める．

図 3.11　水分・油分測定機器

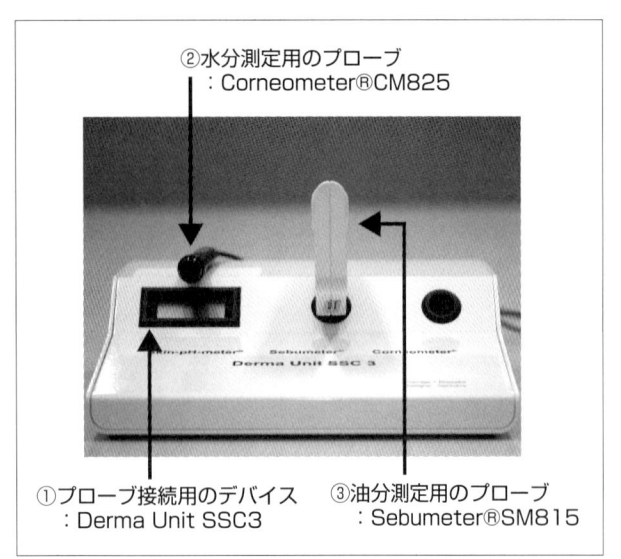

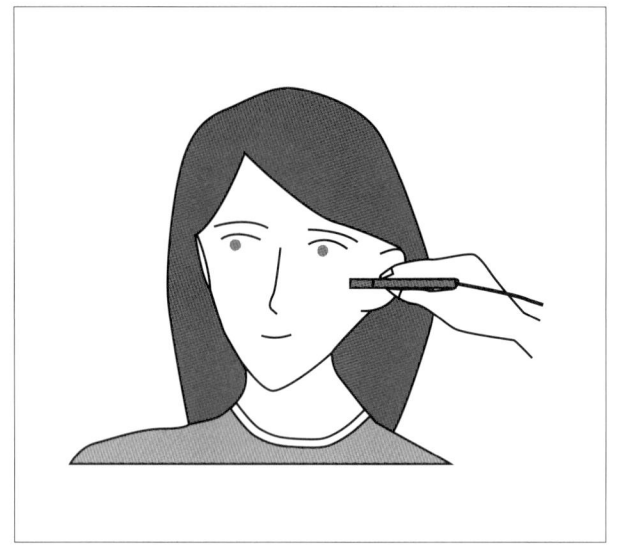

図 3.12　水分量の測定方法

B. 試薬と器具

❶プローブ接続用のデバイス：Derma Unit SSC3（図 3.11），❷水分測定用のプローブ：Corneometer®CM825（Courage +Khazaka 社，ドイツ）（図 3.11），❸油分測定用のプローブ：Sebumeter®SM815（Courage +Khazaka 社，ドイツ）（図 3.11），❹温度計・湿度計，❺クレンジング剤および洗顔料

C. 方法

❶測定前に測定部屋の環境を整える．室温 20℃，湿度 40〜60%が最適とされている．

❷測定被験者が化粧をしている場合には，測定前に化粧をクレンジング剤で落とし，その後洗顔料にて洗顔を行う．

❸洗顔後，基礎化粧品は未塗布とし，室温 20℃，湿度 40〜60%の室内で最低 15 分間座位安静とし，環境に馴化させる．

❹安静 20 分後に角質層水分量の測定を行う．角質層水分測定機器のプローブを右頬に垂直に当て数秒間押し付け測定を行う．測定中は動かないよう注意を払う（図 3.12）．

❺安静 30 分後に皮膚表面の油分量の測定を行う．油分測定機器のプローブを右頬に垂直に 30 秒間押し付け測定を行う．

D. 課題

1. 健康な皮膚を用いた室温 20℃，湿度 40〜60%における水分量，油分量を測定した参考値を表 3.2 に示す．参考値を目安に測定した結果をワークシートにまとめる．

2. 人体の皮膚（角質層）の水分量・油分量は，体の部位により異なる．表 3.2 の測定部位に列記されている頬以外の部位についても，水分量・油分量の測定を行い結果をワークシートにまとめる．

水分量

測定部位	頬, 額, 眉間から鼻尖, 頭皮, 目尻 こめかみ, 口元, 上半身, 背中, 首	腕, 手, 脚, 肘
大変乾燥	< 50	< 35
乾燥	50 ～ 60	35 ～ 50
十分な水分	> 60	> 50

油分量

測定部位	額 眉間から鼻尖 頭皮	頬 目尻 こめかみ	口角 上半身 背中, 首	腕, 手 脚, 肘
乾燥, 皮脂少ない	< 100	< 70	< 55	0 ～ 6
正常	100 ～ 220	70 ～ 180	55 ～ 130	> 6
皮脂が多い	> 220	> 180	> 130	―

表 3.2 水分量, 油分量の参考値
参考値は, Courage + Khazaka 社の Sebumeter®SM815, Corneometer®CM825 を用い, 健康な皮膚にて室温 20℃, 湿度 40 ～ 60％の条件下で測定した場合とする.
［ドイツ Courage + Khazaka 社の資料より改変］

水分量
測定環境（室温　　℃, 湿度　　％）

測定部位	水分量測定結果	判定
頬		
その他 （　　　　）		

油分量
測定環境（室温　　℃, 湿度　　％）

測定部位	油分量測定結果	判定
頬		
その他 （　　　　）		

ワークシート 3.1　水分量, 油分量の測定結果

管理栄養士は, 患者の皮膚の水分量・油分量を知ることが大切

　病院などの医療機関において,「小児の食物アレルギーに関与した小児アトピー性皮膚炎」や,「寝たきりの高齢者などに発症しやすい褥瘡」などの皮膚疾患に高頻度で遭遇する. アトピー性皮膚炎は, 角質層のバリア機能の低下を認めドライスキンを呈する定型的疾患である. また皮膚の乾燥・過度の湿潤も褥瘡発生リスクの一つとされている. 管理栄養士が直接患者の皮膚に触れることはない. しかしながら, 褥瘡患者の栄養管理や褥瘡回診への参加, 食物アレルギーに関与したアトピー性皮膚炎患者の栄養指導などは日常の業務である. チーム医療を担う一員として, 皮膚の水分・油分量について知識を深めておくことも重要である.

4. 感覚器系

　目的にかなう行動を起こしたり，内部環境の恒常性を維持するためには，外界や体内からの情報を的確にとらえる必要がある．感覚受容器は，外界や体内での変化を刺激として受け取って電気信号に変換し，神経のインパルスとして中枢神経系へと伝えていく．

4.1 肉眼解剖学実習

観察のポイント
- 外眼部(がいがん)を観察し，正面からの眼球と，眼球の周りにあって眼球の保護や機能の補助にあたる副眼器の構造を理解する．
- 舌の上面（舌背(ぜっぱい)）の粘膜では，舌乳頭(ぜつにゅうとう)がつぶ状に突出して，ざらざらしている．

4.1.1 眼の観察

A. 解説

　眼は，眼球と副眼器からなり，副眼器には，眉(まゆ)（眉毛(びもう)のはえそろったもの），上下の眼

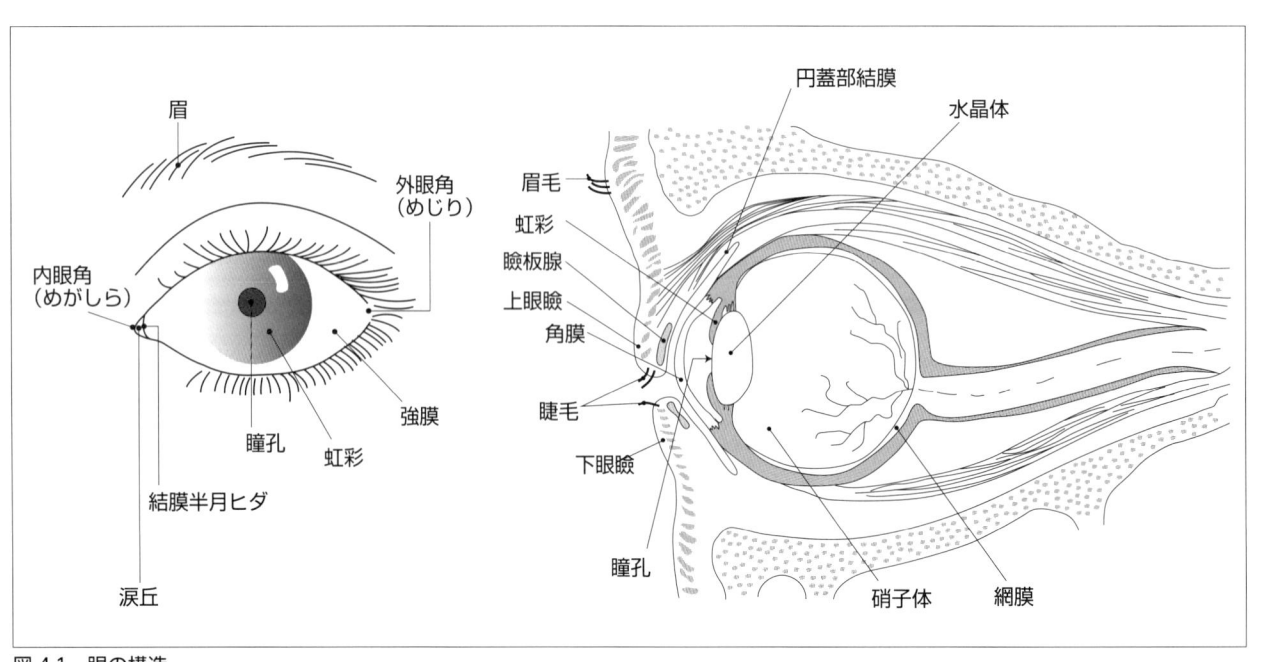

図 4.1　眼の構造

瞼と睫毛，結膜，眼球や上眼瞼を動かす外眼筋，涙器がある（図4.1）．上眼瞼にはおよそ150本ほどの長い睫毛が，下眼瞼からはその半数ほどの短い睫毛が生えている．瞬目（まばたき）により，眼球を異物や汗，直射日光から守り，涙液を眼球表面に拡げて乾燥を防ぐ．

眼角は上下の眼瞼が合わさるところで，左右の眼にはそれぞれ内眼角（めがしら）と外眼角（めじり）がある．内眼角の赤みがかった粘膜が涙丘として盛り上がり，その外側で結膜半月ヒダが，眼球を少し覆う．下眼瞼をそっと引き下げて反転させると，涙点という小さな孔が観察できる．涙点は涙小管の開口部で，涙液排出系のはじまりとなる．

B. スケッチ課題

手鏡を用いて自身の外眼部をスケッチし，図中に眉，上眼瞼，下眼瞼，睫毛，内眼角，外眼角，虹彩，瞳孔，強膜，結膜半月ヒダを示す．

C. Key structure / 注視点

上眼瞼，下眼瞼，睫毛，内眼角，外眼角，虹彩，瞳孔，強膜，結膜半月ヒダ

4.1.2　舌背の観察

A. 解説

舌の粘膜では，舌の下面以外は，舌乳頭（糸状乳頭・茸状乳頭・有郭乳頭・葉状乳頭）が認められる（図4.2）．先の尖った糸状乳頭は最も数が多く，角化重層扁平上皮で覆われるため白色に見える．きのこ状の茸状乳頭では，上皮の最表層が角化しておらず血液が透けて赤色に見える．自身の有郭乳頭や葉状乳頭は手鏡では観察しがたい．味覚の受容器である味蕾はおもに有郭乳頭，葉状乳頭，茸状乳頭に分布し，糸状乳頭には存在しない．

B. スケッチ課題

手鏡を用いて自身の舌背をスケッチし，図中に糸状乳頭，茸状乳頭を示す．

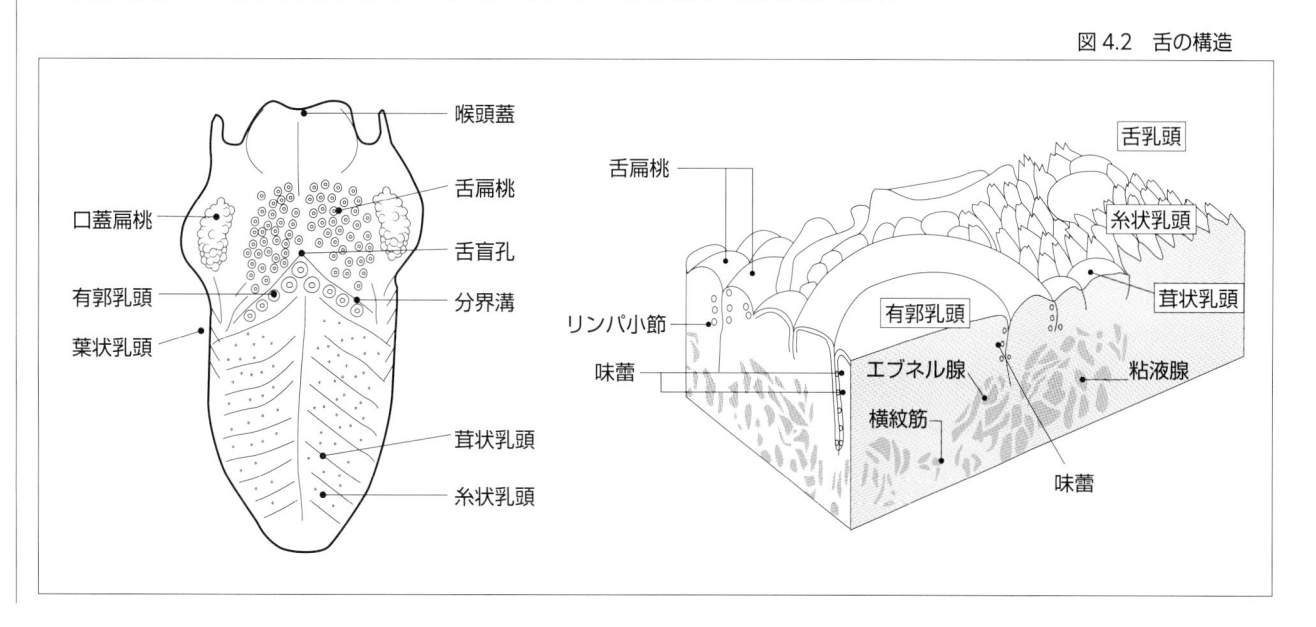

図 4.2　舌の構造

C. Key structure / 注視点

糸状乳頭，茸状乳頭

4.2 組織学実習

観察のポイント
- 眼球の層構造を理解する．
- 眼瞼がどのようにして眼球を保護しているのか理解する．
- コルチ器の構造から音を感受するメカニズムを理解する．
- 味蕾の構造を理解する．

4.2.1 視覚器

4.2.1.1 眼球と視神経

A. 解説

　眼球の壁は大きく分けて眼球線維膜，眼球血管膜，眼球神経膜の3層からなる．眼球線維膜の前方の透明な部分を角膜，それ以外の白い部分を強膜とよぶ．眼球血管膜は，角膜・強膜移行部の付近で内側に向かって入り込む虹彩（真ん中の虹彩を欠く部分を瞳孔とよぶ）と，そのすぐ後ろで隆起している毛様体，毛様体より後方の脈絡膜からなる．毛様体の内側に毛様体小帯（チン小帯）でつながれた水晶体が存在する．水晶体の後ろはゼリー状の硝子体がうめる．角膜の前頂部を前極と，その反対を後極とよび，それらを結ぶ線が眼軸となる．網膜の眼軸がぶつかる部分のやや外側に小さな凹みがあり，これを中心窩という．眼軸のやや内側で視神経と眼球がつながる．

B. スケッチ課題

1. 眼球を肉眼にてスケッチし，角膜，強膜，脈絡膜，毛様体，虹彩，網膜，水晶体の位置を示す．
2. 角膜は前面から後面にむかって，角膜上皮（5層ほどの角化しない重層扁平上皮），前境界板（ボウマン膜：厚さ8～10 μmの均質な板状構造），角膜実質（固有質．角膜の90%を占め，角膜細胞と膠原線維からなる），後境界膜（デスメ膜：厚さ約10 μm程の均質な板状構造），角膜内皮（角膜後面の単層扁平上皮）の5層からなる．
3. 水晶体は，水晶体胞が水晶体線維を包んでできている．水晶体前面から赤道面では，両者の間に単層立方の水晶体上皮が見られる．
4. 網膜は以下の10層からなる．
    1) 網膜色素上皮層：網膜色素上皮細胞が一層並ぶ単層立方上皮
    2) 杆体・錐体層：視細胞の外節と内節からなる層
    3) 外境界膜：網膜の支持細胞であるミュラー細胞の先端が一列に並ぶために観察される線状の構造
    4) 外顆粒層：視細胞の核が存在する層
    5) 外網状層：視細胞と双極細胞の突起が主をなす層

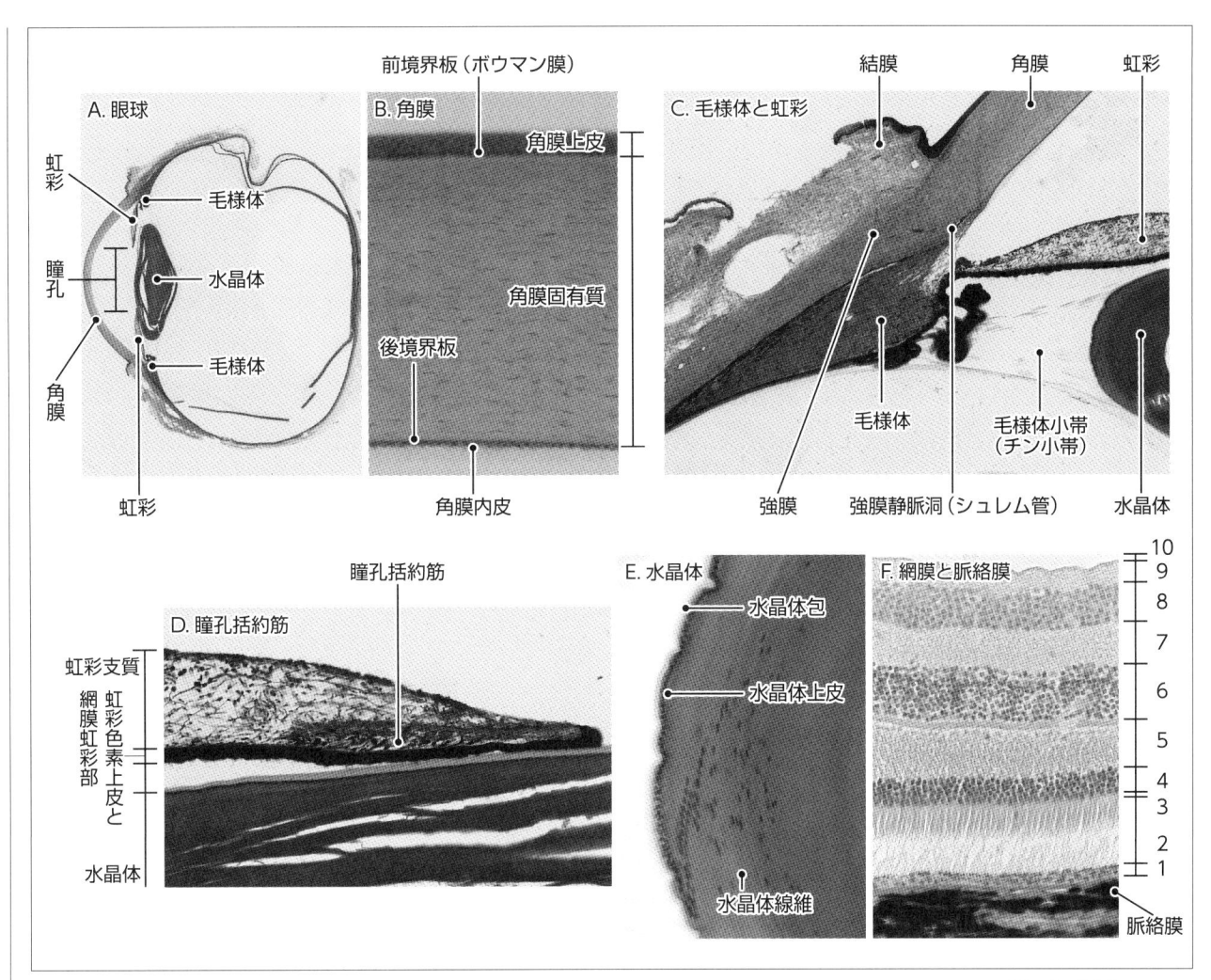

図4.3 眼球
Fの数字はスケッチ課題4の1)～10)に相当．
[標本：京都府立医科大学，撮影：森田規之]

6) 内顆粒層：双極細胞の核が存在する層
7) 内網状層：双極細胞と神経節細胞の突起が主をなす層
8) 神経細胞層：神経節細胞の細胞体が存在する
9) 神経線維層：神経節細胞の軸索からなる層
10) 内境界膜：網膜の内表面にあたり，ミュラー細胞の内側縁によって形成される平滑な面

C. Key structure / 注視点

- 視覚：光は網膜のどこで感受され，その情報はどのように伝わるのか
- 視細胞：杆体と錐体は，それぞれ網膜のどの部位に多いか．黄斑から中心窩，視神経乳頭ではどうか
- 眼球の血管：網膜はどのように栄養されているのか
- 瞳孔と焦点の調節

4.2.1.2　副眼器：眼瞼

A. 解説

眼瞼は"まぶた"とよばれる皮膚のひだで，状況に応じて眼瞼裂を閉じて，眼球を

4.2　組織学実習　　35

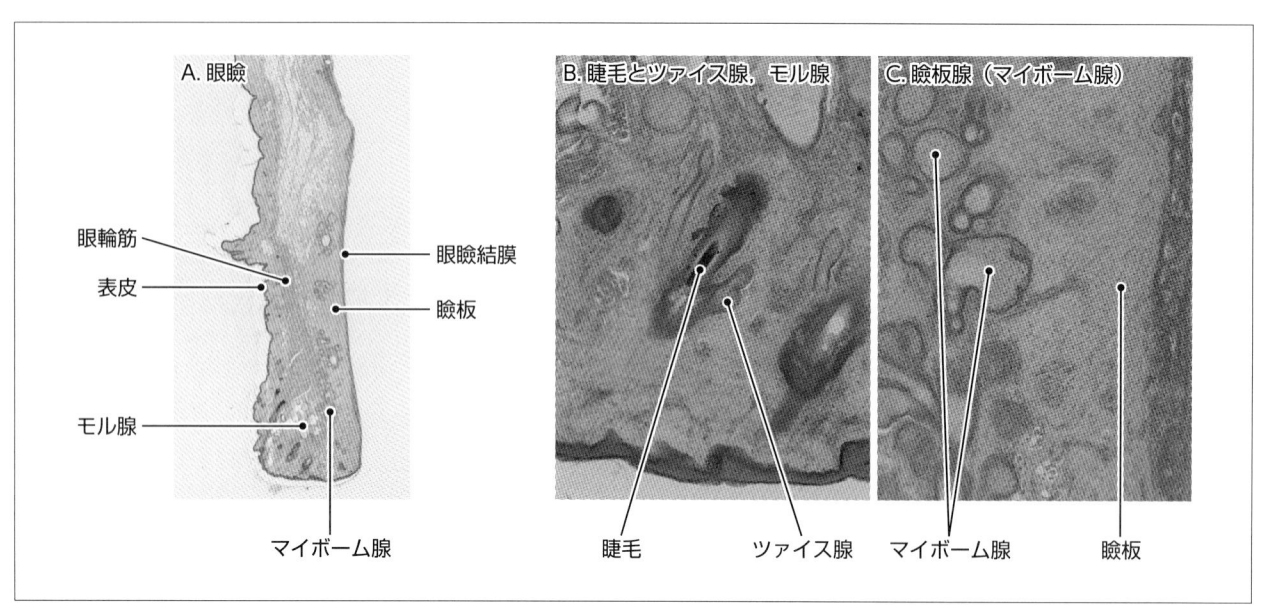

図 4.4　眼瞼
[標本：京都府立医科大学，撮影：森田規之]

保護し，光を遮断する．眼輪筋が眼瞼裂を閉じる作用をする．緻密な線維からなる瞼板が眼瞼の形態を支持している．

B. スケッチ課題

外表面はうすい皮膚，ついで眼輪筋，瞼板前結合組織，緻密な線維からなる瞼板の各層があり，内面は眼瞼結膜からなる．瞼板の中に脂腺の一種である瞼板腺（マイボーム腺）が存在する．眼瞼縁の皮膚部から睫毛が出ており，毛根付近に脂腺の一種ツァイス腺とアポクリン汗腺のモル腺が存在する．

C. Key structure / 注視点

- 麦粒腫（ものもらい）：眼瞼のどこでおきる炎症か

4.2.2　平衡聴覚器

4.2.2.1　蝸牛

A. 解説

耳は聴覚器と平衡器の複合器であり，平衡聴覚器という．外耳，中耳および内耳に区分される．

外耳は耳介と外耳道からなる．外耳道と中耳の間は鼓膜で隔てられる．

中耳は鼓室ともよばれ，側頭骨の中に空気を入れた空間である．中耳の内側には蝸牛（正円）窓と前庭（卵円）窓があり，内耳につながる．中耳から耳管が前内方に伸び，咽頭とつなげている．中耳の中には，ツチ骨，キヌタ骨，アブミ骨の3つの耳小骨があり，鼓膜と前庭窓との間に連なっている．

内耳は側頭骨の深部に位置する骨迷路とよばれる構造で，前庭，（骨）半規管，蝸牛からなる．骨迷路は外リンパとよばれる液体に満たされており，膜迷路とよばれる膜性構造物をいれる．膜迷路の中は内リンパで満たされている．膜迷路の卵形嚢，球形嚢および膨大部に平衡覚受容器の前庭器が，蝸牛管に聴覚受容器のコルチ器が存在

図4.5 平衡聴覚器の構造

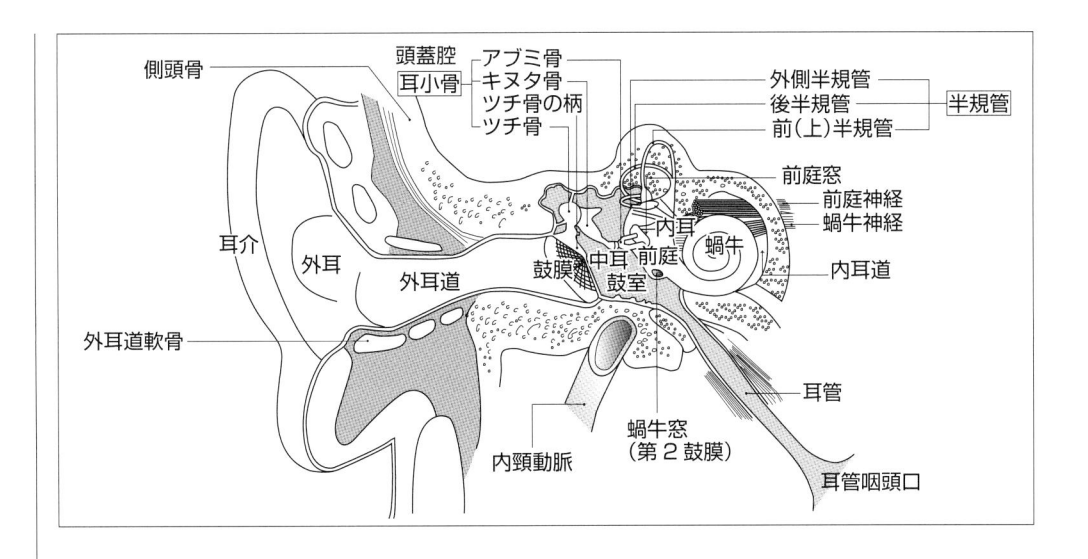

する.

B. スケッチ課題

1. 蝸牛を弱拡大でスケッチする．骨性の管である蝸牛ラセン管が蝸牛底から蝸牛頂に向かってカタツムリのように回転しているので，蝸牛軸に沿って切断した標本では，断面が蝸牛軸をはさんで互い違いに重なる．管の断面を見ると，蝸牛軸側から管を上下の2つの管に分けるようにうすい骨（骨ラセン板）が張り出している．骨ラセン板は管の中程までしか出ていないが，その外に膜ラセン板（ラセン膜）が張ることにより，前庭階および鼓室階の上下の管に隔てられている．膜ラセン板の上，前庭階側に，扇形の管として，蝸牛管が付着している．前庭膜（ライスナー膜）によって，蝸牛管と前庭階に隔てられている．骨ラセン板の中にラセン神経節とその神経線維が存在する．

2. 蝸牛管を強拡大でスケッチする．蝸牛管の内側縁は，歯間細胞という一層の細胞が覆っている．歯間細胞層から蓋膜が外側に伸びて，コルチ器を覆うような位置を取っている（実際のプレパラートではめくれ上がってしまっているものが多い）．聴覚受容器であるコルチ器は，内・外有毛細胞の感覚細胞のほかに，内・外指節細胞，内・外柱細胞などの支持細胞がある．内柱細胞と外柱細胞の間に内トンネ

図4.6 蝸牛
[標本：京都府立医科大学，撮影：森田規之]

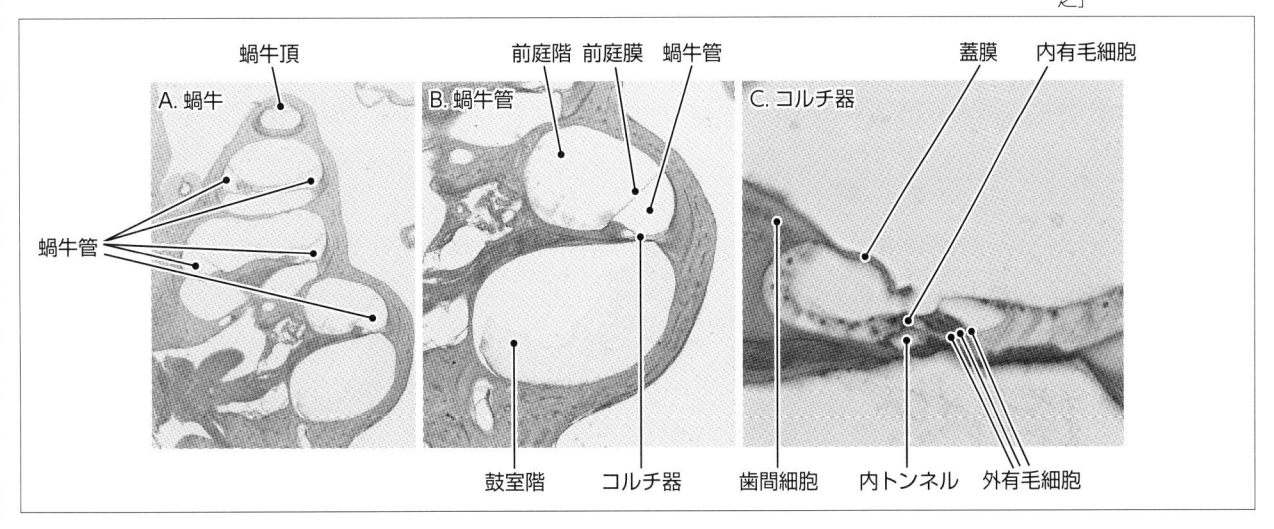

4.2 組織学実習

ルを形成する．

C. Key structure / 注視点

- コルチ器：蝸牛底側と蝸牛頂側のどちらで高音域の音を感受するのか
- 有毛細胞－ラセン神経節：聴覚情報はどのように脳に伝わるのか

4.2.3　味覚器

4.2.3.1　味蕾

A. 解説

　味覚は，上皮内に明るい紡錘形の淡染性の構造物として観察される味蕾により感受する．味蕾は，舌乳頭（有郭乳頭，葉状乳頭（乳児では茸状乳頭も））に存在するほか，口蓋，咽頭，喉頭蓋にも存在する．先端にあたる上皮表面に小さな開口があり，味孔とよばれている．

　味蕾は，味細胞，支持細胞と基底細胞の3種の細胞からなる．味細胞（II型：甘味，苦味，うま味，III型：塩味，酸味）は味覚の化学受容にあずかる細胞で，基底から味孔まで細長く伸び，基底部に味覚を伝えるシナプスを形成する．支持細胞（I型）は味細胞の支持をしていると考えられている細胞で，シナプスを形成しない．基底細胞は基底部に存在する小型の細胞で，味細胞，支持細胞の前駆細胞（幹細胞）であると考えられる．

B. スケッチ課題

　舌の有郭乳頭に存在する味蕾を観察する．味細胞，支持細胞，基底細胞の3種が存在するが，前者2種を見分けるのは難しい．味細胞は核が丸く，明調であるのに対し，支持細胞は核がだ円で，やや暗調である．基底細胞は名のとおり，基底部に存在する小型の細胞である．

C. Key structure / 注視点

- エブネル腺：有郭乳頭の近傍に存在する腺であるが，その存在意義を考察する．

図 4.7　味蕾
[標本：安田女子大学，撮影：森田規之]

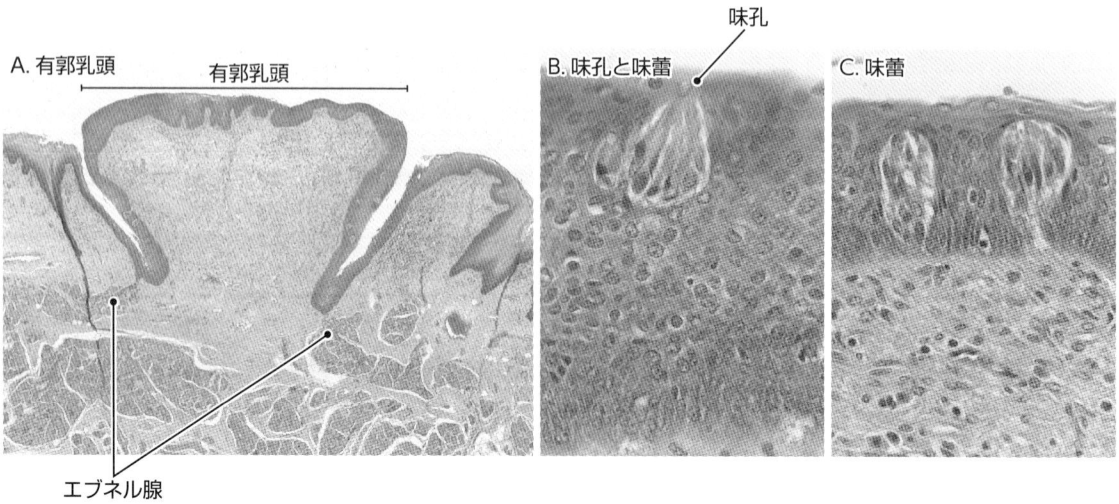

A. 有郭乳頭　　B. 味孔と味蕾　　C. 味蕾

4.3 生理学実習

4.3.1 瞳孔反射

A. 背景と目的

虹彩には瞳孔括約筋（かつやくきん）と瞳孔散大筋（さんだいきん）の2種類の平滑筋（へいかつ）があり，瞳孔の直径の調節すなわち網膜に達する光の調節にたずさわっている．明るいところ，暗いところでヒトの瞳孔直径がどのように変化するか確認する．瞳孔の直径が大きくなることを散瞳（さんどう），小さくなることを縮瞳（しゅくどう）という．

B. 器具

❶手鏡，❷懐中電灯

C. 方法

a. 直接性・共感性瞳孔反射の観察

実験室の照明下で手鏡を用いて自らの瞳孔を観察する．照明を落とし同じように瞳孔を観察する．瞳孔が開くのが観察できる．照明を落とし暗すぎて瞳孔の直径を観察しにくい場合は，観察できる明るさの部屋の机の下などやや暗いところに移動して観察する．

両目をあけた状態で自らの瞳孔を観察する．手のひらで一方の眼を覆うと，覆わなかった方の瞳孔が散瞳するのが観察できる．また覆いをはずすと覆わなかった方の瞳孔が縮瞳する．散瞳が観察しにくい場合は，照明の強い場所，あるいは弱い場所で行う．

2人組になり，相手の瞳孔を観察する．このとき遠くの方を見てもらう．懐中電灯の光を視野の外から一方の眼に照射すると縮瞳する（直接性瞳孔反射）．このとき照射しなかった側も縮瞳することを観察する．

D. 課題

1．瞳孔反射の中枢について調べる．
2．瞳孔の直径は自律神経によって制御されている．その制御について調べる．
3．共感性瞳孔反射はどうして生じるのだろうか．

E. Key structure / phenomenon 注視点

直接性・共感性瞳孔反射，動眼神経副核（Edinger-Westphal核），副交感神経と瞳孔括約筋，交感神経と瞳孔散大筋

4.3.2 盲点

A. 背景と目的

眼の後内面のうち網膜で覆われていない部分がある．この部分は視神経が貫通して

図4.8 盲点

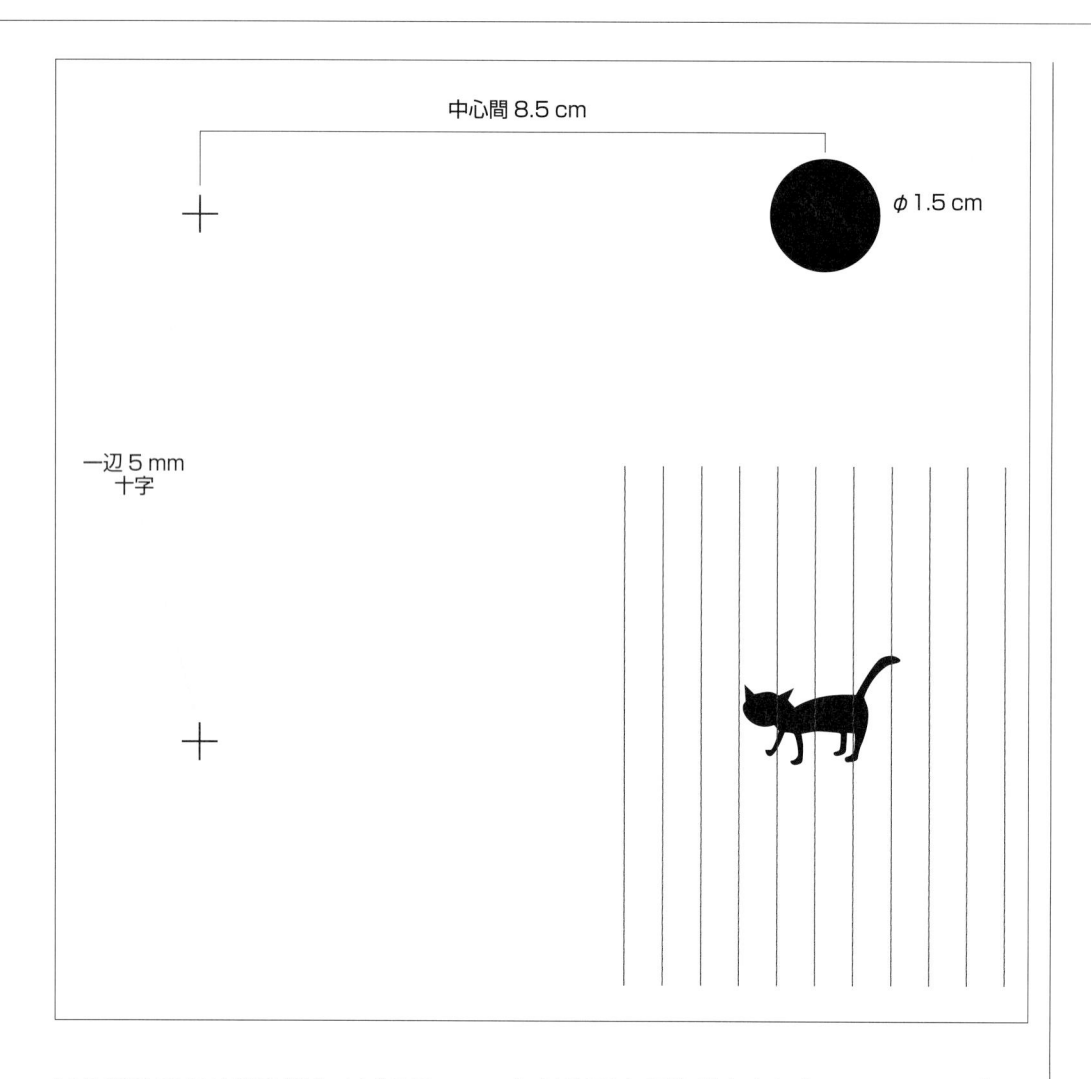

中心間 8.5 cm

φ 1.5 cm

一辺 5 mm
十字

いる部位で視神経乳頭とよばれる．ここには光受容細胞が存在しないので，この部分に投射する視野部分は全く何も見えない．この領域が盲点である．しかし，私たちは日常生活のなかで視野に見えない部分があることを自覚しない．

B. 器具

❶ロートスタンド

C. 方法

❶図の＋印を約25 cmの距離から右目だけで凝視すると右側の黒い丸が"消える"ことに気づく．下の部分の場合は，縦縞は見えるが像は見えない（図4.8）．

❷白紙に小さい＋印を描く．机の表面から25 cmの高さに固定したロートスタンドのロート受け穴を，上から覗き込んで目にあてがう．眼球の位置が動かないようにして，机上に広げた白紙の＋印を凝視する．鉛筆の先端を＋印から右の方向に徐々に動かしてゆくと先端の芯の部分が見えなくなる．その部位を白紙上に印をつける．さらに右方向に鉛筆を動かすと再び見えるようになる．その部位に印をつける．見えなくなった部分で上下の方向にこれを試み，盲点の形や大きさを確かめる．

D. 課題

1. 盲点はどのような形をしているか．

2．視神経乳頭は眼球のどの部位にあるか．
3．盲点領域に知覚的な欠落を生じないのはなぜか．

4.3.3　聴覚

A. 背景と目的

　聴覚とは，空気の振動としての音を感知する認識する感覚である．ヒトは周波数 20 Hz から 20,000 Hz 程度までの範囲を感知することができるが，この範囲には個人差がある．また，加齢に伴い高音域の聴力が低下していく．各自の聴覚器がどの音域の音を感知できているのか，左右で違いがあるか検証する．

B. 器具

❶再生周波数帯域が 15 Hz から 23,000 Hz 程度のヘッドホン，❷音源

C. 方法

　できるだけ静かな室内で，ヘッドホンをつけ，低音から順に音を再生する．まずは，両耳にヘッドホンをあてて行う．次に，右耳のみ，左耳のみにヘッドホンをあてて行い，左右差を調べる．

D. 課題

1．鼓膜の振動を神経の興奮として変換するしくみについてまとめる．
2．聴覚が大脳まで伝わる神経経路を調べる．

4.3.4　味覚

A. 背景と目的

　味覚は，口に入れるものの化学的特性に応じて認識される感覚であり，栄養物を摂取しやすくし，有害物質からは身を守る役割を担っている．生理学的には，甘味，塩味，酸味，苦味，旨味の5つが基本味とされる．これらの基本味覚は，嗅覚と同様，受容体に物質が結合することで検出され，味覚受容体たんぱく質は，Gたんぱく質共役型受容体（甘味，苦味，旨味）とイオンチャネル型受容体（塩味，酸味）に大別される．舌表面（軟口蓋，咽頭，喉頭にも）に分布する味蕾は味細胞と支持細胞で構成され，受容体たんぱく質は味細胞の先端（味蕾の味孔と称する開口部付近）に分布する．また辛味やアルコールなどは，三叉神経や舌咽神経の自由神経終末を刺激し，一般体性感覚として脳へ入力されるが，脳で情報が統合され，味として感受されると考えられる．食べ物の味の要素は，味覚以外にも香りや匂い，舌や口唇，歯の触覚や温度覚，さらには視覚や聴覚の情報も加わり，総合的に感知される．

　甘味は先端，塩味・酸味は縁，苦味は奥で敏感など，いわゆる古典的な「舌の味覚地図」が知られてきたが，近年の味覚受容体たんぱく質の局在や官能評価の結果は，基本味のそれぞれを感じる部位が区域化されて存在することに否定的である．ただし，舌尖や舌奥中央への味蕾の集中的な分布，支配神経の応答性の違いなどから，舌・口腔内の部位に応じてそれぞれの基本味に対する感受性は異なると考えられる．

　味覚は，舌の前 2/3 は舌神経－鼓索神経－顔面神経，舌の後ろ 1/3 は舌咽神経，咽

頭・喉頭からは迷走神経によって伝導され，それぞれ延髄の孤束核へと伝達される．その後，視床に伝達され，最終的には大脳皮質の一次味覚野に伝えられる．大脳皮質の一次味覚野とされる領域は，大脳の外側溝（シルヴィウス裂）の奥，頭頂弁蓋部と島皮質の移行部（ブロードマン43野の奥）と考えられている．

舌および口腔内の各部位で，基本的味覚である，甘味，塩味，酸味，苦味，旨味のそれぞれについて，感受性に違いがあるかどうかを，濾紙ディスク法で実験する．班でペアをつくり交互に調べる．

B. 試薬と器具

❶5%ショ糖溶液，10%食塩水，1%酢酸溶液，0.1%塩酸キニーネ溶液，5% グルタミン酸ナトリウム溶液
❷紙コップ，プラスチックピンセット，濾紙（直径6 mm），ティッシュペーパー

C. 方法

❶班のペアで被験者と験者に分かれて，交互に行う．
❷うま味，甘味，塩味，酸味，苦味の順に行う．
❸被験者に蒸留水でうがいをさせた後に，舌および口内をティッシュペーパーで軽く押し拭きし準備する．
❹各々の味刺激水溶液に濾紙を浸し，垂れない程度に液をきり，プラスチックピンセットで被験者の舌尖部にそっと置く．5〜10秒で味を判定し，その後濾紙を取り除き，蒸留水で口をすすぐ（各味刺激の前に，毎回ティッシュペーパーで拭いて，液が舌の他の部分に広がらないようにする）．
❺舌尖部（A），舌中央部（B），舌縁部（C），舌根部（D）と場所を変えて検査し（図4.9），その度に筆談または指サインで答え（味の強さ）を求める．5段階（−，±，＋，＋＋，＋＋＋）で判定する．5段階の基準は，−：無味（水と変わらない），±：何か水と違った味がするが，特定できない，＋：かすかに○○味を感じるが自信はもてない，＋＋：かなり自信を持って弱い○○味を感じる，＋＋＋：まちがいなくはっきりと○○味を感じる，とする．
❻データを表にまとめる．

D. 課題

1．方法❻でまとめた表から，5つの基本的味覚を担う舌の部域をそれぞれ図に示す．
2．被験者の間での違いがあれば比較する．

図4.9 濾紙ディスク法
舌表面の各部

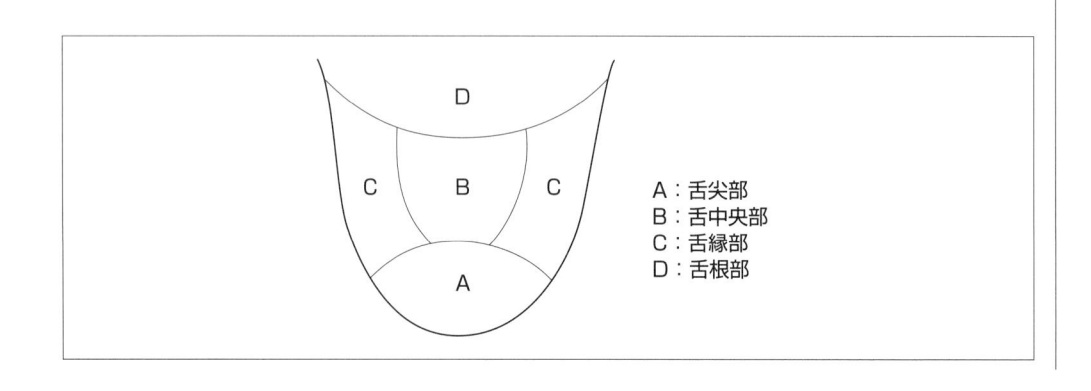

A：舌尖部
B：舌中央部
C：舌縁部
D：舌根部

4.4 アドヴァンスト

4.4.1 ミラクルフルーツによる味覚修飾

A. 背景と目的

味覚修飾の一例として，酸味を甘味に感じさせるミラクルフルーツの効果を体験し，味覚受容のしくみを知る．

ミラクルフルーツ（学名 *Synsepalum dulcificum*）は，西アフリカ原産　ツツジ目アカテツ科の植物で，ミラクルベリーやマジックベリーの別名ももつ．その実には味覚修飾物質として知られるミラクリンたんぱく質を含有する．ミラクリンは，酸味を甘味へと誘導する味覚修飾機能を有するたんぱく質で，アミノ酸191個から構成される糖たんぱく質を単量体として，通常は四量体構造としてはたらく．

味蕾の味細胞の細胞表面には，味覚受容体たんぱく質が存在する．味物質が味覚受容体に結合すると味細胞に脱分極が引き起こされ，神経伝達物質が放出され，味神経に伝導されるシグナルが脳へと伝えられ，味が認知される．

ミラクリンは，酸味のもととなる水素イオン（プロトン）の影響で立体構造変化をおこし，甘味受容体たんぱく質と結合できるようになることで，甘味の感覚をもたらすと考えられている．

B. 試薬と器具

❶ L（＋）- アスコルビン酸
❷ クエン酸一水和物
❸ ミラクルフルーツ（フリーズドライ製品）（有）ワールド・アグリ・エンタープライズ）

C. 方法

❶ 酸味として，レモンの酸味にも関連する，L- アスコルビン酸，クエン酸の粉末を，ティースプーンで少量とって味わってみる．
❷ 蒸留水でのうがいの後に，フリーズドライのミラクルフルーツを口に含み，種と実を分ける．
❸ 種だけを出してから，実を口の中全体にまんべんなく，1，2分転がす．
❹ 再び酸味として，L- アスコルビン酸，クエン酸の粉末を，ティースプーンで少量とって味わってみる．

D. 課題

1. ミラクルフルーツを口に含む前後での，L- アスコルビン酸，クエン酸による味覚について記す．
2. 味覚受容体たんぱく質，ならびに味覚が大脳まで伝わる経路を調べて，レポートする．

5. 運動器系と内臓

　運動器系は骨格系と筋系からなる．骨格系は，骨組みとして身体を支持し，頭蓋や脊柱，胸郭，骨盤などは，重要な臓器の保護にもあたる．骨形成と骨吸収によってカルシウムなどのミネラルの恒常性を保ち，骨髄において造血機能も担う．

　骨格筋の収縮は骨格を動かして私たちの日常生活の活動を可能にし，また筋収縮によって体熱が産生される．インスリン依存的，あるいは筋収縮（運動）に促されてグルコースを取り込むこと，インターロイキンなどの生理活性物質を産生・分泌することなど，全身の代謝調節への骨格筋の関わりも大いに注目されつつある．

5.1 肉眼解剖学実習

5.1.1 人体交連骨格模型の観察

観察のポイント
- 人体の骨格を構成する骨の形状や大きさを知り，人体の全体像を理解する．
- 交連骨格で骨の連結のしかたを理解し，関節運動を理解する．
- 交連骨格と自分の身体と比較して，軟組織のボリュームを理解する．

交連：1つ1つばらばらではなく，関節など，生体内での骨の連結を反映させて，つなげていること．

A. 解説

　成人の人体を構成する骨は約200個で，左右中耳の耳小骨（各3個：ツチ骨，キヌタ骨，アブミ骨）を加えて206個になる（図5.1）．全身の骨は，特徴のある連結によって，身体運動の中心的役割（運動の範囲や方向）を果たし，また，重要な臓器（脳，脊髄，肺，心臓）をいれる容器として役割を果たしている．骨の連結のしかたには，縫合（頭蓋骨の不動性の連結），関節（可動性の連結）および靭帯結合（不動性の連結）などがある．ヒトは左右相称動物であるため，左右1対で1種2骨と，中軸を構成する骨では無対で1種1骨の場合がある．

a. 頭部の骨（15種23個：脳頭蓋，6種8個；顔面頭蓋，9種15個）

　頭蓋の骨は，脳頭蓋（神経頭蓋）と顔面頭蓋（内臓頭蓋）に分けられる．頭蓋の骨は主として不動性の縫合によって連結されており，可動性の関節は2か所である．頭蓋を構成する骨の間にみられる関節は顎関節（側頭骨と下顎骨）のみである．顎関節は関節円板という関節内特殊装置を持ち，関節運動（咀嚼運動）の自由度を高めている．もう一つの関節は，頭蓋の骨と体幹の骨の間の環椎後頭関節（後頭骨と環椎［第一

頸椎]）である．脳と顔面内臓をいれた重たい頭部は，ピーナッツ1粒（左右で2粒）ほどの面積の環椎後頭関節によって脊柱（俗にいう背骨）の最上部に位置する環椎に支えられている．頭蓋の骨は，深部やくぼみや腔所に，視覚（眼窩），聴覚（側頭骨骨迷路），平衡覚（側頭骨迷路），嗅覚（鼻腔天井部），味覚（口腔）などの特殊感覚器をいれている．

b. 体幹の骨（7種51個）

体幹の骨は，脊柱と胸郭を構成する骨から成る．脊柱は，頸椎，胸椎，腰椎，仙骨（仙椎）および尾骨（尾椎）から成る．各椎骨は上・下関節突起の関節面で関節し，少しずつずれることによって，背骨のねじりや前屈，後屈を可能にしている．また，各椎骨の椎体の間には線維軟骨の椎間円板が挟まっており，椎骨の椎体間を結合するとともにクッションの働きをしている．椎間円板の中心には，脊索の残遺物である髄核［脊索動物であることの名残］がある．この髄核が圧迫されて椎間円板の外に風船状に飛び出したものが，椎間板ヘルニアである．椎間板ヘルニアが近傍の神経を圧迫すると特有の神経症状が現れる．ヒトでは肋骨は胸部のみにみられ，背中側で肋骨頭と肋骨結節の2か所で胸椎と関節し，前胸部で肋軟骨を介して胸骨につながり，肺や心臓など重要臓器をいれる胸郭（胸部の籠状の骨格）を構成している．退化した肋骨

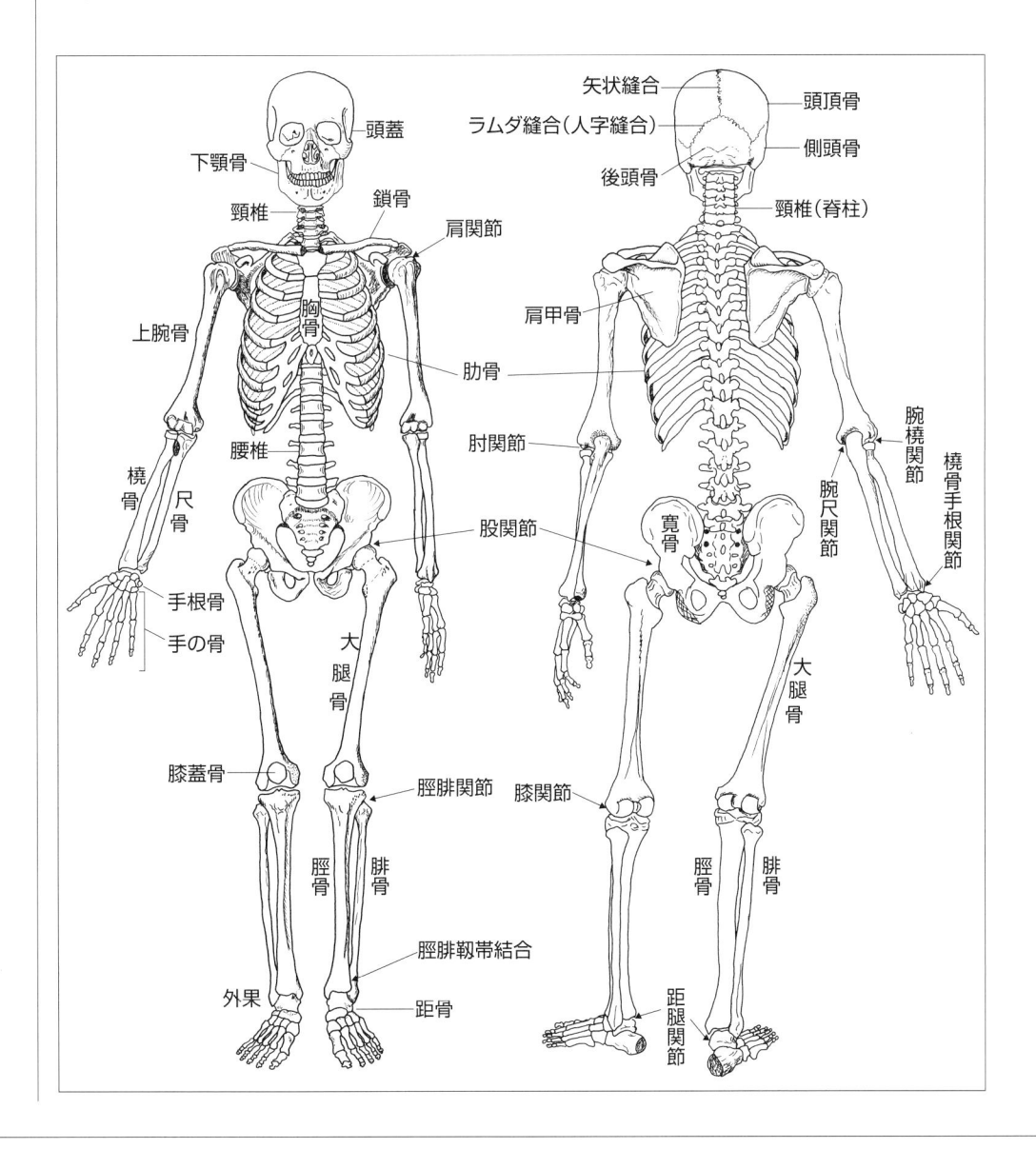

図5.1 成人の骨と関節

は，頸椎（横突起前結節）と腰椎（肋骨突起）に融合した骨突起として認められる．

c. 上肢の骨（17種64個：上肢帯の骨，2種4個；自由上肢の骨，15種60個）

　上肢帯の骨は鎖骨と肩甲骨で，体幹の中に埋没している．体幹の骨（胸骨）と関節するのは鎖骨のみ（胸鎖関節）である．この関節は関節内に関節円板を容れている．次に，鎖骨は肩甲骨と関節し（肩鎖関節），肩甲骨が上腕骨と関節している（肩関節）．

　自由上肢の骨は，上腕，前腕および手の骨から成る．自由自在に動く自由上肢は，胸鎖関節，肩関節，肘関節および橈骨手根関節などの運動の自由度の高い関節によって連結されていることによる．

d. 下肢の骨（15種62個：下肢帯の骨，1種2個；自由下肢の骨，14種60個）

　下肢帯の骨は成人では寛骨のみである．寛骨は，思春期以後に，腸骨・坐骨・恥骨を分けていたY字軟骨が骨化することによって1個の骨になった融合骨である．男女の骨格はいろいろな点で性差が認められるが，特に骨盤では顕著な男女差がみられる．

　自由下肢の骨は，大腿，下腿および足の骨から成る．股関節（臼関節）は，大腿骨頭と寛骨臼がつくる深い球関節で，関節運動の自由度は若干制限を受ける．また，股関節には，大腿骨頭と寛骨臼の間に大腿骨頭靭帯（関節内靭帯）による補強があり，関節の作りが頑丈になっている．膝関節は，大腿骨，膝蓋骨および脛骨によって構成されている．膝関節では，腓骨は関節の構成に関与していない（上肢の肘関節と比較）．また，膝関節では，大腿骨と脛骨の間に前十字靭帯と後十字靭帯（関節内靭帯）および関節半月の関節内特殊装置がみられる．下肢の骨格の関節には，上肢にはみられない関節の補強装置がある．

B. スケッチ課題

1．肘の関節（球関節，蝶番関節，車軸関節）の特徴をスケッチする．
2．骨盤（1対の寛骨＋仙骨）＋尾骨を，その（形態学的）特徴から男女の別を判定する．

C. Key structure / 注目点

- 頭蓋骨の縫合（冠状縫合，矢状縫合，人字縫合，鱗状縫合）を確認する．
- 顎関節および環椎後頭関節を確認する．
- 胸骨－鎖骨－肩甲骨－上腕骨の連結（胸鎖関節，肩鎖関節，肩関節）を確認する．
- 肘関節（腕橈関節，腕尺関節，上橈尺関節）および下橈尺関節を確認する．
- 椎骨の連結（椎間関節，椎間円板）と椎間孔を確認する．
- 仙腸関節（仙骨と寛骨の関節）および恥骨結合（生体では線維軟骨結合）を確認する．
- 股関節（寛骨，大腿骨）を，肩関節と比較する．
- 膝関節（大腿骨，脛骨，膝蓋骨）および脛腓関節を確認する．
- 距腿関節と脛腓靭帯結合の状況を確認する．

5.1.2 人体模型での筋の観察と自身での筋運動

観察のポイント
- 各骨格筋の形と大きさならびに協働筋を調べ，その作用（関節運動）を理解する．
- 特定の関節に対する筋収縮の作用（関節運動）について，同じ働きをする協働筋群とその関節に対して反対に作用する拮抗筋群を対応させて理解する．
- 身体各部位の筋群と末梢神経支配を一組にして理解する．

A. 解説

　骨格筋（図 5.2）は，通常，腱として骨の一部および近傍の結合組織から起始し，1つ以上の関節を越えて再び腱を介して骨および結合組織に停止する．一部の骨格筋は骨あるいは結合組織から起始し皮下の結合組織に停止する（皮筋：笑筋［えくぼをつくる］など）．

　人は意識的に骨格筋を収縮させることによって関節の運動や器官の運動（例：眼球の運動）を行うことができる．このことにより，人は，表情を作り，言葉（構音）を発し，日常生活を円滑に遂行し，スポーツや芸術的な活動（音楽やクラシックバレエなど）を通して人々に感動を与えたり，さらには，社会に影響を与えたりすることが可能になる．すなわち，骨格筋は，脳の随意運動命令を実行する唯一の臓器であり，脳の活動を外の世界に表現することができる器官である．さらに，骨格筋は活動の結果として熱産生を行い，人が恒温動物として体温を保つ上で重要な働きをしている．

a. 頭部の筋（28種56個：表情筋，24種48個；咀嚼筋，4種8個）

　頭部の筋は，表情筋群（顔面神経支配）と咀嚼筋群（三叉神経第3枝の下顎神経支配）に分けられる．代表的な表情筋には，前頭筋（前額のしわ），眼輪筋（閉眼），口輪筋（閉口），笑筋などがあり，表情豊かなコミュニケーションに必須である．顔面神経路

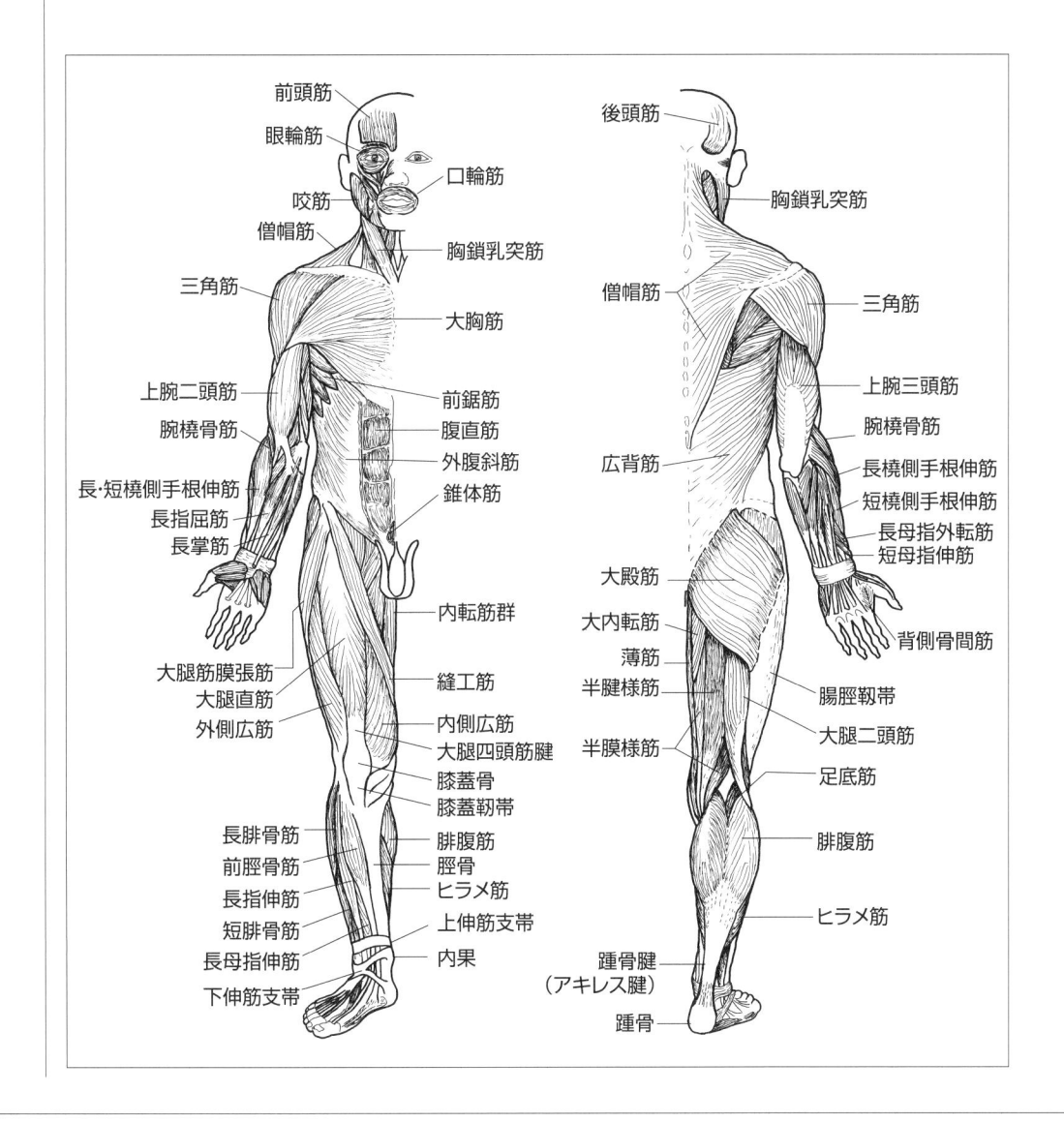

図 5.2　成人の筋

が障害されると，対応する表情筋群の筋緊張が失われ顔貌が崩れることになる．咀嚼筋には，食物を嚙み切ったり嚙み砕いたりする役割を担う側頭筋と咬筋があり，また，大臼歯で食物をすりつぶすために下顎を前(後)・左右に動かす外側翼突筋と内側翼突筋がある．三叉神経麻痺に陥ると，咀嚼運動に障害が生じる．

b. 頸部の筋 (17種34個)

頸部の筋は，浅頸部の筋群，頭頸部の鉛直軸を安定化する深部の筋群，頭部の運動を担う筋群および舌骨の運動に関わる舌骨上筋群・舌骨下筋群に分けられる．浅頸部の皮下には皮筋(広頸筋)が前頸部を被い，上部では顔面の表情筋に続いており，下部では鎖骨を越えて胸部皮下に放散している．浅頸部で容易に筋を触知できるのは，胸鎖乳突筋である．胸鎖乳突筋は胸骨および鎖骨の胸骨端から起始し，耳介後部の側頭骨乳様突起に停止する．両側の筋の収縮では，顔面を少し上向きにする．片側の胸鎖乳突筋の収縮は，顔面を反対側へ向ける．

頸部の深部の筋群(頸長筋，頭長筋，前頭直筋，前・中・後斜角筋，最小斜角筋)は，大部分，頸椎から起始し，少し離れた頸椎あるいは上位肋骨に停止し，おもに頸部の運動(前屈，側屈，ねじり)に関わっている．

舌骨は，前頸部上端で舌骨上筋群および舌骨下筋群によって宙吊りの状態で存在する骨である．この骨は，口腔後部の緊張や嚥下運動において，固定化や移動を触診することができる．舌骨上筋群(顎二腹筋，茎突舌骨筋，顎舌骨筋，オトガイ舌骨筋)は，頭蓋の骨から起始し舌骨に停止し，おもに舌骨を引き上げて固定する働きがある．舌骨下筋群には，胸骨または肩甲骨から起始し舌骨に停止する筋(胸骨舌骨筋，肩甲舌骨筋)と，胸骨と舌骨の間で甲状軟骨を仲介する筋(胸骨甲状筋，甲状舌骨筋)がある．舌骨と下顎骨が固定された状況下では，舌骨下筋群は下顎を引き下げる．

c. 体幹の筋 (37種)

体幹の筋は，浅背筋群，深背筋群，浅胸筋群，深胸筋群，および腹部の筋群に分けられる．浅背筋群(僧帽筋，広背筋，大・小菱形筋，肩甲挙筋)および浅胸筋群(大・小胸筋，前鋸筋，鎖骨下筋)は，体幹の骨格から起始し上肢の骨に停止して肩関節の運動に関わる．深背筋群(脊柱起立筋群や腰方形筋など)は脊柱や肋骨や寛骨から起始し，体軸に沿って走行した後，脊柱や肋骨に停止する．深背筋群は脊柱の運動(前屈，後屈，捻転)や姿勢の維持に関わる．深胸筋群(外肋間筋や内肋間筋など)は，胸式呼吸における肋骨の運動に関わる．腹部の筋群(外腹斜筋，内腹斜筋，腹横筋，腹直筋など)は，側腹壁と前腹壁に筋性の体壁をつくる．これらの筋群全体の筋収縮は，腹圧を高め，部位ごとの筋収縮では，体幹の前屈(腹直筋)および側屈や回旋(捻じる)(外腹斜筋，内腹斜筋，腹横筋)の運動に関わっている．

d. 上肢の筋 (42種98個)

上肢の筋は，上肢帯筋群と自由上肢の筋群に分けられる．これらの筋は，腕神経叢(脊髄神経前枝C5-Th1)を経由する神経によって支配されている．上肢帯から起始する筋は，腋窩神経と肩甲上神経によって支配されている．自由上肢では，上腕屈筋群は筋皮神経によって，前腕屈筋群の大部分は正中神経によって，一部は尺骨神経(尺側手根屈筋，深指屈筋の一部)によって支配されている．上腕および前腕の伸筋群はすべて橈骨神経によって支配されている．前腕伸筋群の例外として，腕橈骨筋は橈骨神経に支配されているが，肘関節の屈曲に作用する．手の筋群は，母指球にある3つの筋は正中神経によって，その他の手の筋は尺骨神経によって支配されている．

e. 下肢の筋（48種110個）

　下肢の筋は，下肢帯筋群と自由下肢の筋群に分けられる．これらの筋は，腰神経叢（脊髄神経前枝 Th12-L4）および仙骨神経叢（L4-S3）を経由する神経によって支配されている．下肢帯（寛骨）から起始し大腿骨に停止する筋は，股関節の運動（屈曲・伸展・外転・内転・外旋）に作用する筋である．股関節を屈曲する筋（大腿（太腿）を引き上げる筋）は，寛骨内面から起始し大腿骨小転子に停止する（腸腰筋［腸骨筋・大腰筋］と小腰筋；腰神経叢と大腿神経の筋枝）．これらの筋は体表からは触れることができない深部にある寛骨内筋である．一方，股関節を伸展する筋は，お尻のふくらみを作っている大殿筋である（下殿神経）．階段を昇るとき，お尻に手を当てると大殿筋の力強い筋収縮に触れることができる．大殿筋より深層にある中殿筋と小殿筋は，大腿を外転する（上殿神経）．大腿を外旋する筋は，仙骨や寛骨坐骨部から起始し転子間稜や転子窩に停止する外旋筋群である（仙骨神経叢の筋枝）．大腿を内転する筋は，寛骨恥骨部と坐骨部から起始し大腿骨粗線内側唇に停止する大腿内転筋群である（閉鎖神経）．

　大腿前面にある大腿伸筋群は，膝関節を伸展する筋群である（大腿神経）．この筋群に拮抗し，膝関節を屈曲する筋群は，大腿後面にある大腿屈筋群である（坐骨神経）．大腿屈筋群の英語名 hamstring muscles が，近年，ハムストリングスというカタカナ英語として使用されている．

　下腿前面にある筋は下腿伸筋群で，距腿関節（足関節）の背屈や足の指を伸ばす筋である（深腓骨神経）．下腿外側面にある筋は下腿腓側筋群で，足の外側縁を挙げたり，足を底屈させる（浅腓骨神経）．下腿後面にある筋は下腿屈筋群で，距腿関節を屈曲し（踵を挙げる，底屈），足の指を屈曲する筋群である（脛骨神経）．

　足には，足の指の運動に関与する小筋がたくさん存在する．足背筋は足の指を伸ばす筋群である（深腓骨神経）．足底筋は足の指の屈曲や内転・外転に関わっている（脛骨神経，［一部，深腓骨神経］）

B. スケッチ課題

（Cの注視点の確認をしっかりと行うことによって，スケッチ課題は省略しても良い）
1．大胸筋，三角筋，上腕屈筋群，前腕屈筋群および手掌の筋の起始・停止を確認し，筋線維が流れる方向（筋収縮の方向）を確認してスケッチする．

C. Key structure / 注視点

- 咀嚼筋群の起始・停止および筋線維が流れる方向を模型で確認し，自身の顎関節の運動と筋肉の活動を触診して確認する．
- 胸鎖乳突筋および僧帽筋の起始・停止を確認し，筋収縮（片側，両側）による作用（運動）を自身の身体で確認する．
- 大胸筋および三角筋の起始・停止および筋線維が流れる方向を確認し，筋収縮による作用（運動）を自身の身体で確認する．両筋肉とも，3部で構成されており，肩関節に対して異なる方向の運動に関わっている．
- 上腕二頭筋および上腕三頭筋の起始・停止を確認し，自身の肘関節の屈曲・伸展運動中に両筋を触診して，関節運動に対する拮抗作用を確認する．
- 前腕の回内・回外運動に関わる筋群（円回内筋，方形回内筋，回外筋）を確認する．
- 鼠径部の筋裂孔と血管裂孔を確認し，腸腰筋と大腿神経（nerve：N）が筋裂孔を通り，大腿動脈（artery：A），大腿静脈（vein：V）およびリンパ管が血管裂孔を通る

ことを確認し，N，A，Vの順や配置を確認する．
- 縫工筋，内側広筋および長内転筋で囲まれてできる内転筋管（大腿動脈，大腿静脈，大腿神経が通る）の位置を確認する．
- 大腿の伸筋群（大腿四頭筋，縫工筋），屈筋群（半腱様筋，半膜様筋，大腿二頭筋）および内転筋群（恥骨筋，短内転筋，長内転筋，大内転筋，薄筋）の起始・停止およびそれらの作用（関節運動）を確認する．
- 下腿の伸筋群（前脛骨筋，長母指伸筋，指伸筋），腓側筋群（長腓骨筋，短腓骨筋）および屈筋群（腓腹筋，ヒラメ筋，足底筋，膝窩筋，後脛骨筋，長母指屈筋，長指屈筋）の起始・停止を確認し，距腿関節および指の運動を自身の身体で確認する．
- 踵骨腱（アキレス腱）を構成する筋を確認する．また，足底筋の存在を合わせて理解する．

5.1.3 人体模型での内臓の観察

観察のポイント
- 胸郭内の胸部内臓の形状，配置およびサイズとボリュームを観察して理解し，縦隔を構成する内臓の3次元の相互関係を理解する．
- 腹腔内の腹部内臓の形状，配置およびサイズとボリュームを観察して理解する．各臓器と腹膜・腸間膜との関係を理解する．

A. 解説

a. 胸部内臓

胸部内臓は籠状の胸郭に守られて収容されている（図5.3）．左右の肺は胸腔の左右の大きな腔所を占領している．左肺は2葉（上葉・下葉）から成り，右肺は3葉（上葉・中葉・下葉）から成る．喉頭から下に伸びる気管は第4/5胸椎レベルで左右の気管支に分枝し，次に，各肺葉へ行く葉気管支となる．葉気管支は肺実質内でさらに分枝を繰り返し（気道部），最終的に，呼吸部の呼吸細気管支−肺胞管−肺胞となって終わる．肺の表面では，一群の肺胞を取り囲む結合組織によって区画された肺小葉が確認できる．

胸腔中央部は，心臓，胸腺，気管，食道，胸大動脈，胸管・リンパ管・リンパ節などの多数の臓器を収容し，また，左右の肺を隔てていることから縦隔とよばれる．縦隔は4領域に区分される［上・下（前・中・後）］．上縦隔には，胸腺，左右腕頭静脈，上大静脈，大動脈弓，気管，食道，胸管，迷走神経（反回神経，上・下心臓枝），横隔神経，上・中・下心臓神経およびリンパ節などがみられる．前縦隔は前後に狭く，胸腺下部，内胸動脈の枝およびリンパ節をいれている．中縦隔は，心臓，上行大動脈，肺動脈幹，上大静脈，奇静脈弓および横隔神経などをいれている．後縦隔は，食道，胸大動脈，奇静脈，半奇静脈，胸管，迷走神経，大・小内臓神経およびリンパ節などをいれている．種々の縦隔臓器における炎症や腫瘍の発生・転移があるので，臓器の種類や配置および縦隔という概念を理解する．

b. 腹部内臓

腹部内臓は，横隔膜（骨格筋）によって胸部内臓から隔てられている（図5.3）．消化器系では，胃，小腸（十二指腸，空腸，回腸），大腸（虫垂，盲腸，上行結腸，横行結腸，下行結腸，S状結腸，直腸），肝臓および膵臓が腹腔に収納されている．泌尿器系では，腎臓，尿管および膀胱が観察される．内分泌器官として，副腎および卵巣（女性）が

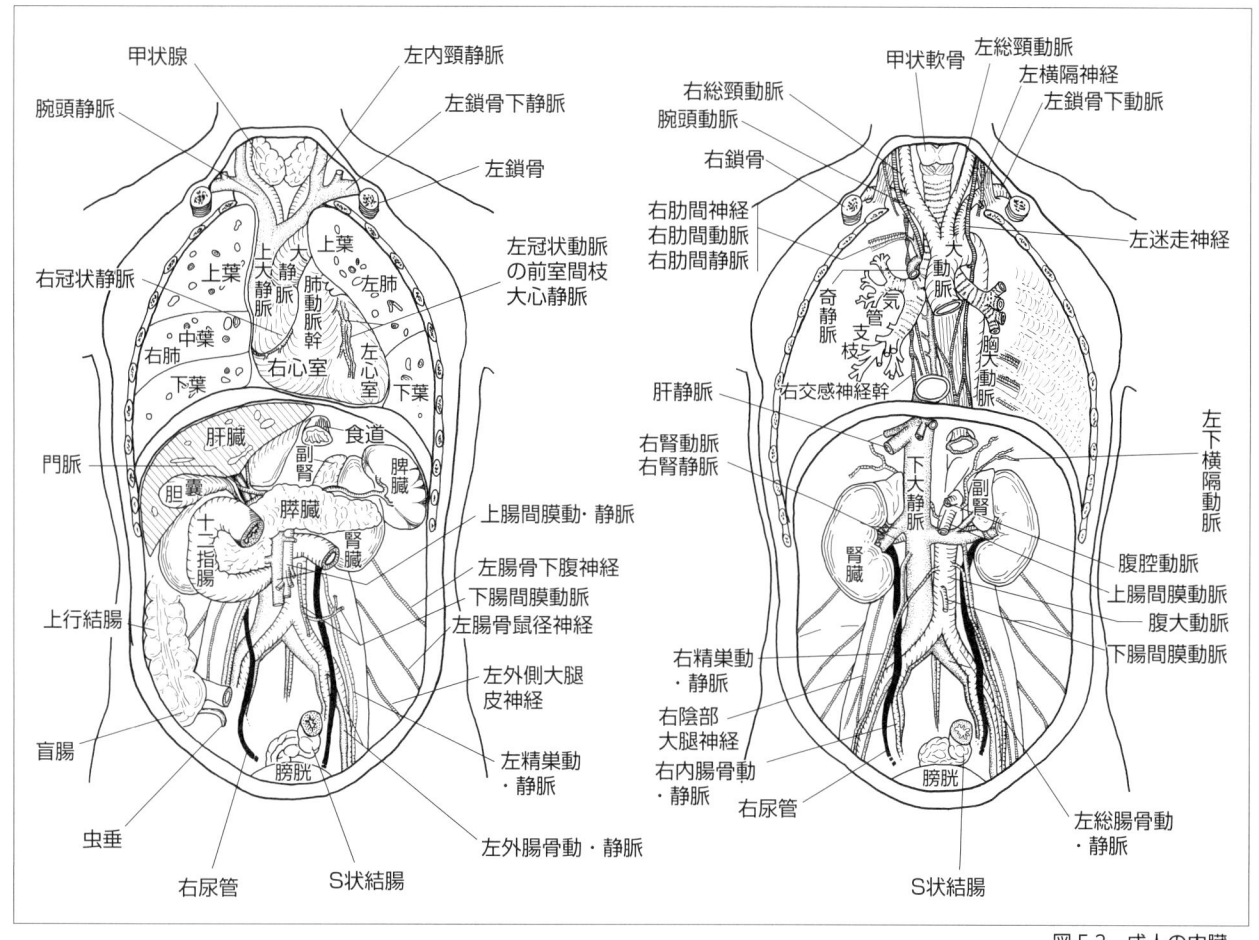

図5.3　成人の内臓

観察され，また，内分泌組織として，ランゲルハンス島（膵島）が膵臓内に埋没して存在する．女性の小骨盤内には，生殖器系器官の卵巣，卵管采・卵管，子宮などの骨盤内臓がみられる．

　腹腔の右上部には，肝臓と胆囊（肝臓の下面に接触して存在）が位置し，中央・左上部には，袋状の胃が位置する．胃の大弯からは，大網がエプロン状に垂れ下がり腹部内臓前面を被い，腹腔下部で反転して横行結腸の大網ヒモに付着する．大網の後ろでは，腸間膜で吊り下げられた空腸と回腸が腹腔の大部分を占めている．大網，胃，空腸・回腸，横行結腸および腸間膜を取り除くと，後腹壁には後腹膜器官を観察することができる．

　後腹壁を縦に走る腹大動脈からは，主に消化管へ血液供給する無対の動脈が3本出ている（腹腔動脈，上・下腸間膜動脈）．腹大動脈から体壁筋，泌尿生殖器系，内分泌腺へ血液供給する動脈は有対である（腰動脈，腎動脈，上・中・下副腎動脈，精巣［男性］・卵巣［女性］動脈，総腸骨動脈，内・外腸骨動脈）．ほとんどの場合，組織・臓器へ血液供給する動脈に沿って，静脈血を運ぶ同名の静脈が伴行している．消化管および脾臓からの静脈血を運ぶ3本の静脈（上・下腸間膜静脈，脾静脈）は，合流して門脈（約10 cm）として肝門から肝臓へ入る．

B. スケッチ課題

1. 心臓，気管・気管支，食道，大動脈，大静脈などの臓器モデルを用いて（分解モデルを取り出して），臓器相互の関係および心臓の内景をスケッチし，名称を記入

5.1　肉眼解剖学実習

する.
2. 後腹膜器官（十二指腸，上行結腸，下行結腸，膵臓，副腎，腎臓，尿管，動脈と静脈の枝分かれ，膀胱），腹部の動脈および静脈の分枝をスケッチし，名称を記入する．

C. Key structure / 注視点

- 縦隔を通る神経の位置を確認する．①食道の両側に沿って下行する左右の迷走神経，②喉頭へ向かう迷走神経の反回神経（右側は鎖骨下動脈，左側は大動脈弓を後方へ回って上行する）③心臓の両側を下行して横隔膜を支配する横隔神経，④脊柱外側に沿ってみられる交感神経幹
- 腹部の血管を確認する（特に，有対と無対，左右の分枝パターンの違い）．①動脈（下横隔動脈，腰動脈，腎動脈，上・中・下・副腎動脈，精巣（男性）卵巣（女性）動脈，総腸骨動脈，内・外腸骨動脈，腹腔動脈，上・下腸間膜動脈），②静脈（腰静脈，上行腰静脈，門脈，脾静脈，上・下腸管膜静脈，総腸骨静脈，内・外腸骨静脈）

5.2 アドヴァンスト

5.2.1 人体解剖学実習

　管理栄養士養成過程におけるモデルコアカリキュラム（日本栄養改善学会 2009年）では，コアとなる教育内容の一つとして，「ヒューマニズムや倫理観を身につける」（一般目標：生命の尊厳と生命倫理観について学習する．人の命に関わる職業である管理栄養士としての自覚を高め，対象者等との信頼関係の確立に必要な職業倫理を習得する）を掲げている．人体解剖学実習においてご遺体と直接向き合い，手を触れ観察することは，解剖学の修得のみならず，人の生と死について思いを馳せ，献体された故人，そしてそのご家族に対する感謝とその期待に応える自覚をもつという点でも，極めて有意義である．

A. 人体解剖学実習の意義

a. 人体解剖学実習から得られるものは大きい

　現在，日本国内の学士課程教育で人体を自らの手で解剖してその構造を観察することを必ず課しているのは医学部医学科，歯学部歯学科（以下，医学科等）である．しかし，医師，歯科医師以外にも，人の健やかな生活を支えるさまざまな職業がある．それらの職種を目指す学生も解剖学を学んでいるかぎり，どのような形であれ，実際の人体で学ぶべきであろう．実習は，時間や目的に応じていくつかのタイプが考えられる．現状では，以下の1～3が多いが，学生が自ら解剖する場合も増えてきている．
1. 医学科等学生の実習に加わる．学生がおもに説明する．
2. 医学科等学生の実習遺体を別の時間に観察する．教員が指導する．
3. 目的別に，あらかじめ必要な構造を剖出(ぼうしゅつ)した解剖体を観察する．
4. 学生自身が自ら解剖する．

　実際には実習を行う医学部・歯学部と協議のうえ，計画することになる．以下に挙げたことは，どのタイプの実習にも通じることであり，これを心にとめながら，具体的に観察すべき事項を定めて実習に臨まねばならない．
1. 各器官の立体的構造：いうまでもなく我々の体を構築している器官・組織は3

次元的な構造物である．そのイメージは2次元の書物からはつかみづらいものがある．
2. 器官同士の位置関係：器官が組み合わさって個体となるが，これもまた3次元的に配置されている．体における位置とともに，器官と器官とがどのように接しているかを見極めねばならない．
3. 器官と器官のつながり：図譜から読み取れない場合も多い．たとえば，漿膜（しょうまく）をもつ腸管同士は触れ合っても接着することはないが，縦隔内の食道，気管，大動脈は互いに疎性結合組織でつなぎ止められている．この違いは各器官の運動における自由度に反映されるとともに，がん細胞の浸潤や炎症の波及とも関連しており，重要である．

b. 人体解剖学実習は自然科学研究の基本を学べる

前項で述べたのは解剖学実習によって「解剖学的知識」が得られるということである．しかし，もっと重要なことがある．どんな書物であっても，それはすべて他人の眼と頭を通ったものである．誰かが観察し，解釈した結果である．それを鵜呑みにするのでなく，自分自身の五感を通じて観察し，先人がどうやってその理解に達したかを知ろうとすることが解剖学を学ぶということである．与えられた解剖学名を覚えるのではなく，あなた自身があらためて解剖学名をつけていくのである．これは自然科学を学ぶ基本的態度であり，その技を持って専門職としての働きが可能になるはずである．

c. 人体解剖学実習の実施には大きな困難が伴う

このように意義ある人体解剖学実習であるが，その実施にはさまざまな困難が伴う．

困難の主因は，実習が，法的にも現実的にも，医学科等をもつ大学でしか実施できないことにある．まず，医学科等の協力，より具体的には，医学科等の解剖学担当教授もしくは准教授の協力が必要である．ときには，その大学に多数の実習希望校が集中し，スケジュール調整が困難になる．タイトなカリキュラムの中で調整がつかず，実施を断念せざるを得ない場合も出てくる．

指導者の問題もある．実習指導をすべて医学科等に委ねることは，実習参加校が増えるに従って医学科等の負担が増え，いずれ破綻する．参加校が実習指導者を出し，自校以外にも数校を担当すれば，医学科等の負担も軽減できるばかりでなく，さらに充実した実習ができるであろう．経費についても，応分の負担が望まれる．

B. 私たちは人体を解剖してもよいのか

a. ヒトの体は死後も傷つけてはいけない

現在，日本では，死体を傷つけることが許されていない．これは刑法第190条により次のように定められている．「死体，遺骨，遺髪又は棺に納めてある物を損壊し，遺棄し，又は領得した者は，三年以下の懲役に処する．」

b. 解剖が許される場合が法令で規定されている

死体解剖保存法は1949（昭和24）年に制定された，死体を解剖してもよい条件を定めた法律である．解剖学実習として死体解剖を行うための条件として以下の3点が挙げられる．
1. 目的：「この法律は，死体…の解剖及び保存…の適正を期することによつて…医学…の教育又は研究に資することを目的とする．（第一条）」「保健所長は，…医学

の教育若しくは研究のため特に必要があると認められる場合でなければ，…（解剖の）許可を与えてはならない．（第二条）」人体の解剖は医学の教育・研究を目的としなければならないのである．

2．人：解剖学実習に関しては，「医学に関する大学…の解剖学…の教授又は准教授（第二条）」もしくは「厚生労働大臣が適当と認定したもの（第二条）」が解剖する場合以外は「あらかじめ，解剖をしようとする地の保健所長の許可を受けなければならない（第二条）」とされている．

医学科等学生は解剖学実習で解剖しているが，解剖学教授または准教授の指導・監督の下で行っており，この限りにおいては，解剖しているのは解剖学教授または准教授であって，学生ではないと解釈できる．医学科等以外の学生が解剖する場合もこれと同じである．解剖学実習における解剖に関しては，責任はすべて医学科等の解剖学教授・准教授が負っている．

3．場所：解剖は「医学に関する大学において（第十条）」「特に設けた解剖室においてしなければならない．（第九条）」とされている．したがって，解剖学実習は医学科等のある大学で行わなければならないのである．

c. コメディカル学生の人体解剖学実習

前項の3つの条件のうち，人と場所については医学科等で実施する限り，問題ない．第一の目的についてはどうであろうか．医学教育を最も狭く解釈すると医師の養成のための教育となる．前述の，解剖してもよい場所を規定する「医学に関する大学」の場合はこの意味での医学である．一方，学問の領域として考えると医学はずっと幅広く人の健康に関する学問と定義づけてよかろう．医学科で学ぶ解剖学が医学なら，管理栄養士・栄養士を目指すものが学ぶ解剖学も医学である．

死体解剖保存法のいう「医学の教育」は学問としての医学であり，どの教育機関で学ぼうと人体解剖学は医学教育に包含されると考えられる．もし，医学科等以外の学生が人体解剖学実習をすることに疑義を唱えられた場合には，「人の健康をまもるための学問が医学であり，私たちは医学を学んだ上で栄養学の専門職を目指す」と明確に宣言していただきたい．

より良い医療の実現のため，人の健やかな生活を支えるさまざまなコメディカル職種が誕生し発展してきた．その中でコメディカル学生の教育における人体解剖学実習の必要性・重要性の周知に向けた活動が進められてきた．次項に述べる献体登録をされた方々や献体団体との長年にわたる協議の結果，日本の各地で，コメディカル学生の人体解剖学実習について，ご理解・ご承諾・信頼が得られるようになった．実習の実施においては，医学科等学生へと同様の事前倫理教育の実施など慎重にも慎重を期し，社会通年上も問題のないかたちにして，現在，全国の少なからぬ医学科等において解剖学実習の機会がもたらされるに至っている．

C. どなたのお体を解剖しているのか：献体

a. 今，解剖されている人は，ご自分が死後に解剖されることをご存じだったのか？

現在，日本で行われている人体解剖学実習は，その95％以上が自らの意志で死後その体を医学科等に寄せて下さった方々のご遺体による．これは長年の献体運動の結果である．かつては，大半が「引取者のない」「死体」（死体解剖保存法第7条第1項）で，本人の承諾を得られないままの解剖であり，故人の尊厳を損なわないかという疑問が残るものであった．また，現実には，これに頼るだけでは医学科等の実習のご遺

体が不足するのである．

b. 献体運動

　医学科等の実習のために，死後，その体を大学に寄贈することを「献体」とよび，これは無条件無報酬の篤志行為である．献体を希望するものは地域の献体団体，もしくは大学に登録する．日本における最初の献体は美幾女（み き）（1869年）によるものとされるが，継続的・組織的な運動は倉屋利一氏と東京大学の藤田恒太郎教授に始まる（1955年）．その後，運動は全国に拡がり，各大学に献体登録者団体が組織され，それぞれの地域での運動の結果，現在では医学科等の解剖学教育にご遺体が不足するという心配はほぼなくなり，さらにはコメディカル教育にも供することが可能になった．

　その間，文部大臣感謝状贈呈の創設（1982），医学及び歯学の教育のための献体に関する法律（献体法）の制定（1983）があった．献体法によって初めて「献体」が法的に規定され，「献体の意志」が認められるようになったのである．献体運動の一つの成果であり，その結果，さらに「献体」が広く一般の理解を得ることとなった．

c. 献体者の心，献体を支える家族の心

　しかし，現在でも，献体に対する偏見や誤解はなかなか消えない．「親の遺体を解剖する親不孝者」などという誹（そし）りや「献体登録すると医療費がただになる，葬式代がかからない」などの誤解はいまだについて回る．

　人体解剖学実習に臨むものは，献体者がこのような偏見と誤解を乗り越えてここにおられることに対し畏敬（い けい）の念をもち，献体者の遺志をくんで学べるものは十分に学びとり，さらに将来の学びに生かされなければならない．それが私たちの感謝の心を表す形である．

　一方，献体者の家族の心は複雑である．献体を理解し身内の献体を承諾したものの，夫や妻が，父や母が解剖されると思うとやはり心が騒ぐこともある．私たちは，ご家族のこのような思いを忘れてはいけない．

　また，実習の様子をみだりに他人に語ることは控えるべきである．あなたがどれだけ真摯（しん し）に取り組んでいても，それを事実に即して忠実に表現するだけでは，実習を経験したことのない人にその意味するところを理解してもらうのは難しいだろう．あなたの人となりをよく知っている人に時間をかけて丁寧に話し合うことから始めてほしい．もっともいけないのは不特定多数の人がいる中で実習の話をすることである．断片的にとらえられた言葉から，あなたがご遺体を弄（もてあそ）んでいたかのように伝わる危険性が大いにある．ご遺族にとってこのような言葉が耳に入ることほど悲しいことはない．

　死体解剖保存法の第二十条に「…死体の取扱に当たっては，特に礼意を失わないように注意しなければならない」と規定されるまでもなく，私たちは，ご遺体に対して誠実に向きあわねばならない．私たちは「ご遺体」を通じて故人の心と通じ合っているのだから．

5.3 組織学実習

5.3.1 軟骨

観察のポイント
- 軟骨組織の種類には，硝子軟骨・線維軟骨・弾性軟骨の3種類があり，それぞれの組織学的特徴を理解する．
- 軟骨組織を構成する軟骨細胞・線維成分（膠原繊維・弾性線維）・軟骨基質を観察する．

A. 解説

軟骨は血管と神経を欠く特殊な結合組織である．軟骨組織の基本的な構成要素は軟骨細胞のほか，有機成分としてType IIコラーゲンを主体とする線維，膠原線維，弾性線維，細胞間基質であるプロテオグリカンなどによって構成されている．軟骨のプロテオグリカンは，コアプロテインにコンドロイチン硫酸鎖・ケラタン硫酸鎖が共有結合しており，リンカーたんぱく質を介してヒアルロン酸と会合している．細胞間基質は軟骨細胞によって合成・分泌されている．細胞間基質の種類と量により，軟骨組織は，①硝子軟骨，②線維軟骨，③弾性軟骨に分類される．

①硝子軟骨：関節内の骨表面を覆う関節軟骨，骨端軟骨・肋軟骨・甲状軟骨・気道壁（気管軟骨）などにみられる
②線維軟骨：椎間円板・恥骨結合などにみられる
③弾性軟骨：耳介・外耳道壁・耳管・喉頭蓋などにみられる

B. スケッチ課題

硝子軟骨・線維軟骨・弾性軟骨をそれぞれ観察し，スケッチする．
軟骨基質はtype IIコラーゲンの細線維を主体としている．

1. 硝子軟骨：軟骨細胞の入っている多数の軟骨小腔が，軟骨基質に分布している．軟骨細胞は通常1個，時には2個以上，小腔の中に存在している．

図5.4 さまざまな軟骨組織
[標本：京都府立医科大学，撮影：森田規之]

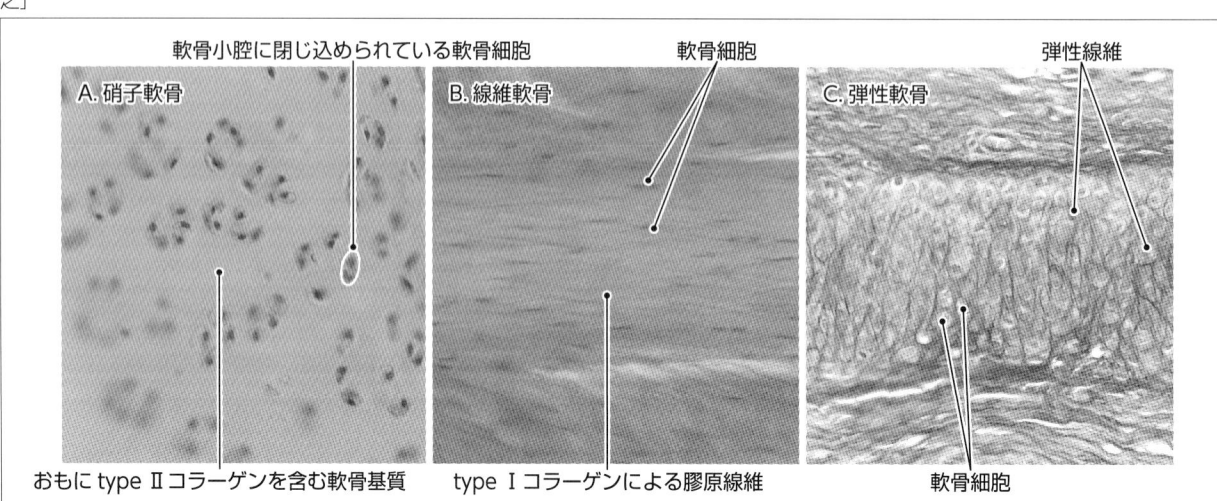

A. 硝子軟骨 — 軟骨小腔に閉じ込められている軟骨細胞 / おもにtype IIコラーゲンを含む軟骨基質

B. 線維軟骨 — 軟骨細胞 / type Iコラーゲンによる膠原線維

C. 弾性軟骨 — 弾性線維 / 軟骨細胞

2. 線維軟骨（椎間円板を例として）：基質の中には並行に配列した多数のtype Iコラーゲンによる膠原線維があり，この膠原線維の存在が線維軟骨の特徴となっている．一般に多くの軟骨細胞が列をなして分布しているのが認められる．
3. 弾性軟骨（喉頭蓋を例として）：弾性軟骨では，基質中に多数の弾性線維を観察できるのが特徴的である．

C. Key Structure / 注視点

- 硝子軟骨・線維軟骨・弾性軟骨のそれぞれの特徴を観察する．
- 軟骨細胞・軟骨小腔・基質・膠原線維・弾性線維をそれぞれの像に示す．

5.3.2 骨組織と軟骨内骨化

観察のポイント

- 骨の緻密質に特有の層板構造では，隣り合う層板どうしで骨層板の中の膠原線維（type Iコラーゲン）の配列方向は異なり，このことが骨組織を堅牢なものにしている．ハヴァース管を中心に，同心円状に骨層板が取り巻く，骨単位（オステオン）の構造を理解する．
- 硝子軟骨でできた骨格鋳型が骨芽細胞と破骨細胞の働きで骨組織に置き換えられる軟骨内骨化の過程を理解する．骨化には，未分化な結合組織（間葉組織）の中に骨芽細胞が生じる膜内骨化という様式もある．

A. 解説

a. 骨組織

骨質は外表面の強固な緻密質と，内部の海綿質からなる（図5.5）．緻密質の構成単位を骨単位（オステオン）という．骨単位は血管の通路であるハヴァース管を骨層板が同心円状に取り囲んだ円筒形の構造をしている．骨単位は骨の長軸に平行に並んでいる．ハヴァース管は緻密質を縦走し，骨幹を横走もしくは斜走するフォルクマン管に連絡している．フォルクマン管は骨膜からの血管を導き，骨単位の深部に血液を運び，骨髄に栄養素を供給している．

骨組織は，細胞成分（骨芽細胞・骨細胞・破骨細胞）と細胞間質である骨基質からなる．骨細胞は骨小腔とよばれる小さな空隙に存在する．骨細胞は多数の細胞突起を伸

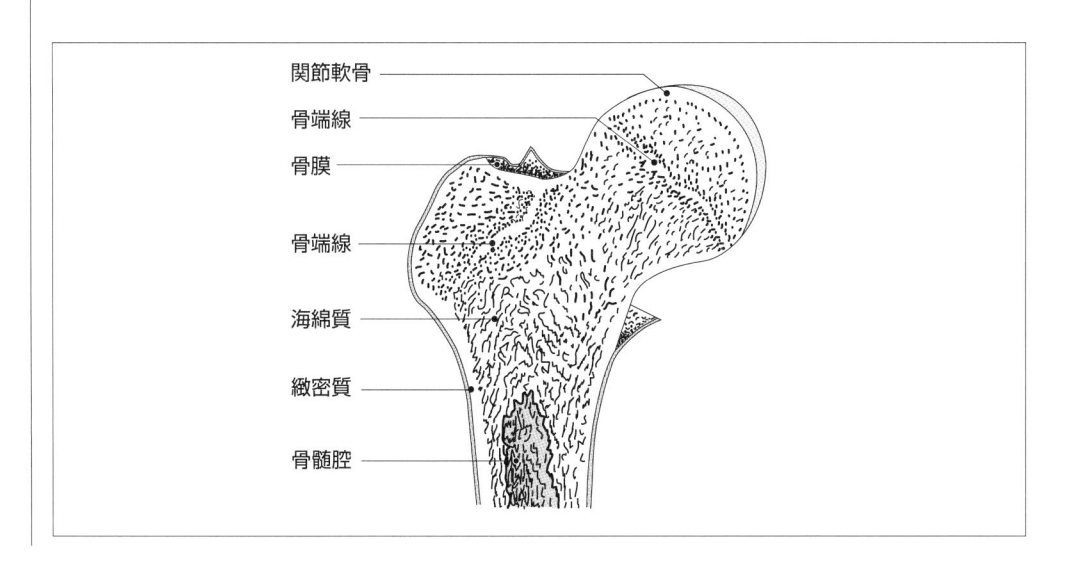

図5.5 骨の構造

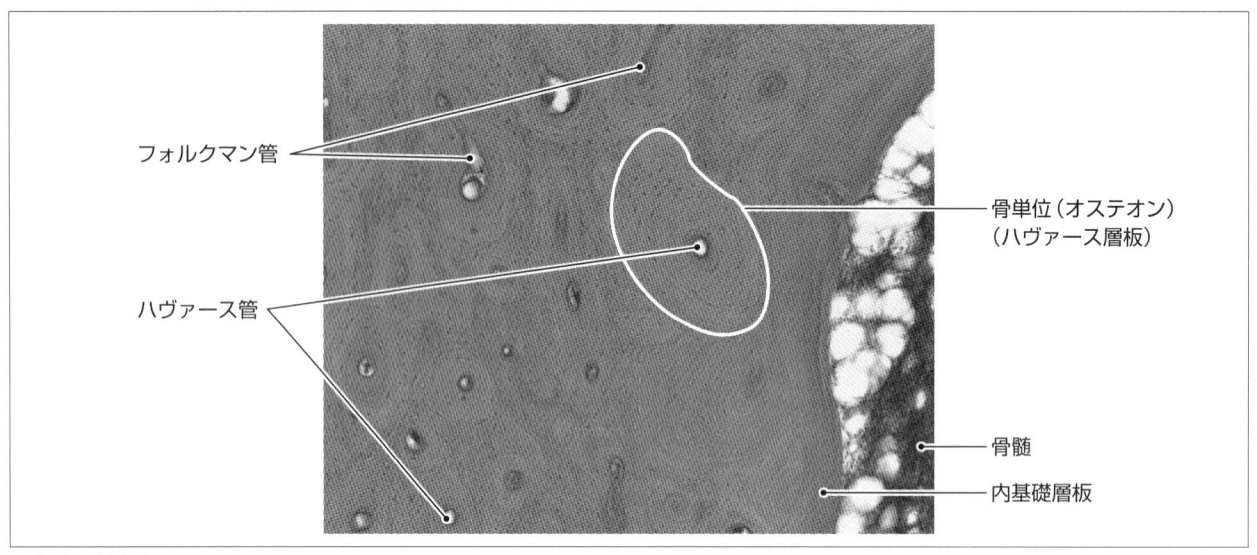

図 5.6 骨組織
［標本：京都府立医科大学，撮影：森田規之］

ばし，突起先端のギャップ結合を介して周囲の骨細胞や骨芽細胞と連絡している．形成されたネットワークが骨に伝わる外力に応じて骨形成を行っている．骨芽細胞は骨表面に並んで細胞質突起を伸ばし，コラーゲン線維などの骨基質を合成しながら，リン酸カルシウムからなるハイドロキシアパタイトを間に沈着させて骨形成を行う．破骨細胞は造血幹細胞から分化した前駆細胞（単核）が多数融合して，多核巨細胞となったもので，波状縁とよばれるひだ状の細胞膜の突起で骨表面に接して，骨を分解する（骨吸収）．骨吸収の結果，骨表面にハウシップ窩というくぼみができる．

b. 軟骨内骨化

四肢の長骨，骨盤，椎骨，頭蓋底などは，軟骨性骨化によって形成される．まず，軟骨細胞が肥大化し隣接する軟骨小腔が融合し，軟骨細胞が死滅（アポトーシス）する．その腔所に骨芽細胞が進入し，一次骨化中心が形成される．骨端に向かって石灰化が進み，軟骨部を骨の両端に押しやるように骨化が進行する．次に出生前後になると両骨端部の軟骨にも骨化中心ができる（二次骨化中心）．生後，骨端は海綿質に置き換わるが，関節軟骨と骨端軟骨は石灰化されずに残る．

B. スケッチ課題

1. 骨の緻密質を観察し，骨単位（オステオン）の構造をスケッチする．ハヴァース管，フォルクマン管，ハヴァース層板，内・外基礎層板，骨細胞（の核）などを示す（図 5.6）．
2. 骨端部の全体像を弱拡大でスケッチし，関節軟骨，二次骨化中心（骨端），骨端軟骨，一次骨化中心（骨幹）の領域を見分ける（図 5.7A）．
3. 骨端軟骨から一次骨化中心にかけての領域を強拡大で観察する．軟骨細胞の形状や配列の違いから，増殖帯・肥大帯・血管侵入帯を見分ける．骨芽細胞，破骨細胞や血管（造血細胞を含む骨髄腔）などを観察し，スケッチする．
   増殖帯：軟骨細胞の活発な増殖がみられ，扁平な軟骨細胞が，骨の長軸方向に柱状に並ぶ．
   肥大帯：軟骨細胞が肥大し，アポトーシスを起こす．軟骨基質の石灰化が進む（図 5.7B）．
   血管侵入帯：造血細胞を含む骨髄腔が侵入し，石灰化軟骨の表面で骨芽細胞が骨

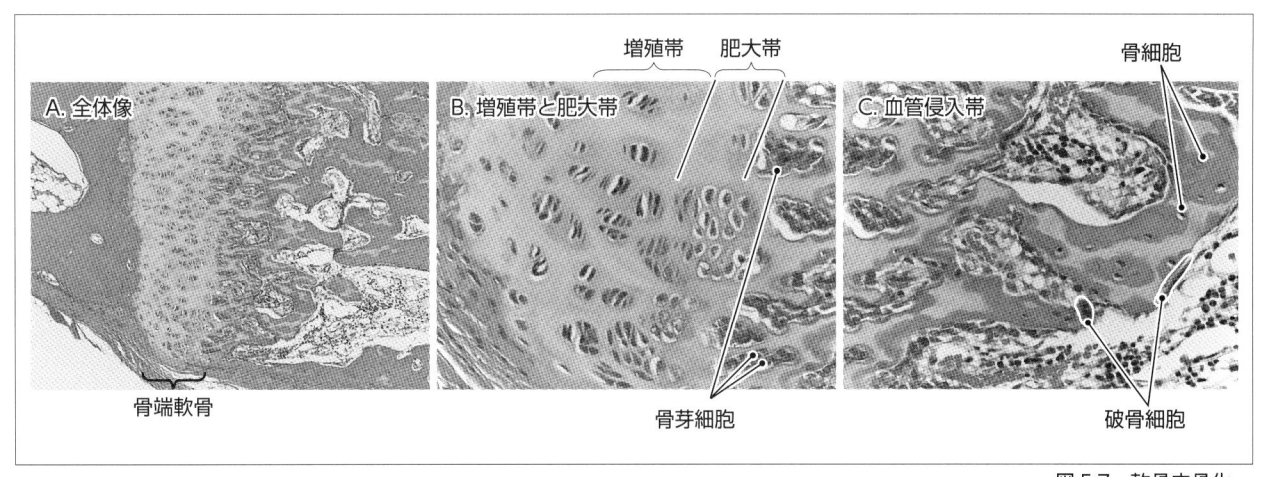

図 5.7　軟骨内骨化
［標本：京都府立医科大学，撮影：森田規之］

形成を行う．破骨細胞が骨髄腔を拡大する（図 5.7C）．

4．骨形成にあたる骨芽細胞，骨吸収にあたる，多核で大型の破骨細胞を見つけてスケッチする（強拡大）．破骨細胞と骨髄の巨核球をまちがわないように注意する．

5．骨細胞，骨芽細胞，破骨細胞について説明する．また，膜内骨化と軟骨内骨化の違いや意義について説明する．

C. Key Structure / 注視点

- 骨単位（オステオン），ハヴァース層板，ハヴァース管，フォルクマン管
- 骨芽細胞と破骨細胞
- エストロゲンは骨芽細胞の分化を促し，破骨細胞のアポトーシスを誘導することで，骨形成を促進し，骨吸収を抑制すると考えられている．女性では，閉経に伴ってエストロゲンが減少し，骨粗鬆症へと進みやすい．

5.3.3　筋組織

観察のポイント
- 筋組織は，骨格筋・心筋・平滑筋の 3 種類があり，ここでは骨格筋と平滑筋の組織学的特徴を理解する．
- 骨格筋と心筋には横紋がみられるが，平滑筋には横紋はみられない．
* 固有心筋と特殊心筋は循環器系で後述する（p.112）．

A. 解説

骨格筋の筋線維は，それぞれが多数の核を持つ細胞である（図 5.8）．骨格筋細胞は直径 50〜100 μm，長さは筋の前長に及ぶ．筋細胞の内部は直径 1 μm ほどの筋原線維で満たされている．筋原線維は筋フィラメントが規則的に配列した束であり，顕微鏡で見られる横縞（横紋）は，筋フィラメントの規則的な配列を反映している．筋フィラメントには，アクチンからなる細いフィラメント（アクチンフィラメント）と，ミオシンからなる太いフィラメント（ミオシンフィラメント）の 2 種類がある．両フィラメントが交互に配列することで筋原線維の横紋がつくられる．アクチンフィラメントとミオシンフィラメントが重なっている部分は暗調に見え（A帯），アクチンフィラメントだけの部分が明調に見える（I帯）．I帯の中央には Z 線がある．A帯の中央部は，アクチンフィラメントが入りこまないため，やや明るく見え，H帯とよばれる．

H帯の中央にみられるM線はミオシンフィラメントを連結する格子状構造である．Z線とZ線の間は筋節（サルコメア）といわれ，筋収縮の基本単位である．

平滑筋線維には横紋はみられないが，アクチンフィラメントとミオシンフィラメントは存在している．

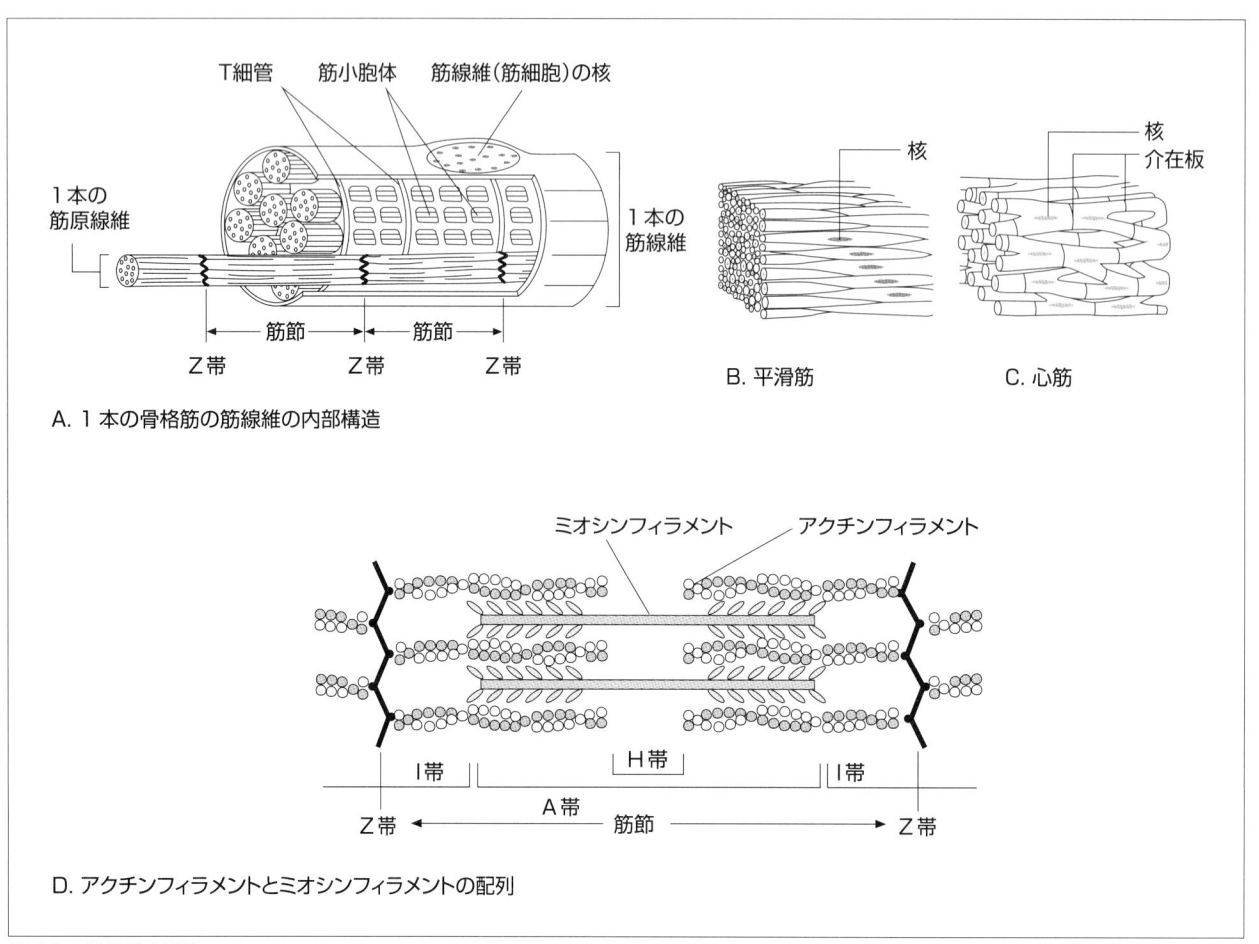

図5.8　筋線維の構造

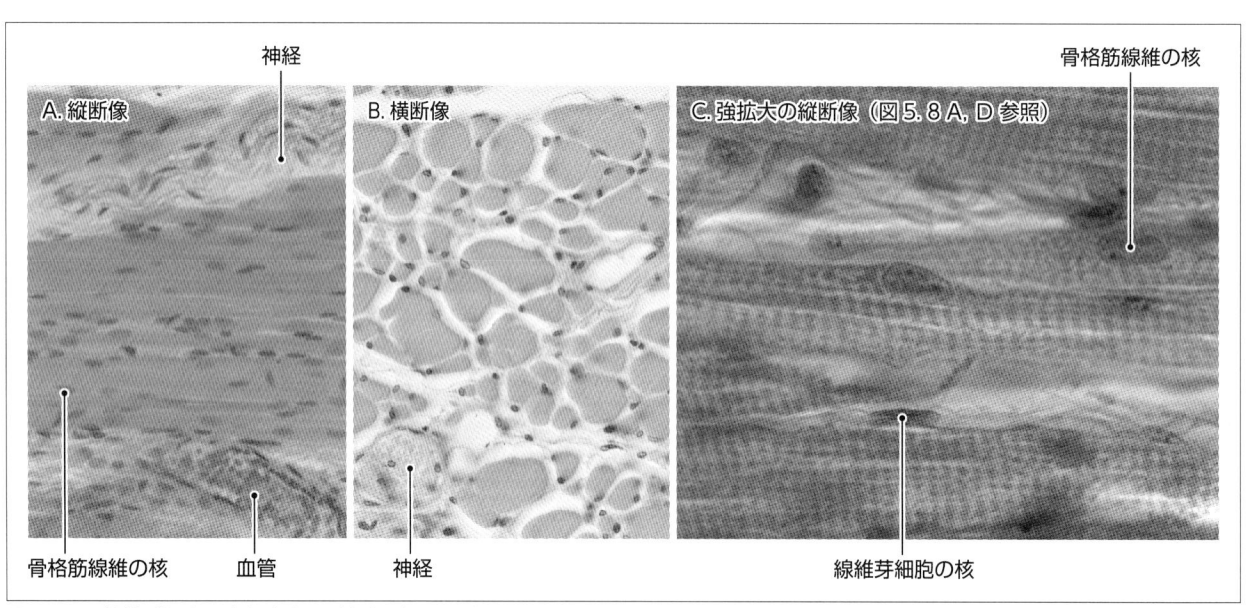

図5.9　骨格筋［標本：京都府立医科大学，撮影：森田規之］

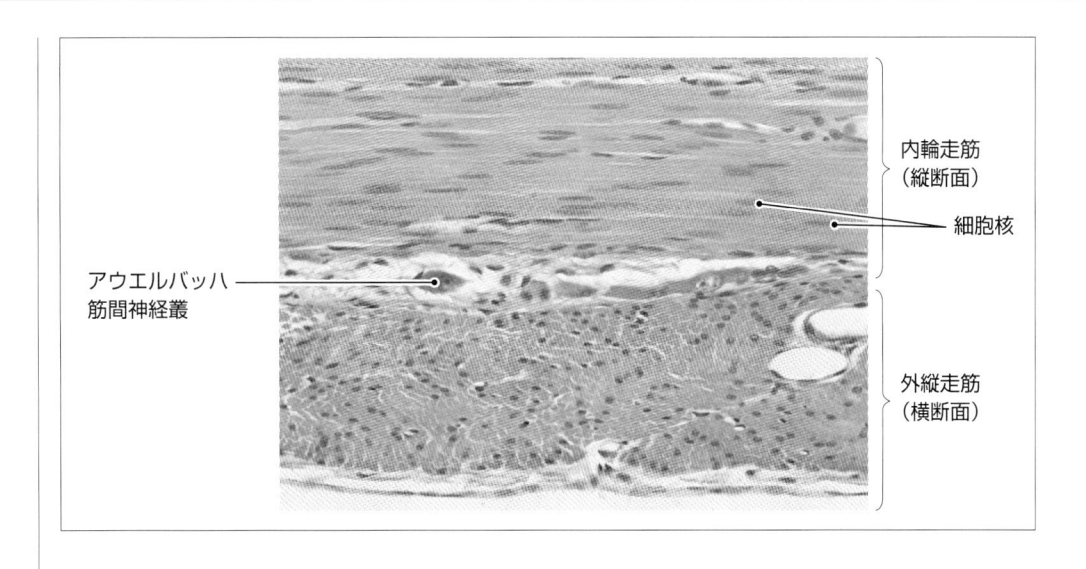

図 5.10 平滑筋（十二指腸）
［標本：京都府立医科大学，撮影：森田規之］

骨格筋は，運動神経の支配を受けており，大脳皮質からの命令により意識的に収縮させることができる随意筋である．平滑筋は自律神経の支配を受けているので意識的に動かすことができない不随意筋である．

B. スケッチ課題

骨格筋・平滑筋をそれぞれ観察し，スケッチする（図 5.9，図 5.10）．

1. 骨格筋：骨格筋線維の縦断，または横断面を観察する．筋線維の縦断面では横紋がみられ，横に切れた筋線維には筋原線維の束がみられる．筋線維の核は周辺部に位置している．各線維は多核性である．
2. 平滑筋：平滑筋には横紋はみられない．縦断方向では，紡錘形を示している．比較的太い筋線維の横断面では，中心に円形の核が認められる．平滑筋は単核である．

C. Key Structure / 注視点

- 骨格筋線維と平滑筋線維のそれぞれの特徴を比較，観察する．
- 筋線維・筋原線維・横紋を確認する．

5.4 生理学実習

5.4.1 筋電図測定 （被験者1人につき15分）

骨格筋の収縮は，運動神経からの電気的刺激（インパルス）を受けた筋細胞（筋線維）が電気的に興奮することにより起こる．神経線維から神経筋接合部のシナプスを経て筋線維にもたらされたインパルスは，筋線維内を両末端に向かって伝導する．このインパルス通過に伴う電位の変化を活動電位とよび，それを導出したものが筋電図（electromyogram：EMG）である．筋電図として導出される波形は，電極周辺の筋線維の活動電位の集合電位である．つまり，筋収縮時に動員された筋線維の数（運動単位）が増加するほど，筋電図波形の振幅は大きくなると考えられる．また，筋が疲労してくると，それまで筋収縮に動員されていた運動単位が同一の神経発火に対して発

揮する収縮力が弱まってくると考えられる．その減弱分を補うために新たな運動単位が動員され，要求される筋力を維持していると考えられている．

ここでは，肘関節を固定して手首におもりをぶらさげた等尺性筋収縮時に観察される上腕二頭筋の電気的活動を，皮膚表面に電極を貼付して導出する表面筋電図を測定することで，筋の収縮が電気的活動によるものであることを理解する．

A. 測定機器と準備物

❶筋電計（生体アンプ）
❷プリンター
❸表面電極（皿電極または使い捨て電極）
❹電極糊（使い捨て電極を使用する場合には不要）
❺電極固定用テープ（サージカルテープや絆創膏）
❻アルコール綿（皮膚処理剤）
❼おもり（2 kg，3 kg）
❽おもりを入れるための袋
❾ストップウォッチ

B. 役割分担

❶被験者（上腕二頭筋が露出するよう半袖シャツを着用する）
❷おもり操作者
❸ストップウォッチ操作者

C. 方法

❶被験者の利き腕の上腕二頭筋をアルコール綿や皮膚処理剤でよく拭いて電極間抵抗

図 5.11　実験プロトコール

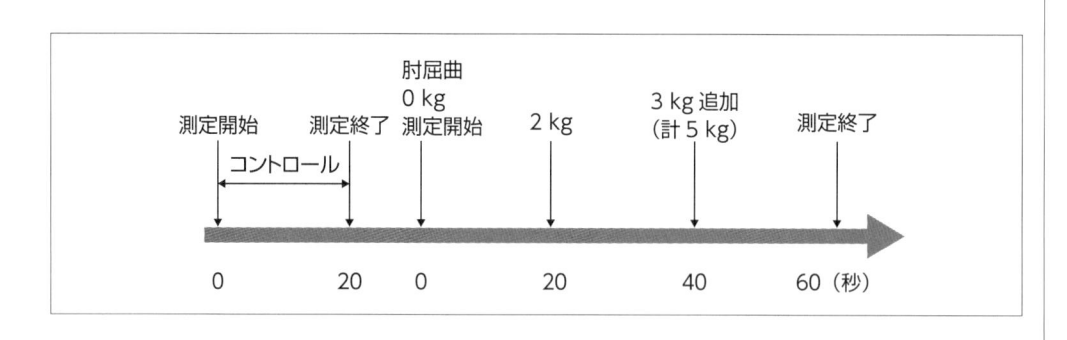

図 5.12　上腕二頭筋の筋電図測定

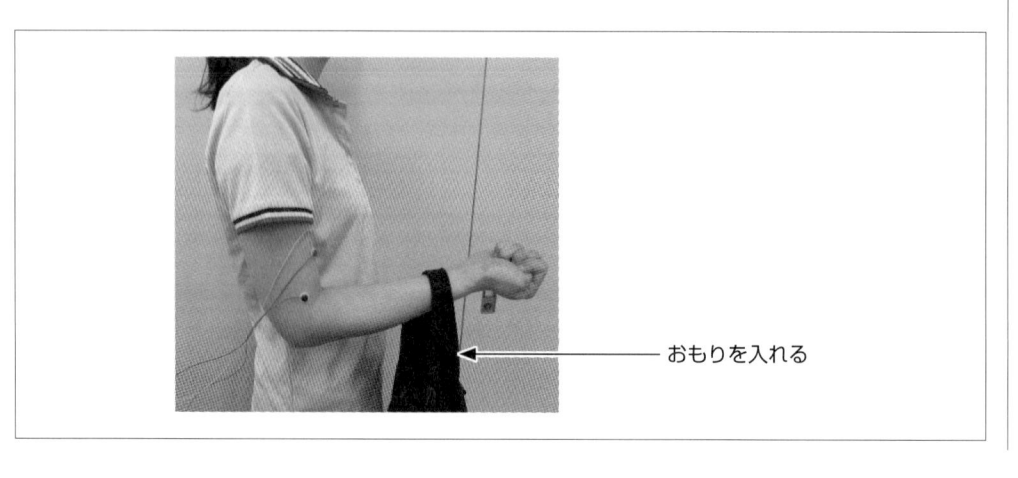

を小さくする．

❷上腕二頭筋の筋腹（力を入れた時に盛り上がる部分）に筋線維方向に沿って電極を2～4 cm間隔ではりつけ，サージカルテープや絆創膏で固定する．

❸❷の電極の付近にもう一つの電極をアース用として装着する．

❹被験者は肘を90度に屈曲して固定した状態で最大筋力を発揮し，筋電図の振幅が振り切れないこと（画面上最大振れ幅の2/3程度に収まる）を確認する．

❺被験者は全く腕を動かさず，力を入れない状態（コントロール）で筋電図を20秒間測定しプリントアウトする．この状態では活動電位はほとんど生じないはずであるので，観察される変化はノイズと考えられる．

❻被験者は肘を90度屈曲させて固定し，手首に袋のみ（0 kg）をかけた状態でストップウォッチとプリンターをスタートさせ筋電図を20秒間測定する（図5.11）．

❼続いて袋に2 kgのおもりを静かに入れ，筋電図を20秒間測定する（図5.12）．おもりはコードに触れないように，また衝撃を与えないように静かに追加すること．

❽さらに続いて3 kgのおもりを追加し（合計5 kg），筋電図を20秒間測定する．測定終了後，おもり操作者は，すみやかに袋を手首から外す補助をすること．

D. 結果と考察

1. コントロール，0 kg，2 kg，5 kgの条件における筋電図の振幅（電位の変化幅）をものさしで測る（それぞれの条件につき3か所を測定して平均する．図5.13）．

2. おもりの重さを横軸に，筋電図の振幅を縦軸にしてグラフを描き，その結果について考察する．

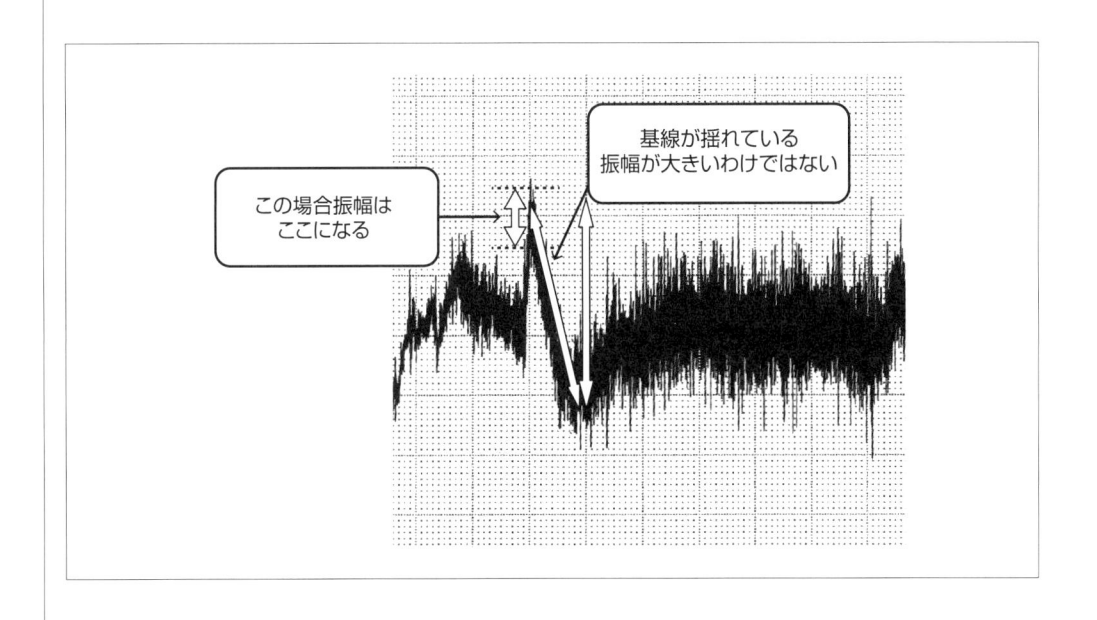

図5.13　筋電図の振幅の測り方

6. ラットの解剖

　ラットは，マウスに比べて体が大きく解剖しやすいため，栄養学をはじめ，医学，薬学などの研究分野で馴染みのある動物である．組織や臓器・器官の構成はヒトと原則的に相同であり，ラットを解剖することによって，各々の臓器の形態や色彩を観察し，位置やつながりを観察する．生命の尊厳について思いを馳せ，動物を無益に用いることのないよう学びを深め，実験終了時には，感謝の意を込めて動物に黙禱を捧げる．

6.1 肉眼解剖学実習

6.1.1 実験倫理と法

　ヒトを対象とする研究は，医学研究の倫理原則として 1964 年に世界医師会で採択され，その後修正が重ねられている「ヘルシンキ宣言」，「疫学研究に関する倫理指針」，「臨床研究に関する倫理指針」などを遵守し，実施されなければならない．

　「ヘルシンキ宣言」の中で，動物実験は①ヒトを対象とする医学研究の前段階として不可欠であること，②研究に使用される動物の福祉は尊重されなければならないことが示されている．動物の福祉に配慮し，適正な動物実験を行うにあたって，「動物の愛護及び管理に関する法律」，「実験動物の飼養及び保管等に関する基準」，「研究機関等における動物実験等の実施に関する基本指針」，「動物実験の適正な実施に向けたガイドライン」，「感染症の予防及び感染症の患者に対する医療に関する法律」，「麻薬及び向精神薬取締法」などの関連法規を遵守する必要がある．動物実験の倫理的な考え方として，Russell と Burch によって提唱された 3R の原則がある．3R とは replacement, reduction, refinement の頭文字をとったもので，replacement は動物を使用しない実験系や下等な動物を用いた実験系に置き換える「代替」，reduction は実験に使用する動物の数を減らす「削減」，refinement は動物に与える苦痛を可能な限り軽減する「洗練」を示す．近年は 3R に responsibility（責任）や record（記録）が加わり，4R や 5R の理念に則った動物実験の遂行が求められている．動物の生体試料の取り扱いについても，ヒトと同様に安全管理に努めなければならない．

6.1.2　ラットの解剖

観察のポイント
- 胸腔，腹腔内の臓器群をスケッチし，名称が理解できているかを確認する．
- 消化器系や呼吸器系など，器官系ごとで各臓器のつながりを確認する．
- 名称を再確認しながらそれぞれの臓器を摘出し，形状や色，大きさを確認する．切り開いて内部構造も観察する．

A. 背景と目的

　人体の構造と機能を理解するためには，本来ならば人体を解剖して学ぶことができれば最善であろう．しかし，それが不可能であっても，組織や器官のレベルでヒトと相同の形態や機能を有する動物を解剖することによって，人体の構造と機能を間接的ながらも把握できると考えられる．

　ラットは，数多い実験動物の一種であるが，栄養学をはじめ，医学，薬学などの研究分野でも汎用される．遺伝学，発生学，免疫学などの分野で多用されるマウスに比べ，体の大きいラットは解剖しやすく，実験病理・病態学的な研究にも利用される．その組織や臓器・器官の構成はヒトと原則的には相同であるので（胆囊は，ラットでは認められないが），ラットを解剖することによって，各々の臓器の形態や色彩を観察し，位置やつながりを観察して理解する．さらに，機能についても理解しながら，組織，臓器，器官系の観察方法や解剖の手技を学ぶことを目標とする．

　また，今回の実習を通じて，生命の尊厳について思いを馳せていただきたい．どんな生き物にも生命があり，実験の一環であろうとも動物を無益に用いることは許されない．動物を犠牲にする際には，無用の苦痛を与えないようにするのは当然であり，最終的には安楽死させる．実験終了時には，動物の霊に対して感謝の意を込めて黙禱を捧げる．

B. 動物，器具，試薬など

a. 実験動物
❶ラット（ウイスター系，8週齢，雌（偶数班）あるいは雄（奇数班））

b. 器具類
❶剪刀（ハサミ）4種4挺/班（直剪刀両鈍1挺，直剪刀両鋭1挺，直剪刀片鋭片鈍1挺，眼科用直剪刀1挺）
❷ピンセット4種5本/班（有鉤小2本，有鉤大1本，歯科用1本，輪状1本）
❸止血鉗子3本/班
❹ステンレスバット2枚/班，ディッシュ1枚/班
❺解剖板（発泡スチロール板）1枚/班，ピン8本/班，輪ゴム4つ/班
❻手術用ゴム手袋1双/人，食品用ラップフィルム（ポリ塩化ビニリデン），ペーパータオル，脱脂綿
❼ポリ袋

c. 試薬
❶麻酔薬
❷生理学的食塩水，消毒用アルコール（実験台に1ボトルずつ）

d. 各自用意するもの
❶スケッチ用紙（組織学実習用のスケッチブックでもよいが，血が付着する可能性がある．汚れを避けたければ，紙のみを用意する），❷色鉛筆，❸グラフ用紙

C. 方法

a. 動物の麻酔
　麻酔は動物を保定する場合の補助的手段や，外科的処置を施す場合に行われる．動物愛護の観点から，麻酔そのものの実施も，いかに動物に苦痛を与えずに行うかを考慮しなければならない．適切な麻酔薬の選択と投与方法，適量の薬物投与が重要となる．動物の安楽死にも心を配り，深麻酔下で失血させる，あるいは麻酔薬を過量投与するなどして苦痛のないように死に導く．

（1）吸入麻酔薬
　腹腔内への注射による麻酔薬投与では，初心者の場合，動物に苦痛を与える可能性が高く，自身が動物に咬まれる恐れもある．動物を吸入麻酔で軽く麻酔したうえで，注射することが勧められる．ジエチルエーテル（エーテル）は，吸入麻酔法の発見時に用いられ，作用機序の研究など歴史的にも極めて意義をもつ薬剤であるが，気道刺激に伴う気道分泌物過剰，喉頭痙攣などの副作用が報告され，引火性もあることから，近年，使用は適切ではないとされている．

　ラットに対する吸入麻酔薬として，セボフルラン，イソフルランが推奨されている．イソフルランは，セボフルランに比べてやや刺激臭があり，呼吸抑制作用が強く，アポトーシスによる神経変性を誘発すること（マウス新生仔脳での報告）が知られている．

　吸入麻酔は，ドラフトチャンバー内で，あるいは室内を積極的に換気しながら行う．吸入麻酔薬で持続麻酔を行う場合には，気化器を備えた麻酔装置が必要となるが，多数の動物を並行して麻酔するには，極めて高いコストを要する．

❶吸入麻酔薬を含ませた脱脂綿を入れたふた付き容器に，ラットを移し入れる．
❷容器を傾斜させて，ラットの動作，呼吸状態を観察する．
❸ラットがよろめき，しだいに体を支えられなくなってぐったりしたら，取り出して，注射用麻酔薬を腹腔内投与する．

（2）注射用麻酔薬
　これまで，ペントバルビタール（ソムノペンチル）が麻酔薬として広く使用されてきた．しかしながら鎮痛作用はなく，強力な催眠作用による意識喪失の状態にすることで麻酔が得られるとされる．意識喪失状態となる用量は致死量に極めて近く，呼吸抑制作用もあって麻酔死が多発することから，近年，麻酔薬としての単独使用は不適切とされている．安楽死薬としての的確性は評価されており，ラットを安楽死に至らしめる過量投与の目安は 120 mg/kg 体重とされる．

　ラットやマウスに対しては，静脈内投与よりも腹腔内投与を行いやすい．腹腔内注射用麻酔薬として，①トリブロモエタノール (avertin)（非医薬品，副作用のため忌避すべきとされる），② MMB 三種混合麻酔薬などが用いられる．これらは現在，液剤としては市販されておらず，自ら調製する必要がある．

b. ラットの解剖
❶実験動物として一般的なラットを用いる．適切な解剖手技によって臓器解剖をすすめ，各々の臓器の形態や色彩を観察しスケッチし，重量や長さを計測する．臓器ど

うしの位置関係やつながりを理解する．
❷解剖に際して注意するべきことは，出血をできるだけ少なくすることである．止血鉗子等を使って出血を最小限に抑える．出血した場合はあわてないでガーゼや脱脂綿で血液を拭う．解剖に慣れていても，血管を傷つけて血の海にしてしまうことがある．ハサミの扱いには細心の注意が必要である．刃先に何が挟まれているかをよく確認し，切断してもよいならば力を入れる．

(1) 全体解剖：観察・記録しながら解剖する

以下の手順にしたがって解剖を進めながら，解剖図も参考にして，臓器や臓器群の全体像を観察してスケッチする．下線を付したスケッチ・観察課題を進める．臓器の相互の位置関係に注目すること．
❶軽く吸入麻酔した後，注射用麻酔薬を腹腔内に投与し，十分に麻酔のかかったラットを，各班に手渡すこととする．
❷発泡スチロール板にラップを巻き，ペーパータオルを敷いて，解剖板を用意する．
❸解剖板の上に胸腹部が上面となるようにラットを静置する．前肢・後肢のそれぞれに輪ゴムをひばり結びで結び，輪ゴムのもう一方はピンに引っかける．ピンを解剖板の四隅に刺して，ラットを保定する．
❹腹部下方中央の皮膚をつまみ上げ，ハサミで少し切る．切り口からハサミの先端で皮膚のみを挟み，正中線に沿って下顎まで切開する．ハサミは両鈍のものを用い，皮膚を少し持ち上げながら腹面に平行になるようにハサミを保持して切開する．腹部や頸部の臓器を傷つけないように注意する．もう一方の下方（後方）は，雄の場合，陰茎をまわって陰嚢の間まで，雌の場合は泌尿器と生殖器の両側を通って肛門まで切開する（図6.1）．
❺肋骨上部から左右の前肢の付け根に向ってハサミを入れて皮膚を切開する．
❻次に恥骨の上縁から左右の後肢に向けて皮膚を切開する．後肢の付け根に太い血管があるので，切断しないように注意する．
❼片手で皮膚を持ち，もう一方の手で筋層を押さえ，丁寧に皮膚だけを持ち上げるように引っ張り胸腹部の皮膚を剥離する．皮膚を広げて，虫ピンで解剖板に固定する．
❽解剖図を参考にしながら主要な臓器の位置を確認し，全体像を把握する（余裕があれば素早くスケッチする．図6.2）．

図6.1 外陰部

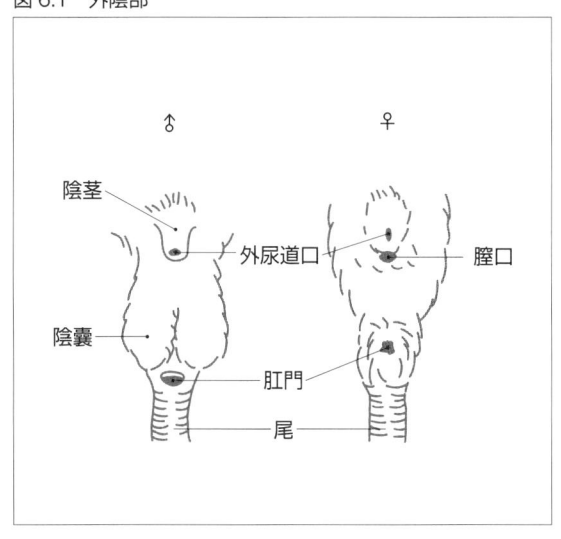

図6.2 頸部の臓器と腹壁を透かして見える臓器

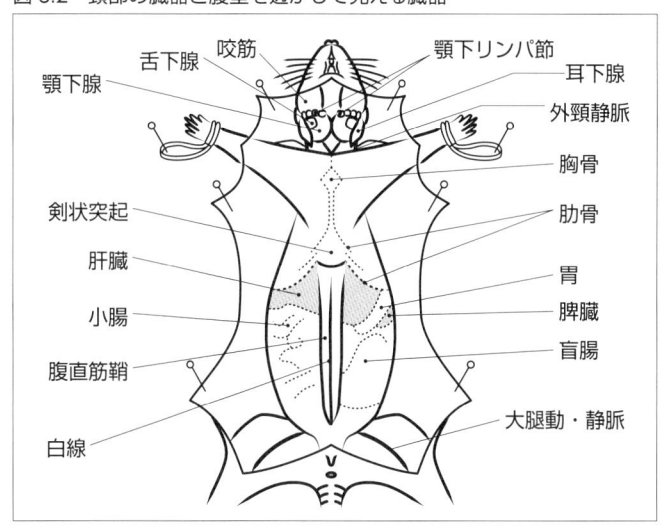

6.1 肉眼解剖学実習

❾腹壁の筋を持ち上げ，胸骨の剣状突起のすぐ下の部分をハサミで1cmほど切開する．切り口からハサミで筋層を挟み，肋骨の下縁に沿って左右に切開する．横隔膜に接して下方（後方）に赤褐色の肝臓が見える．

❿剣状突起を鉗子で挟んで持ち上げると，横隔膜と肝臓が薄い肝鎌状間膜でつながっていることがわかる．この肝鎌状間膜をピンセットで切断すると，肝臓と横隔膜が離れる．横隔膜の上方（前方）に透けて見える肺と心臓の動きを観察・スケッチ・記録する（図6.3）．

⓫次に鉗子で剣状突起を持ち上げ，剣状突起の内面への付着部位で横隔膜を数mm程度切開する（鋭いピンセットまたは両鋭のハサミで）．この時の呼吸や心拍動の状態変化を観察し，その理由を考察する．

⓬ピンセットまたは鉗子で剣状突起を持ち上げながら，肋骨の下縁に沿って左右に横隔膜を切り開く．

⓭次に胸骨の左右縁に沿って肋骨を切断し，鎖骨との連結を切断する（下顎の下あたりまで切開すると，後での気管・食道の摘出が容易となる）．上位肋骨や鎖骨の切断では深層の血管を傷つけないように注意する．胸腔に収まっている心臓，肺，胸腺などが観察できる．頸部から胸部の臓器を観察・スケッチし，それぞれの名称を記す．

⓮心臓周囲の心膜や胸膜をピンセットで丁寧に取り除き，胸腺をピンセットで上方へ引き剥がすように摘出する．心臓の全体像と，気管の下部が現れる．

⓯心臓を軽くつまみ上げる．摘出の際の出血を防ぐため，少なくとも後大静脈，前大静脈，上行大動脈を止血鉗子で挟んだり，縫合糸で結紮する．鉗子や，結紮部位の心臓側でこれらの血管を切断する．出血した血液を脱脂綿で拭い，その後，肺動脈や肺静脈を切断して心臓を摘出する．止血鉗子を用いるときは，周囲にある気管や食道，下行胸部大動脈などを挟んでいないことをよく確認する（図6.4）．

⓰取り出した心臓はシャーレに入れた生理的食塩水で洗い，水分を濾紙で拭ってからグラフ用紙の目盛り（物差しでもよい）を用いて長さを測る．こののち，取り出した臓器は大きさを計測する．計測を終えた摘出臓器はシャーレまたはバットに入れ，干からびないよう，適宜，生理的食塩水で湿らせる．

⓱気管の背側に食道が結合組織（外膜）を介して付着している．気管と食道の間にピンセットを差し込み，押し広げるように気管と食道を分離させる．できるだけ気管の上部まで分離させる．このとき，甲状軟骨の少し下で，気管の左右の側面に接する甲状腺（左葉と右葉）を確認する．

⓲喉頭を甲状軟骨上縁で切断する．喉頭，気管の背側に位置する白くて細い食道に注意して，なるべく咽頭に近いところで食道を切断する．ピンセットで丁寧に周囲の結合組織を剥がしながら，喉頭から気管，気管支，肺を一続きに摘出する．このとき，食道を傷つけないように注意する．

⓳パスツールピペットで，喉頭，気管または気管支から空気を入れて，しぼんだ肺を膨らませる．左右の肺がそれぞれいくつの葉で構成されているか観察して数え，スケッチする（図6.5AB）．

⓴腹壁の筋層を持ち上げ，正中線に沿ってハサミで腹壁を下腹部に向けて切開する．切開するにつれて消化器系の臓器が現れる．臓器を傷つけないように注意する．

㉑腹壁の端をピンで固定し，腹部内臓の臓器の位置や形状を観察・スケッチする．

㉒横隔膜に接して赤褐色の肝臓が位置する．その下端の左寄りの胃（肝臓の深層に隠れていることもある）に沿って赤紫色の三日月状をした脾臓が見える．胃の下方には褐

色で大きな盲腸，その右側には小腸が観察できる．ラットの盲腸は，ヒトのものに比べると，相対的にたいへん大きい．膵臓は胃と十二指腸の間に淡桃色の樹枝状に広がって見える．腎臓は後腹壁にあって消化管に隠れているためここでは見えない．胆囊はラットには存在しない．

㉓咽頭近くで上端を切断した食道は，横隔膜の食道裂孔を貫いて胃に接続する．食道裂孔に向けて手前から横隔膜をハサミで切り開いて，食道と胃のつながりを確認する．

㉔肝臓は，大きくは5葉に分かれている．すべてをまとめて摘出する．摘出するには，深部での横隔膜との付着部（肝静脈が後大静脈（ヒトでは下大静脈）に注ぐ）や肝門部の血管を切断する必要がある．特に，腸間膜からの血管（上腸間膜静脈）が門脈として肝臓に入ることに注目する（図6.5C）．

㉕脾臓は胃に接して位置する．ピンセットで周囲の結合組織を取り除いて摘出する．

㉖膵臓は淡桃色であるが，時間が経つと周囲の脂肪組織と一緒になって見分けがつきにくくなる．胃の大弯側と十二指腸の間に付着する膵臓と脂肪組織を一緒に取り出す．生理的食塩水を入れたシャーレの中でピンセットを用いて，膵臓を脂肪組織から取り分ける．

㉗食道，胃，小腸，大腸を一続きで取り出すため，肛門に続く直腸の下部を切断す

図6.3 横隔膜を透かしての胸腔内の観察

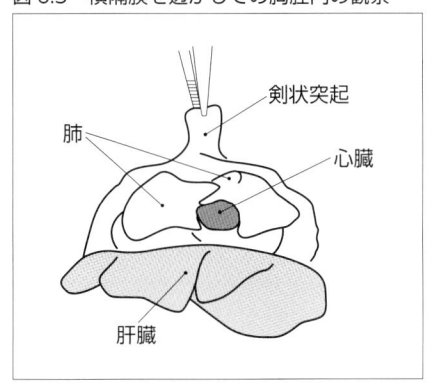

図6.4 ラットの心臓

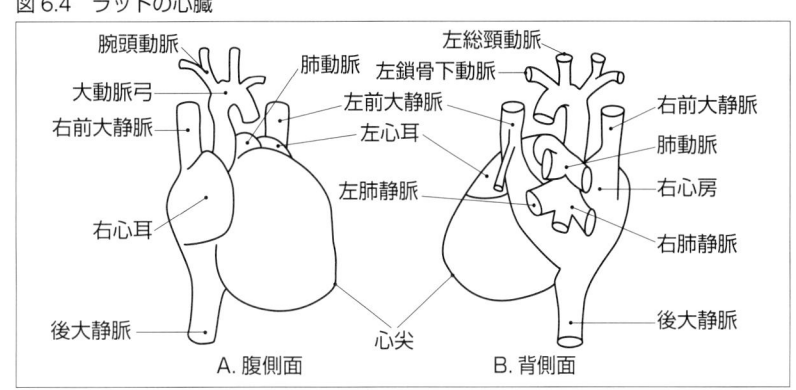

図6.5 ラットの肺葉と肝葉

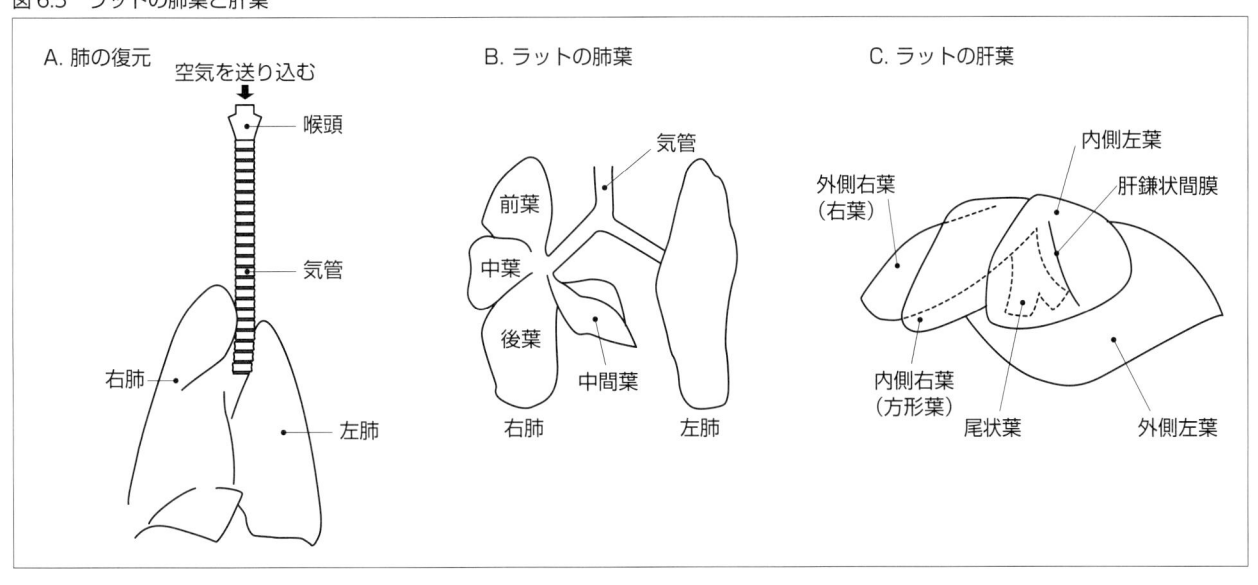

る．

㉘腸間膜の状態を観察・スケッチした後，後腹壁から腸間膜を切り離し，食道から肛門までの一連の消化管を摘出する．腸間膜を丁寧に取り除き，食道から肛門までの全体の状態を観察する（図6.6）．

㉙胃，盲腸，大腸，直腸（場合によっては小腸）を肛門側に向かって切開し，内容物を水道水でよく洗い流す．食道，胃，小腸，大腸，直腸などの部位ごとに色彩，大きさ，重さなどを観察・スケッチ・計測・記録する．

㉚消化管を取り除くと，腎臓，副腎，尿管，膀胱，生殖器（精囊/子宮・卵巣）が後腹壁から骨盤部にかけて脂肪組織に包まれて位置している．全体像を観察・スケッチし，それぞれの臓器を以下に従って摘出して，大きさを計測する（図6.7）．

㉛副腎は左右の腎臓の上方に粟粒大～半米粒大（径2～3 mm）で接している．白色の脂肪組織に埋もれているベージュ色の副腎を，見落とさないように注意して摘出する．

㉜腎臓と尿管は続けて摘出する．腎臓は左右一対あり，右腎は左腎より少し上部にある．尿管は，腎門から出る腎静脈の下部から下行する管である．脂肪組織に埋もれた透明な薄い膜状の細い管なので見落とさないように注意する．少しだけ引き上げて張力をかけると，脂肪組織との区別がつきやすい．尿管をたどると膀胱に達する．雌では尿管は子宮の後方を通り，雄では精囊の後方を通っている．

㉝最後に生殖器を摘出する．雄では，膀胱上部に精囊が左右にあり，精巣から出る精管が精囊に達している．精管を引くと，陰嚢から精巣が抜け出てくる．雌では，卵巣は薄い膜で出来た卵巣囊の中に包まれている．左右の卵巣からY字状に伸びる赤桃色をした管が子宮であり，正中部で一つに合流して膣へとつながる．

㉞脳は，はたらきのみならず形態学的にも興味深く，好奇心をそそられるものだが，その摘出には技術と経験を要する（アドヴァンストp.71）．

(2) 臓器解剖

❶摘出した臓器は生理的食塩水を入れたシャーレで保存し，臓器の形状，色，大き

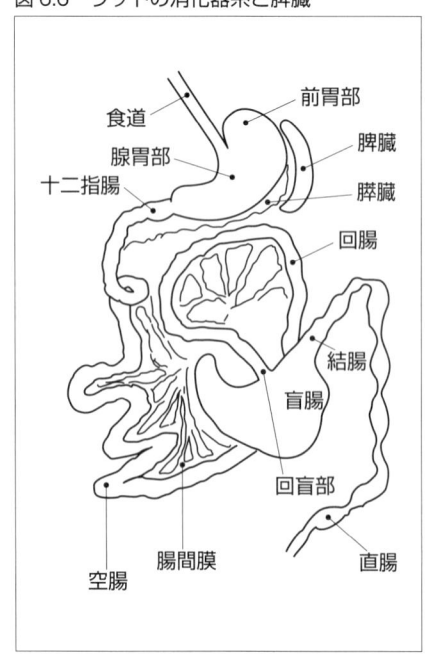

図6.6 ラットの消化器系と脾臓

図6.7 ラットの泌尿生殖器系

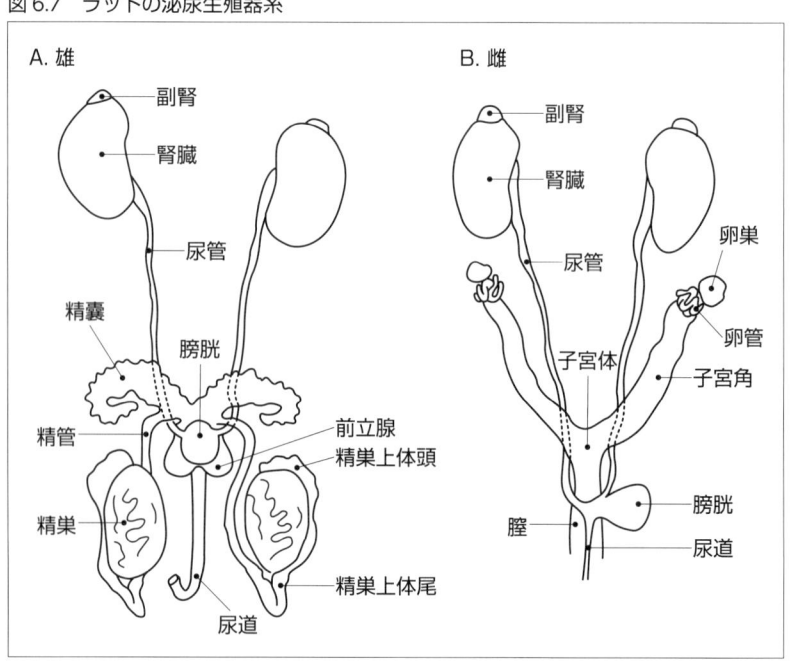

さ，特徴などを観察する．白い紙の上にシャーレをおくと観察しやすい．血球で液が濁るので，適宜，生理的食塩水を入れ換える．

❷心臓，肝臓，腎臓などの主要な臓器をハサミで切り開き，その内部構造を拡大鏡で観察・スケッチする．

❸気管から肺の外観および内部構造を拡大鏡を使って観察・スケッチする．

❹食道から肛門に至る消化器系臓器の外観および内部構造を拡大鏡で観察・スケッチし，部位による内部構造の違いを調べる．

(3) 解剖後の後始末

❶動物の霊に対して黙禱を捧げる．

❷解剖体，摘出組織をポリ袋に回収する．

❸解剖に使用した解剖板，ハサミ，鉗子，ピンセットなどを洗浄する．

❹特に，鉗子やピンセットの凹凸の部分，ハサミの蝶番の部分は念入りに洗浄して血液の付着がないことを確認する．

❺手指は逆性石けんなどで十分に洗浄する．

6.2 アドヴァンスト

6.2.1 ラットの脳の解剖

観察のポイント

- 摘出した脳の背側面から，嗅球，大脳，中脳，小脳，延髄の各部を区別する．腹側面では視交叉，漏斗，橋も観察する．
- 脳を摘出した頭蓋底で，下垂体，三叉神経の眼神経，上顎神経，下顎神経の三本への枝分かれを観察する．
- 小脳の矢状断，大脳の前頭断の断面で，皮質の灰白質と，髄質の白質を確認する．

A. 目的

ラットの頭皮や皮筋，項（うなじ）の筋を切開し，頭蓋腔から脳を摘出して観察する．ラット成獣では頭蓋骨が硬く，通常のハサミでは刃がこぼれることもあるが，骨の直下を面に沿って平たい刃が入り込む corneoscleral punch（たとえば WPI 社 500143），骨鉗子や爪切りバサミなどがあれば，骨の除去が少しは容易となる．

B. 方法

❶両目の間で，メスで左右方向に小さな切開を入れる．ここを起点に，両眼の中央，前頭部から頭頂部，後頭部へと，正中線に沿ってメスまたはハサミを用いて皮膚を切開し，頭皮や皮筋を左右方向に剝いで，頭蓋冠を露出させる．

❷項の筋を丁寧にそぎ取り，後頭骨，環椎（第一頸椎）や軸椎（第二頸椎）の後面を露出させる．後頭骨と第一頸椎の間には結合組織（後環椎後頭膜）があり，その深層には，脳脊髄液が脳室系からクモ膜下腔へと流れ出る大槽（小脳延髄槽）が確認できるだろう．

❸第一頸椎と第二頸椎の間で脊髄をメスで切断し，第一頸椎の椎弓を取り去って，延

髄下端から第一頸髄にかけて神経組織を取り出す.

❹大後頭孔から左右,上外側にむけて後頭骨に少し切れ込みを入れ,骨を割るようにしてラムダ縫合に至るまでむしり取る(正中線に沿って後頭骨を切開すると,直下の小脳虫部を傷つける可能性が高い).爪切りバサミや骨鉗子があれば,作業しやすい.

❺左右の頭頂骨の間,そして前頭骨に向けて,頭蓋骨の背側面を正中線に沿って切開する.大脳縦裂に沿って切開するので刃を深く差し込まないかぎり,脳を傷つけることはないだろう.切開には Corneoscleral Punch がたいへん便利である.

❻小脳,大脳の背側面を露出する.なるべく側頭骨まで取り去り,小脳の外側面を露出させるが,このとき傍片葉を取り出すには,小脳半球からくびれた膨らみを取り囲む側頭骨岩様部の骨片を割り外す必要がある.嗅球をきれいに取り出すには経験を重ねる必要があり,前頭骨などを慎重に剥がし取って嗅球の背側面を露出させ,左右の嗅球の間の骨も除去する.

❼骨を除去したあとの脳の表面に残る硬膜を,はじめは小脳,次いで大脳で,ピンセットやハサミで切り開きながら取り除く.

❽第一頸髄の下端をピンセットではさみつつ持ち上げ,脳幹からの脳神経を下方より上方に向かって順次切断する.特に太い三叉神経,視神経交叉や視神経は確認しながら切断するとよい.脳を硬膜から剥離させながら,脳全体を持ち上げる.

❾嗅球と篩骨の間を微細なピンセットで切り離し(このとき嗅神経が切れる),脳を摘出する.

❿脳を摘出した後の頭蓋底の中央部に,視床下部の漏斗からちぎれて残った下垂体を観察する.脳幹から切断されて頭蓋底に残った三叉神経が,眼神経,上顎神経,下顎神経の三本へと枝分かれする様子も確認できる(図6.8).

⓫摘出した脳の背側面からは,中央に左右の半球に分かれ表面のなめらかな(しわのない)大脳が,その後方に細かなしわのある小脳が観察され,大脳の前方に左右1対の嗅球が観察される.腹側面では視交叉や下垂体につながる漏斗を観察する(図6.9).

⓬表面からの観察が終わったら,脳全体をカミソリの刃で正中矢状断する(図6.10).小脳の矢状断面では皮質の灰白質と,髄質の白質の区分が明確であり,あ

図6.8 ラットの頭蓋底

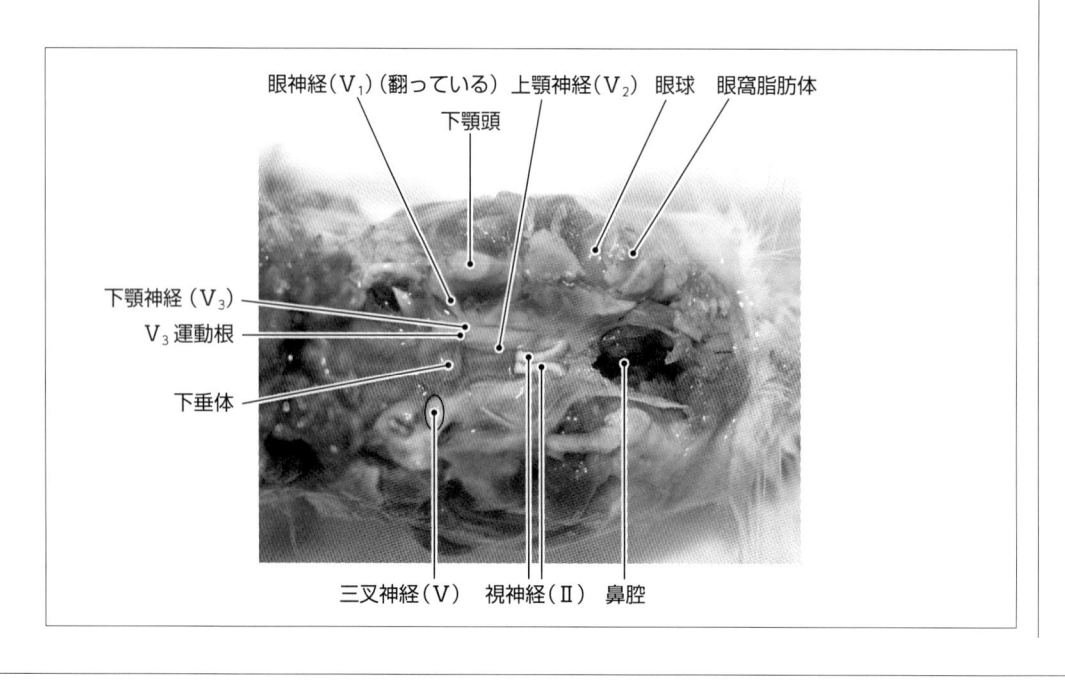

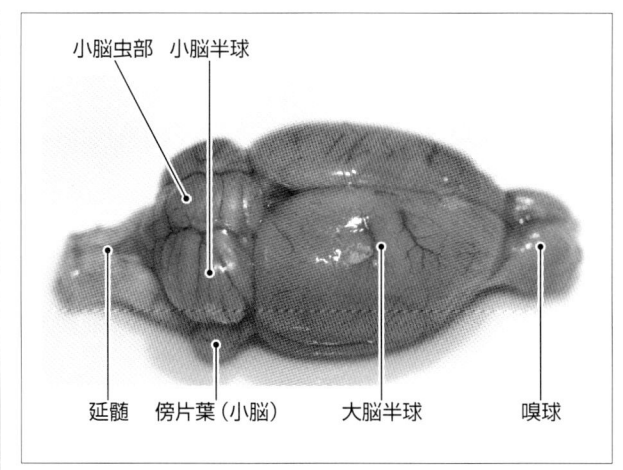

図 6.9　背外側からのラット脳

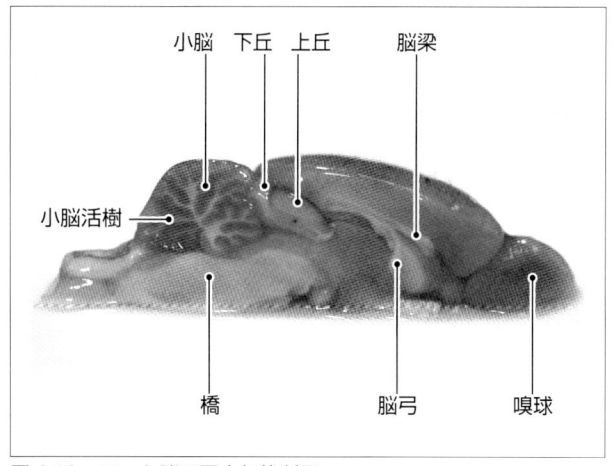

図 6.10　ラット脳の正中矢状断面

たかも樹木の枝のように見える白質は小脳活樹とよばれる．左右の大脳半球については，異なる位置でさらに前頭断を作成し，大脳皮質や髄質，海馬を観察する．

7. 消化器系

　口腔から肛門に至る消化管と，舌と歯，消化腺などの付属器官からなる．咀嚼と嚥下によって摂取された食物のなかの栄養素は，機械的，化学的（消化酵素的）に，あるいは腸内細菌によって消化され，体内へと吸収される．腸管では，腸管神経系，腸管免疫系，消化管内分泌細胞が相互に影響し合い，恒常性の維持，腸内細菌叢の制御と維持がなされている．

図 7.1　消化器系

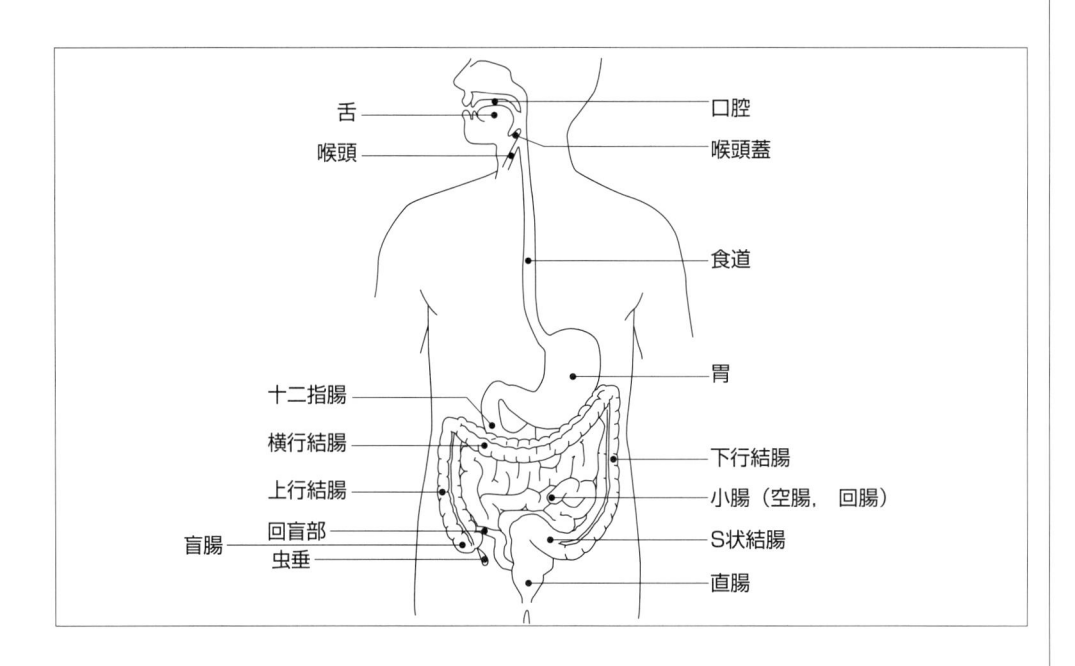

7.1 肉眼解剖学実習

観察のポイント
- 口腔内の永久歯，舌下ならびに口蓋扁桃（こうがいへんとう）を観察し，構造を理解する．

7.1.1 口腔内の永久歯

A. 解説

　ヒト永久歯は，上下左右のそれぞれに 8 本のセット（切歯（せっし）2 本，犬歯（けんし）1 本，小臼歯 2 本，大臼歯 3 本）を構成し，合計 32 本ある．歯が中切歯から第三大臼歯へと左右対称

図 7.2　口腔の構造

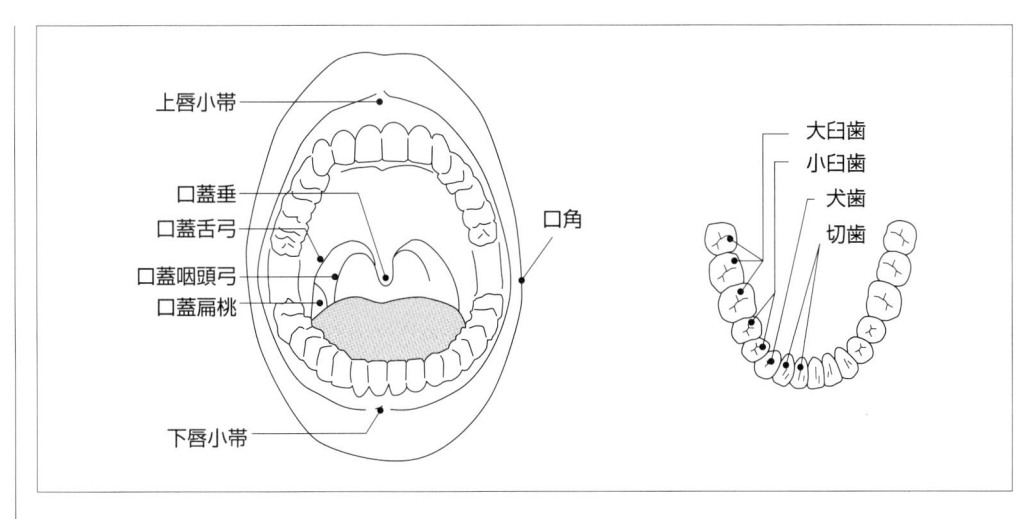

図 7.3　舌下

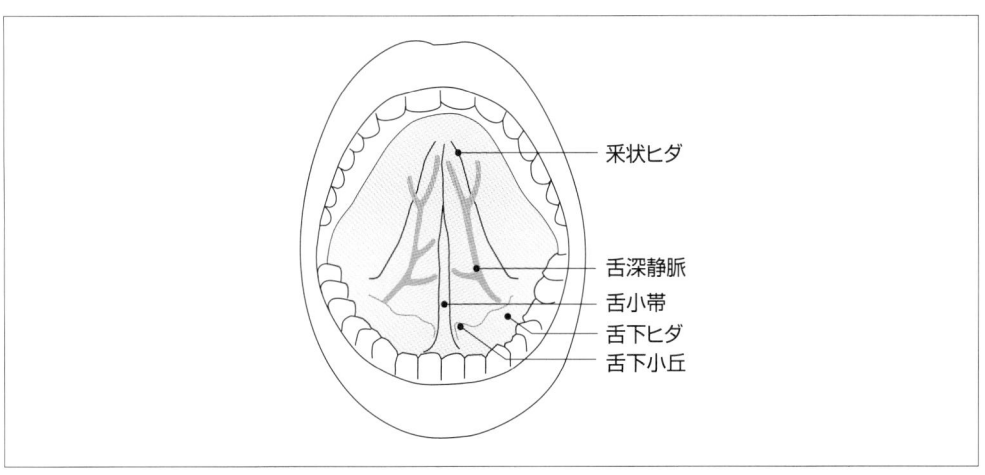

に湾曲している様子を歯列弓という．第三大臼歯は「親知らず」や「智歯」ともよばれ，17〜21 歳に生えるとされるが，生涯にわたって生えないこともある（図 7.2）．

B. スケッチ課題

1. 下顎の歯列弓で，第一切歯（中切歯），第二切歯（側切歯），犬歯，第一小臼歯，第二小臼歯，第一大臼歯，第二大臼歯，第三大臼歯（もしあれば）を確認する．模式的に簡単にスケッチし，それぞれの歯の名称を記入する．

C. Key structure / 注視点

第一切歯（中切歯），第二切歯（側切歯），犬歯，第一小臼歯，第二小臼歯，第一大臼歯，第二大臼歯，第三大臼歯

7.1.2　舌下

A. 解説

口腔内では，唾液腺から 1 日つあたり 1〜1.5 L の唾液が分泌される．唾液腺は左右に 3 対ある大唾液腺（耳下腺，顎下腺，舌下腺）と，口腔粘膜に散在する小唾液腺に分類できる．安静時には，耳下腺，顎下腺，舌下腺はそれぞれ唾液全体量のおよそ 22%，70%，2%，残りは 6% くらいが小唾液腺から分泌する．

舌下面と口腔底との境は舌下ヒダとよばれ，舌小帯(ぜっしょうたい)をはさんで左右にある（図7.3）．舌下ヒダの前部に小舌下腺管の開口部が複数並んでいる．また，舌下ヒダの前端の盛り上がりは舌下小丘とよばれ，顎下腺管と大舌下腺管が合一した開口部が左右1つずつあるが，これらの開口部は肉眼では認めにくい．

B. スケッチ課題

1．舌下面と口腔底との境周辺をスケッチし，舌小帯，舌下ヒダ，舌下小丘を示しなさい．さらに，舌下腺と顎下腺の開口部を認めることができた場合には示す．

C. Key structure / 注視点

- 舌下小丘：顎下腺管と大舌下腺管が開口

7.1.3　口蓋扁桃

A. 解説

舌は分界溝(ぶんかいこう)により，舌体と舌根(ぜっこん)に分けられる．舌根部の表面はリンパ小節による凹凸がみられ，舌扁桃とよばれる．さらに両脇には口蓋扁桃が存在しており，いずれもリンパ器官として生体防御に関与している．舌扁桃と口蓋扁桃，および鼻からのどへの移行部にあたる上咽頭の後壁に形成される咽頭扁桃，耳管開口部に形成される耳管扁桃は，咽頭の入口に輪のように配置されており，Waldeyer(ワルダイエル)の咽頭輪(りん)とよばれる（図7.4）．

B. スケッチ課題

1．口腔内をスケッチし，口蓋垂と口蓋扁桃を示す．

C. Key structure / 注視点

口蓋垂，口蓋扁桃

図7.4　ワルダイエルの咽頭輪

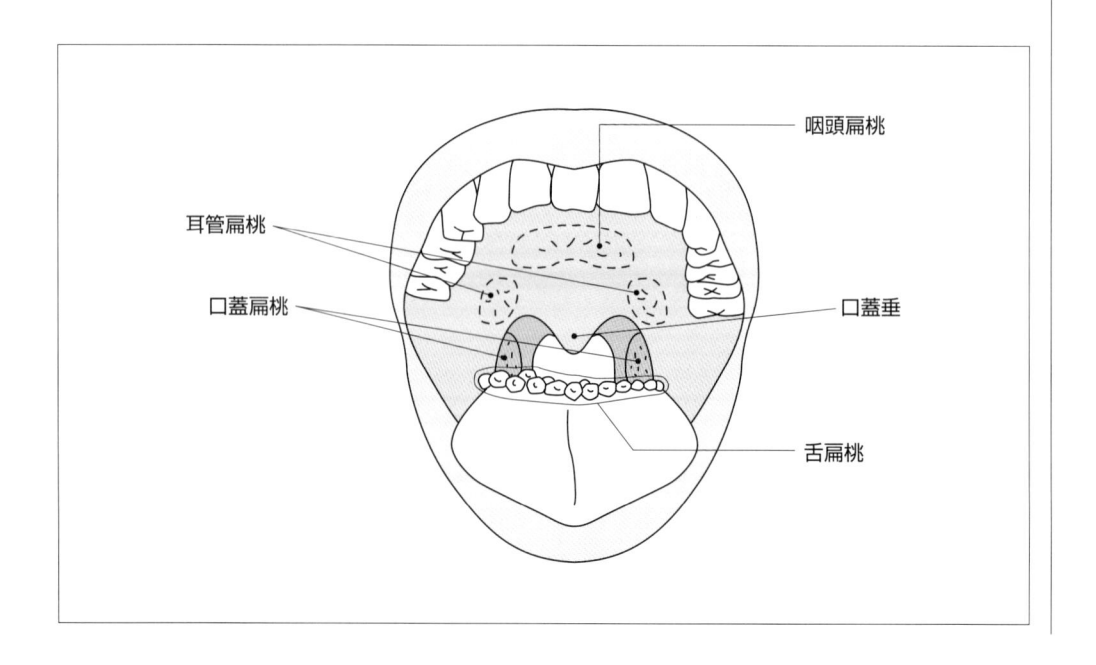

7.2 組織学実習

観察のポイント
- 消化器系を構成する器官の組織・細胞レベルの構造を理解する.
- 粘膜（粘膜上皮，粘膜固有層，粘膜筋板，粘膜下組織），筋層，漿膜／外膜の成り立ちを理解する.
- 外分泌腺の構造を理解する.

7.2.1 唾液腺

A. 解説

　唾液を分泌する外分泌腺を唾液腺と称する．分泌される唾液には漿液性のものと粘液性のものがあり，漿液性唾液が消化酵素たんぱく質を含んでいる．漿液性唾液に含まれるアミラーゼは，プチアリンあるいはジアスターゼとよばれ，分類上はα-アミラーゼに属する．粘液性唾液の主成分はムチンという糖たんぱく質であり，唾液に粘性を与えて，食物を飲み込みやすくするとともに，胃酸を中和する作用もある.

　唾液腺は，解剖学的に大唾液腺と小唾液腺に分類され，大唾液腺としては耳下腺，顎下腺，舌下腺の3種類がある（図7.5）．耳下腺は漿液性とされ，顎下腺と舌下腺は漿液性細胞と粘液性細胞の双方から構成される混合腺である．舌下腺のほうが粘液性の比率が大きい．混合腺において，粘液細胞の片隅をふちどるように漿液細胞が並んでいる様子を漿液半月という．腺末端の袋状の膨らみを腺房とよび，腺房に続く単層扁平ないし立方上皮からなる細い導管を介在部導管とよぶ．その後，導管は急激に膨らみ線条部導管になる．これは単層円柱上皮で，基底側に基底線条を認める.

B. スケッチ課題

　耳下腺（図7.6），顎下腺と舌下腺を観察する．耳下腺では漿液性細胞で構成される

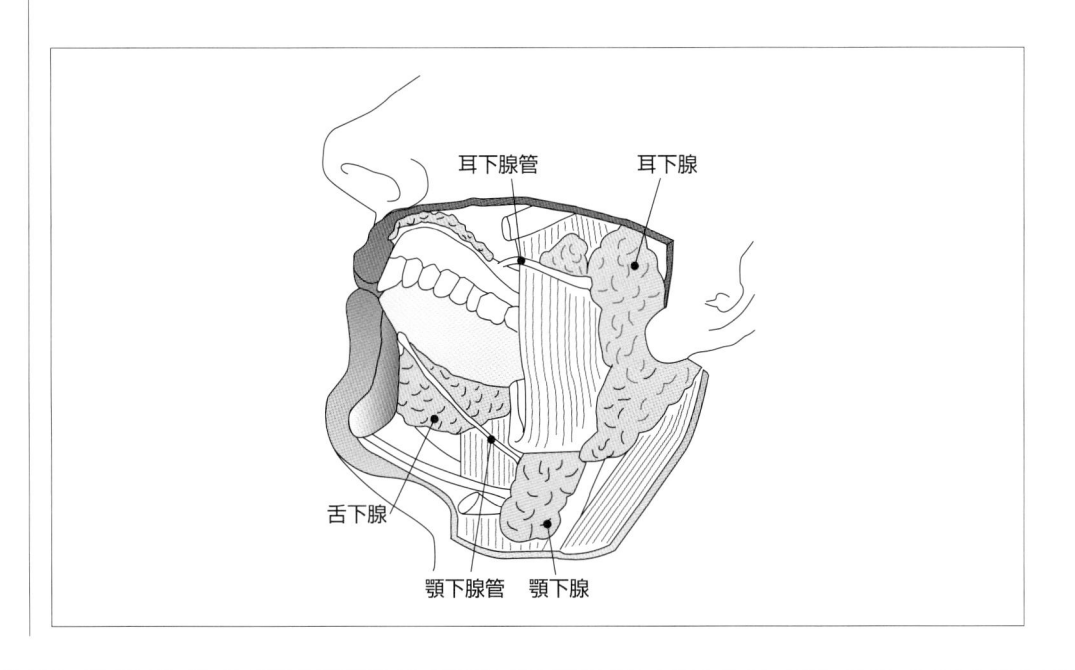

図7.5　唾液腺

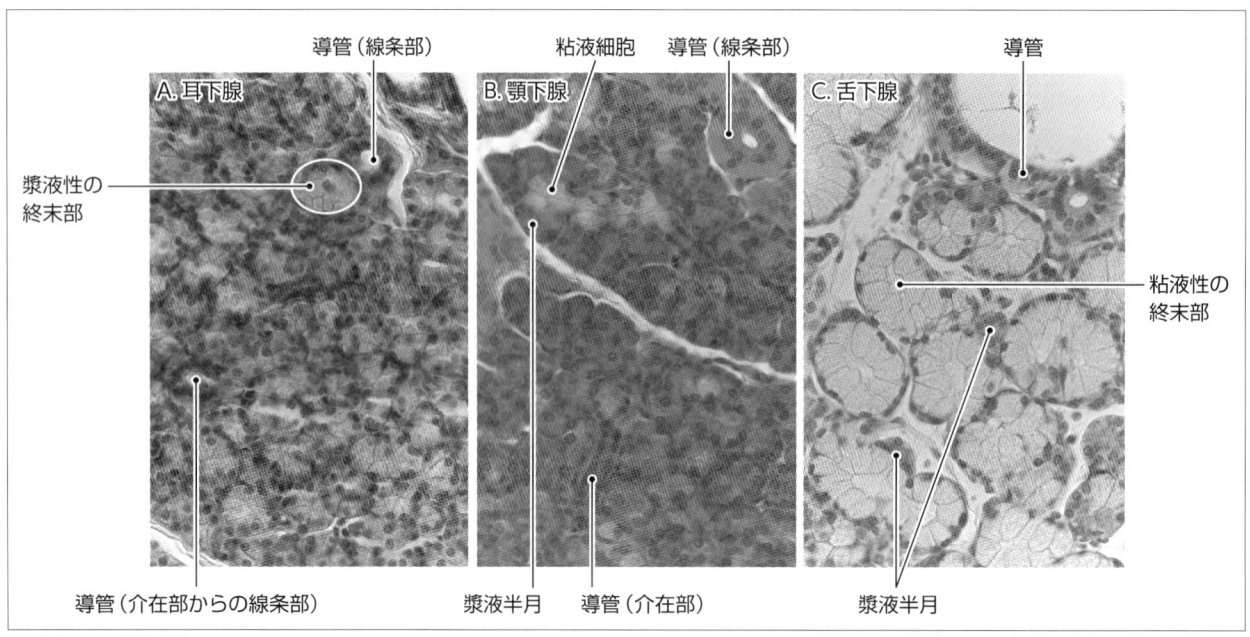

図 7.6　三大唾液腺
[標本：京都府立医科大学，撮影：森田規之]

多くの腺房が認められる．導管がよく発達しており，やや扁平な上皮で囲まれた介在部，太くてエオシンに染まる線条部が観察できる．

顎下腺と舌下腺は漿液性細胞と粘液性細胞の混合腺である．漿液性細胞では丸い核や好染された分泌顆粒が認められる．粘液性細胞は明るい細胞で，核は基底部に圧平されている．顎下腺と舌下腺でそれぞれの細胞が占める割合が異なることに注目しながらスケッチして，漿液半月を示しなさい．

C. Key structure / 注視点

- 外分泌腺：腺房と導管
- 腺房：粘液性と漿液性の腺細胞，筋上皮細胞（平滑筋性）
- 導管：介在部（扁平な細胞からなる細管），線条部（基底線条をもつ立方上皮細胞），狭義の導管（立方上皮細胞）
- 副交感神経支配：節前ニューロンの線維は顔面神経（顎下腺・舌下腺），舌咽神経（耳下腺）に含まれる．

7.2.2　食道

A. 解説

消化管の上皮は，出入口が重層扁平上皮であり，機械的障害から臓器を保護している．出入口以外は単層円柱上皮からなり，吸収，分泌を行っている（図7.7）．

食道の粘膜は角化しない重層扁平上皮からなる．筋層は2層からなりらせん状に交叉するが，その走行を一般に内輪外縦とよぶ．上部では2層とも横紋筋で，下部に移行するにしたがい内側から平滑筋に置き換えられ，最後には2層とも平滑筋となる．また，明確な壁在神経叢が粘膜下組織（マイスナー神経叢）と筋層間（アウエルバッハ神経叢）に存在する．筋層の外は腹部食道以外は疎な結合組織で覆われており，消化管に通常みられる漿膜は存在しない．

図7.7 消化管の基本構造

B. スケッチ課題

1. 重層扁平上皮からなる上皮細胞（図7.8）をスケッチする．

C. Key structure / 注視点

- 上皮細胞：食道と胃の境界部では重層扁平上皮から単層円柱上皮への移行が認められる．
- 筋層：横紋筋から平滑筋への移行

図7.8 食道
[標本：京都府立医科大学，撮影：森田規之]

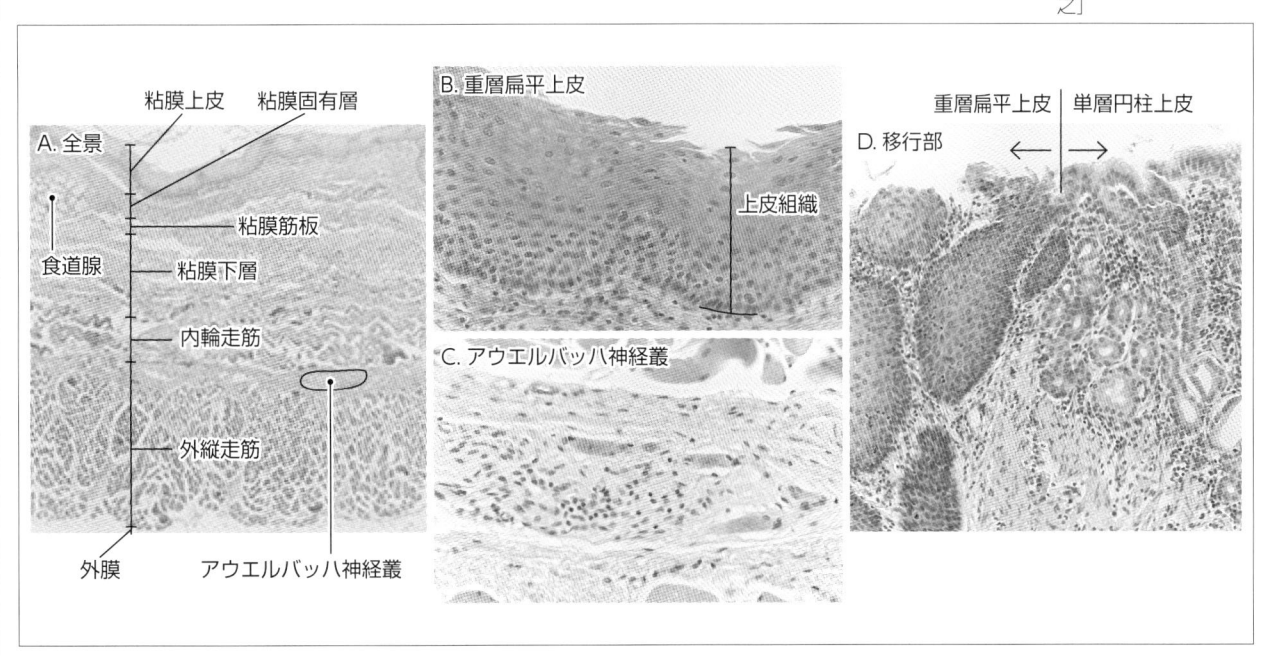

7.2 組織学実習

7.2.3 胃

A. 解説

　胃壁の構造は内腔側から粘膜，筋層，漿膜に分けられる．粘膜には多数のヒダが縦走し，その表面を単層円柱上皮がおおっている（図7.9，図7.10）．粘膜表面には胃小窩が多数開口している．胃小窩の深部に固有胃腺（胃底腺）があり，ペプシノーゲンを分泌する主細胞，胃酸を分泌する壁細胞（傍細胞），粘液を分泌する副細胞が配列している．副細胞は腺頸部に多く分布することから，粘液頸細胞ともよばれるが，標本では見分けにくい．主細胞は腺体部から腺底部に分布し，酵素たんぱく質を産生するため細胞質がヘマトキシリンに染まって，青紫色を呈する．壁細胞は腺体の上部から腺頸部に多くあって，形状は楕円やおむすび型が多く，塩酸を産生分泌するためエオシンで赤く染まる．

　粘膜上皮直下の結合組織を粘膜固有層とよぶ．粘膜固有層の深層には平滑筋でできた粘膜筋板があり，さらにその深層に，粘膜下層，平滑筋層（内斜走筋・中輪走筋・外縦走筋の3層構造），および漿膜がある．

B. スケッチ課題 （図7.10）

1. 胃の弱拡大像（×10）をスケッチし，図中に胃腺（胃底腺），粘膜筋板，粘膜固有層，斜走筋，輪走筋，縦走筋，漿膜を示す．
2. 胃腺（胃底腺）の底部の強拡大像（×40）をスケッチし，図中に主細胞，粘膜筋板，粘膜固有層を示す．
3. 胃腺（胃底腺）の中央部の強拡大像（×40）をスケッチし，図中に壁細胞を示す．
4. 胃の消化機能をその組織構造（胃腺，壁細胞，主細胞，副細胞）と関連づけてまとめる．

C. Key structure / 注視点

- 胃腺：壁細胞，主細胞，副細胞の配置
- 筋層：斜走筋，輪走筋，縦走筋

図7.9　胃の構造

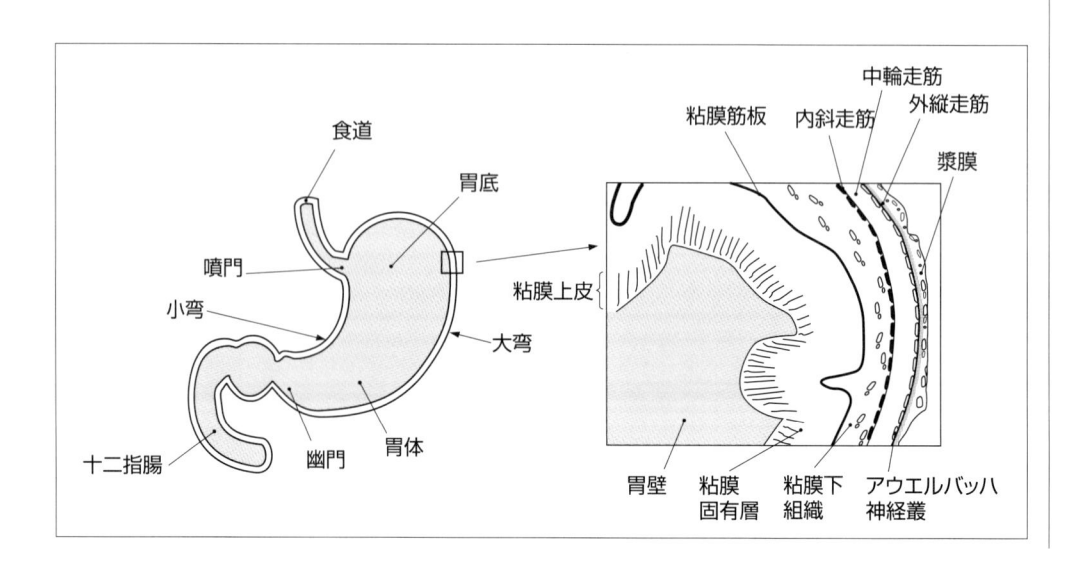

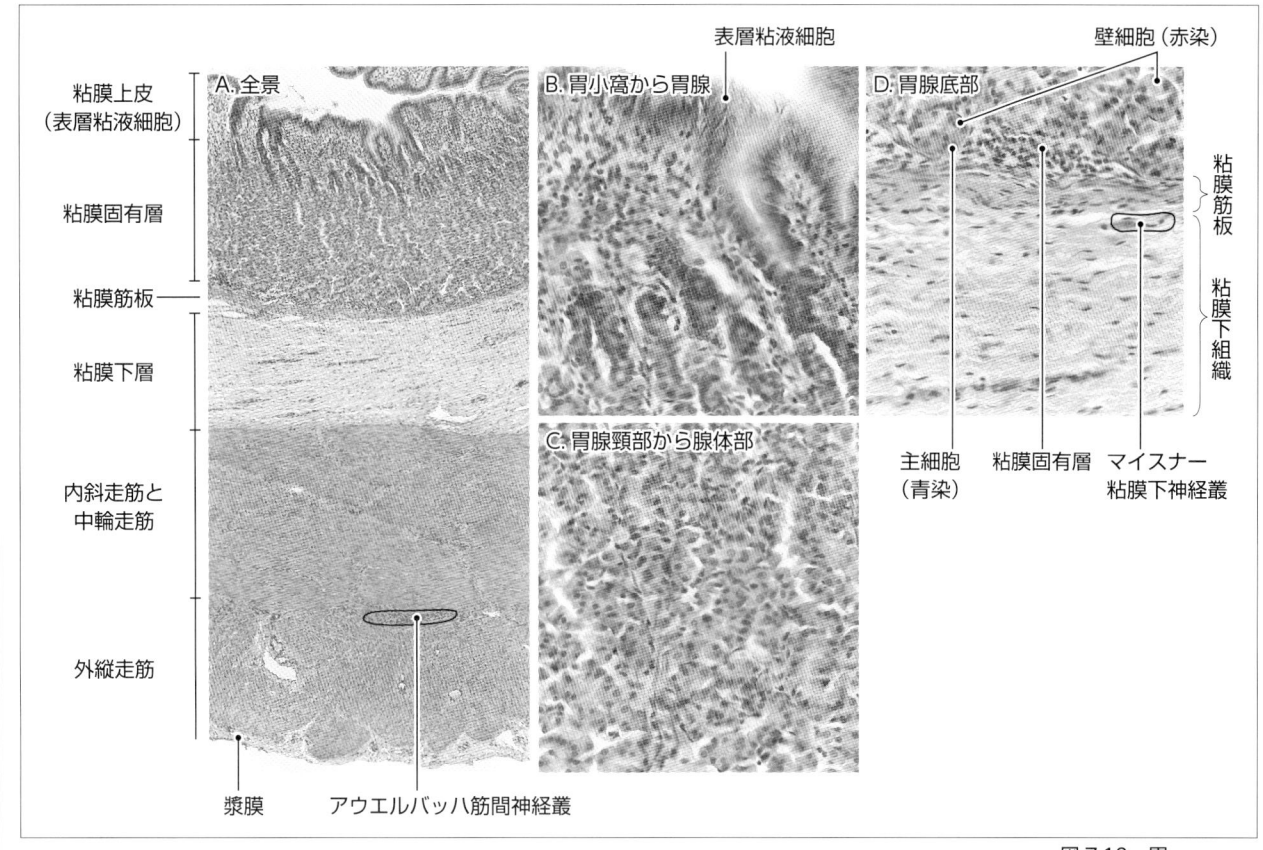

図7.10 胃
[標本：京都府立医科大学，撮影：森田規之]

7.2.4 小腸

A. 解説

　小腸壁は粘膜，筋層，漿膜で構成されている．粘膜は輪状ヒダを形成し，その表面に多数の腸絨毛を突出させている．絨毛間には腸陰窩（リーベルキューン腺）が開口し，腸液を分泌している．粘膜上皮は単層円柱上皮細胞であり，吸収上皮細胞のほか，杯細胞（粘液分泌），パネート細胞（抗菌性たんぱく質の分泌，幹細胞の維持・増殖制御（ニッチ）），基底顆粒細胞としてセロトニン分泌能を有する腸クロム親和性細胞などからなる（図7.11）．吸収上皮細胞の表面には，微絨毛が規則正しく配列されて刷子縁が形成されており，吸収面積を広げている．

B. スケッチ課題

1．小腸の弱拡大像（×10）をスケッチし，図中に絨毛，輪状ヒダ，粘膜下層，筋層を示す．
2．粘膜の強拡大像（×40）をスケッチし，図中に腸陰窩（リーベルキューン腺），杯細胞，パネート細胞を示す．
3．中心乳糜腔（中心リンパ管），幹細胞の分裂像．

C. Key structure / 注意点

　絨毛，腸陰窩，吸収上皮細胞，微絨毛，刷子縁，杯細胞，パネート細胞

図7.11 小腸
[標本：安田女子大学，撮影：森田規之]

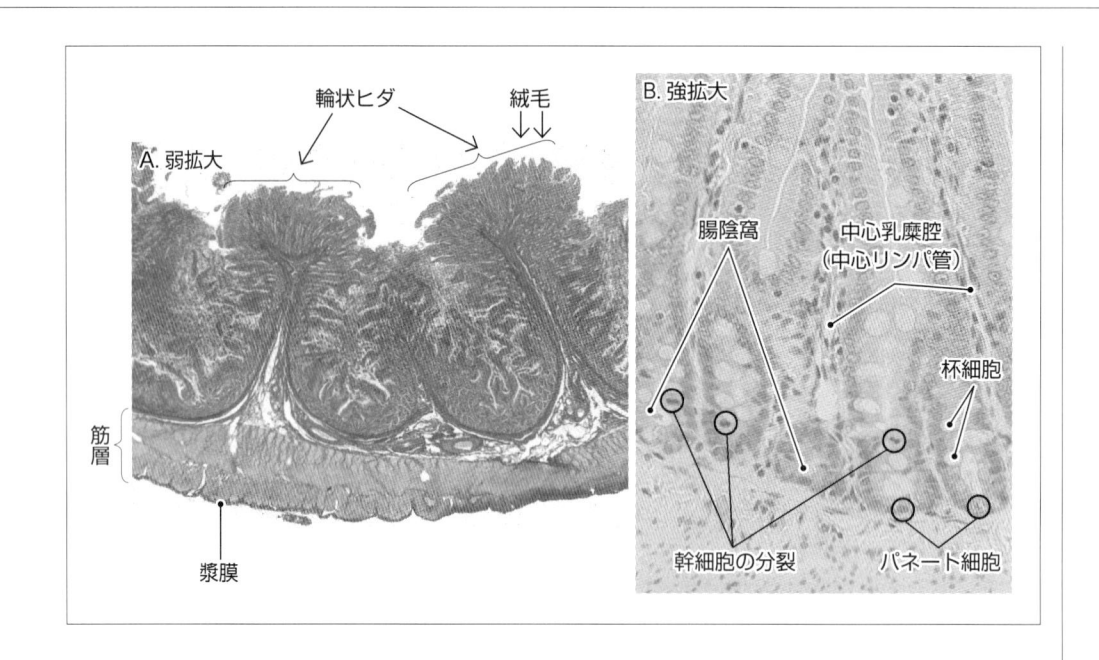

7.2.5 大腸

A. 解説

　大腸壁は粘膜，筋層，漿膜から構成されているが，粘膜に絨毛は認められない．筋層は内輪走筋，外縦走筋の2層からなる．外縦走筋の一部が肥厚し，結腸の表面に白い索状構造（なわのように太く長い状態）が3条認められ，これを結腸ヒモ（自由ヒモ，間膜ヒモ，および大網ヒモ）とよぶ．結腸ヒモの間に位置する結腸の壁は膨隆し，かつ上下にくびれができることで結腸膨起とよばれる形態を示し，内腔を開くとくびれに一致して半月ヒダがある．

　大腸に輪状ヒダや絨毛はなく，管腔面はほぼ平滑であるが，結腸粘膜の腸陰窩はよく発達しており小腸より深い（図7.12）．

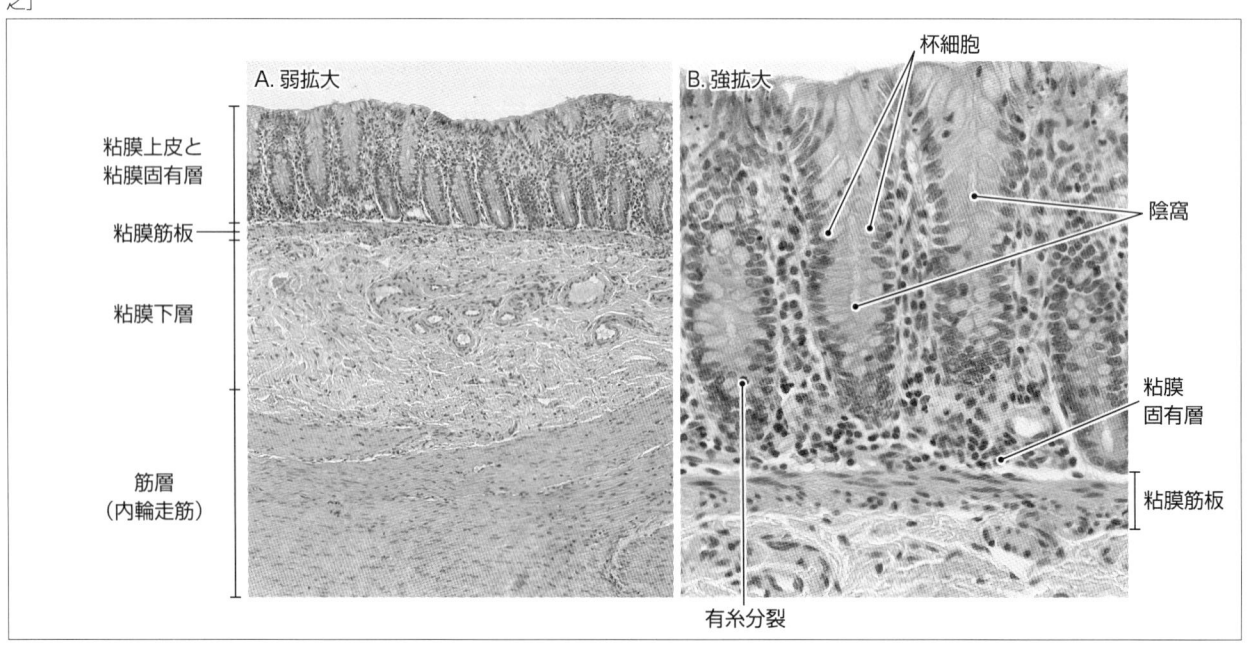

図7.12 大腸
[標本：京都府立医科大学，撮影：森田規之]

82　　　7．消化器系

B. スケッチ課題

1. 結腸の弱拡大像（×10）をスケッチし，図中に粘膜層，粘膜下層，筋層を示す．
2. 粘膜の強拡大像（×40）をスケッチし，図中に腸陰窩，杯細胞を示す．

C. Key structure / 注視点

結腸ヒモ，腸陰窩（リーベルキューン腺），杯細胞

7.2.6 肝臓

肝臓と膵臓を図7.13に示す．

A. 解説

肝臓は，肝小葉とよばれる六角柱ないし多角柱の構造物が多数集まって構築されている（図7.14）．小葉間結合組織（グリソン鞘）は，肝小葉の周囲を包む結合組織であり，三つ組とよばれる小葉間動脈，小葉間静脈，小葉間胆管が通る肝小葉の角の部分で豊富に認められる．肝小葉の中心には，中心静脈が走っており，そこから周囲に肝細胞索が放射状に並んでいる．肝細胞索の間を走る毛細血管はシヌソイド（類洞，洞様毛細血管）とよばれ，小葉間動脈，小葉間静脈が合流してできたもので，中心静脈へと送り込む間に血液と肝細胞との間で物質交換がなされる．さらに，シヌソイドには腸管から門脈血流にのって流入する異物を除去するためにクッパー細胞が常在しているのも特徴である．また，シヌソイドの壁をつくる血管内皮細胞と肝細胞の間のすき間（ディッセ腔）には，ビタミンAの貯蔵やコラーゲンなどの細胞外マトリックスの合成・分泌などの機能を有する伊東細胞（星細胞，脂肪摂取細胞）が存在する．

B. スケッチ課題

1. 肝小葉構造を確認し，図中に中心静脈，小葉間動脈，小葉間静脈，小葉間胆管を

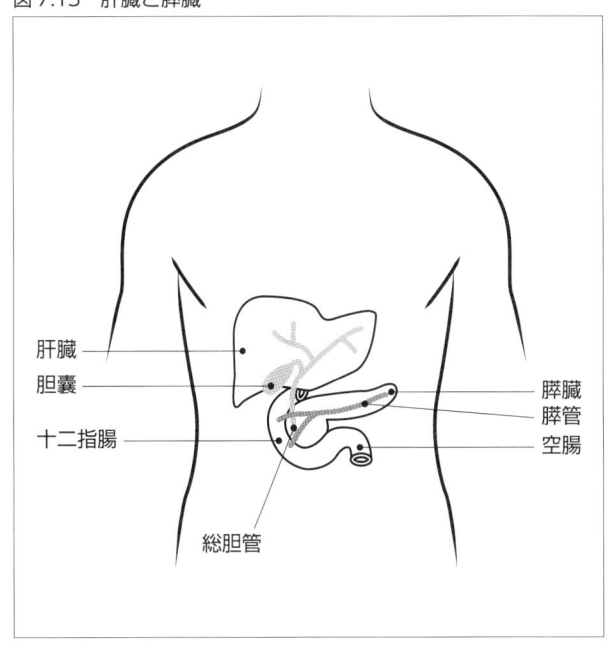

図7.13 肝臓と膵臓

図7.14 肝臓の構造

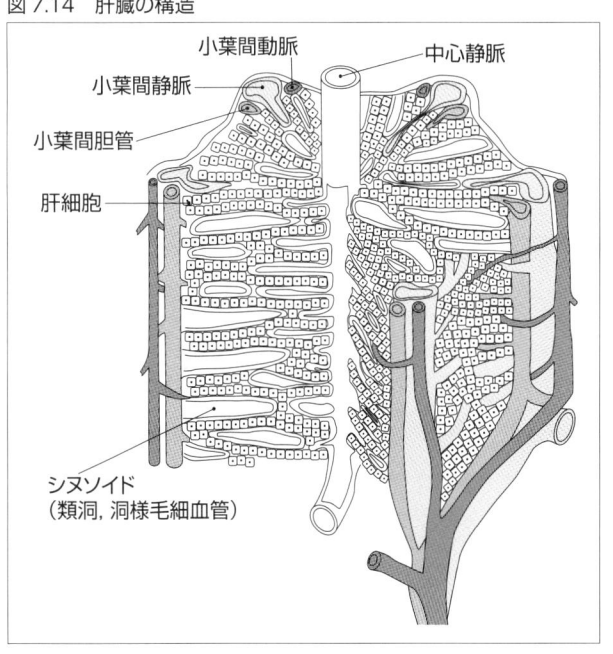

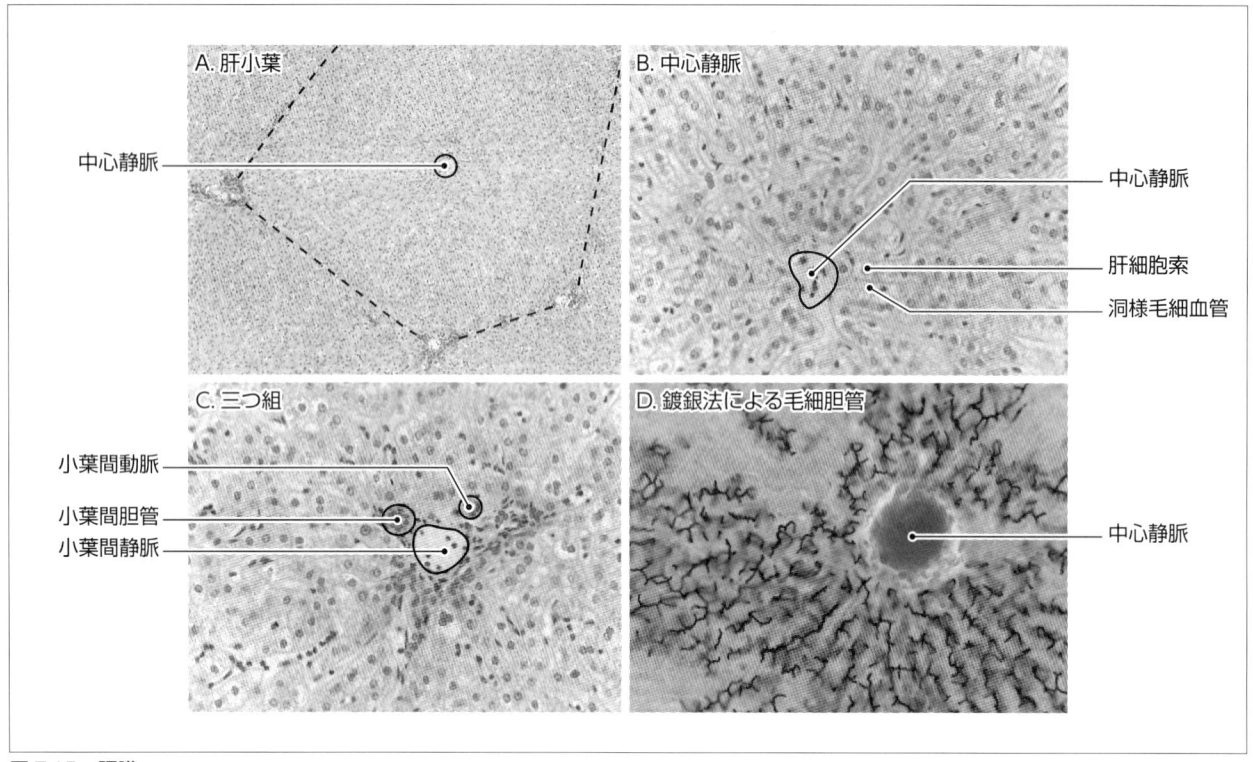

図 7.15 肝臓
[標本：京都府立医科大学，撮影：森田規之]

示す．

C. Key structure / 注視点

肝小葉，グリソン鞘，シヌソイド，中心静脈，肝細胞索，小葉間動脈，小葉間静脈，小葉間胆管

7.2.7 膵臓 (外分泌，図 7.13)

A. 解説

膵臓は多数の小葉の集まりであり，小葉内は，膵液を十二指腸に分泌する外分泌腺房が大部分を占めている（図 7.16）．腺房は小さな腺腔を囲む 1 層の腺房細胞によって構成されている．また，腺房の中央には腺房中心細胞が存在し，腺房細胞とともにその管腔を囲んでいる．腺腔からのびる小葉内導管は，小葉間導管につながり，さら

図 7.16 膵臓
[標本：京都府立医科大学，撮影：森田規之]

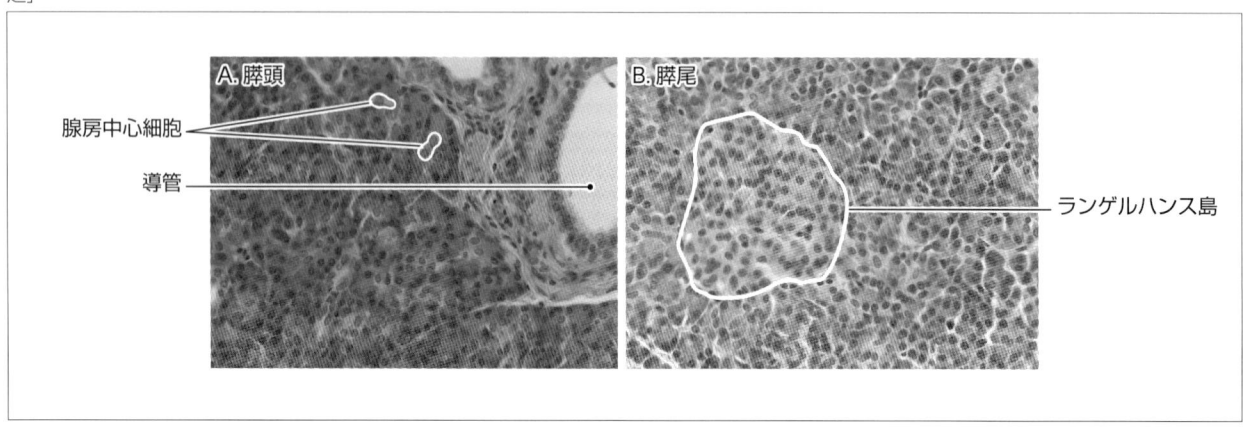

にそれらが集合することで膵管を形成し，十二指腸に開口している．

B. スケッチ課題

1. 膵組織をスケッチし，外分泌腺房，腺房細胞，腺房中心細胞，導管，およびランゲルハンス島（内分泌組織）を示す．

C. Key structure / 注意点

外分泌腺房，腺房中心細胞，導管

7.3 生理学実習

7.3.1 唾液によるデンプン消化試験

A. 解説

デンプンはグルコースが α 1,4- グリコシド結合で直鎖状に結合し，α 1,6- グリコシド結合で枝分かれした構造をとっている．アミラーゼはデンプンを加水分解しグルコースを遊離する．この実習では，唾液中のアミラーゼがデンプンを分解しグルコースを遊離することを観察する．次の 1，2 を目的とする．

1. デンプンが唾液中の成分により分解されることを理解する．
2. 酵素反応が pH，温度などの影響を受けることを理解する．

B. 方法

a. 唾液の採取

流れ出る唾液を直接試験管，またはビーカー内に垂れ流して採取する．

二重になった遠心管の中に脱脂綿の入ったサリベット（SARSTEDT 社製）を利用しても唾液が採取できる．サリベットにより唾液を採取する時は，脱脂綿を口の中で 2 ～ 3 分間軽く転がして十分に唾液を染み込ませる．唾液のしみ込んだ脱脂綿を元の容器に戻し，蓋をしっかり閉めて密閉し遠心し唾液を採取する．採取した唾液は必ず氷冷する．

b. 試薬

❶ 0.1 M リン酸カリウム緩衝液（pH 6.0, 6.5, 7.0, 8.0）．M（モーラー）＝モル濃度（mol/L）
❷ 2 M NaOH
❸ 0.5% 可溶性デンプン液：0.5 g の可溶性デンプンを 100 mL の 0.2% NaCl に溶解する．
❹ ジニトロサリチル酸試薬：① 酒石酸カリウムナトリウム 300 g を 500 mL の水に溶解する．② 3,5- ジニトロサリチル酸 10 g を 200 mL の 2 M NaOH に溶解する．③ ① と ② を混合し水で 1 L にする．
❺ 唾液：採取した唾液を水で希釈し使用する．

c. 操作

【唾液アミラーゼによるデンプンの分解に及ぼす pH の影響】（表 7.1）
❶ 10 本の試験管を準備し 1 から 10 の番号をつける．

表7.1 操作

試験管 No. #	1	2	3	4	5	6	7	8	9	10
デンプン溶液	← 3.0 mL →									
緩衝液	← pH 6.0 → 1.0 mL		← pH 6.5 → 1.0 mL		← pH 7.0 → 1.0 mL		← pH 7.5 → 1.0 mL		← pH 8.0 → 1.0 mL	
H₂O	0.5 mL	—	0.5 mL	—	0.5 mL	—	0.5 mL	—	0.5 mL	—
唾液	—	0.5 mL	—	0.5 mL	—	0.5 mL	—	0.5 mL	—	0.5 mL
酵素反応		37℃ 5分		37℃ 5分		37℃ 5分		37℃ 5分		37℃ 5分
2.0 M NaOH	← 0.5 mL →									
ジニトロサリチル酸	← 0.5 mL →									
沸騰水浴	← 5分間 →									
冷却	← 室温に冷却 →									
測定	水をブランクとし 540 nm の吸光度を測定									
測定結果	OD1	OD2	OD3	OD4	OD5	OD6	OD7	OD8	OD9	OD10

❷ すべての試験管にデンプン溶液を 3.0 mL 入れる.

❸ #1,2, #3,4, #5,6, #7,8, #9,10 の試験管にそれぞれ pH 6.0, 6.5, 7.0, 7.5, 8.0 の緩衝液を 1.0 mL 加え混合する.

❹ 奇数 (#1, 3, 5, 7, 9) の試験管に 0.5 mL の蒸留水を加え混合し，次いで，0.5 mL の 2.0 M NaOH，0.5 mL のジニトロサリチル酸試薬を加え混合する.

❺ 偶数 (#2, 4, 6, 8, 10) の試験管に 0.5 mL の唾液サンプルを 1 分間の間隔をあけながら加え，混合後，ウォーターバスで 37℃に保つ．正確に 5 分後に，0.5 mL の 2 M NaOH を加え混合する．次いで 0.5 mL のジニトロサリチル酸試薬を加え混合する.

❻ すべての試験管を，沸騰水中に 5 分間浸漬する.

❼ 室温に冷却後，水をブランクとして 540 nm で吸光度を測定する（表 7.2）.

❽ 活性は 1 分間の反応時間で唾液原液 1.0 mL による吸光度変化で表す.

【唾液アミラーゼによるデンプンの分解に及ぼす反応温度の影響】（表 7.3）

❶ 10 本の試験管を準備し 1 から 10 の番号をつける.

❷ すべての試験管にデンプン溶液を 3.0 mL 入れる.

表7.2 吸光度の測定結果

試験管 No. #	pH	吸光度	5分間の吸光度変化	唾液の希釈倍数	活性（吸光度変化/分/唾液1 mL）
1	6.0	OD1	OD2 — OD1		
2		OD2			
3	6.5	OD3	OD4 — OD3		
4		OD4			
5	7.0	OD5	OD6 — OD5		
6		OD6			
7	7.5	OD7	OD8 — OD7		
8		OD8			
9	8.0	OD9	OD10 — OD9		
10		OD10			

試験管 No. #	1	2	3	4	5	6	7	8	9	10
デンプン溶液	←				3.0 mL					→
緩衝液	←				pH 7.0, 1.0 mL					→
H$_2$O	0.5 mL	—	0.5 mL	—	0.5 mL	—	0.5 mL	—	0.5 mL	—
唾液	—	0.5 mL	—	0.5 mL	—	0.5 mL	—	0.5 mL	—	0.5 mL
酵素反応		0℃		20℃		37℃		45℃		60℃
		5分		5分		5分		5分		5分
2.0 M NaOH	←				0.5 mL					→
ジニトロサリチル酸	←				0.5 mL					→
沸騰水浴	←				5分間					→
冷却	←				室温に冷却					→
測定					水をブランクとし 540 nm の吸光度を測定					
測定結果	OD1	OD2	OD3	OD4	OD5	OD6	OD7	OD8	OD9	OD10

表 7.3　操作

❸ すべての試験管に pH 7.0 の緩衝液を 1.0 mL 加え混合する.
❹ 奇数（#1, 3, 5, 7, 9）の試験管に 0.5 mL の蒸留水を加え混合し，次いで，0.5 mL の 2 M NaOH，0.5 mL のジニトロサリチル酸試薬を加え混合する.
❺ 偶数（#2, 4, 6, 8, 10）の試験管に 0.5 mL の唾液試料を 1 分間の間隔を空けながら加え，混合後，氷上（0℃）あるいはウォーターバスでそれぞれの温度（20, 37, 40, 60℃）に保つ．正確に 5 分後に，0.5 mL の 2 M NaOH を加え混合する．次いで 0.5 mL のジニトロサリチル酸試薬を加え混合する.
❻ すべての試験管を，沸騰水中に 5 分間浸漬する.
❼ 室温まで冷却後，水をブランクとして，540 nm で吸光度を測定する（表 7.4）.
❽ 活性は 1 分間の反応時間で唾液原液 1.0 mL による吸光度変化で表す.

C. 結果のまとめ

　唾液のアミラーゼ活性は 5 分間の反応時間で唾液原液 1.0 mL による吸光度変化で表す．y 軸にアミラーゼ活性，x 軸に pH または温度をとり，至適 pH および至適温度を求める.

試験管 No. #	温度 (℃)	吸光度		5 分間の吸光度変化	唾液の希釈倍数	活性 (吸光度変化 / 分 / 唾液 1 mL)
1	0	OD1		OD2 — OD1		
2		OD2				
3	20	OD3		OD4 — OD3		
4		OD4				
5	37	OD5		OD6 — OD5		
6		OD6				
7	45	OD7		OD8 — OD7		
8		OD8				
9	60	OD9		OD10 — OD9		
10		OD10				

表 7.4　吸光度の測定結果

7.3　生理学実習

7.4 アドヴァンスト

7.4.1 反転小腸によるアミノ酸吸収実験

A. 背景と目的

　アミノ酸の腸管吸収研究に大きな貢献をした Wilson & Wiseman の反転小腸法（everted sac method）を紹介する．小腸の内腔と漿膜側を反転した小腸を用いるこの方法には，腸管吸収の試験管内（インビトロ）実験が可能となるためのいくつかの特徴がある．その一つは，酸素に満たされた外液および気相と粘膜面が接することにより酸素供給が実現した．次に，漿膜側に液を注入することで小腸が伸展して，粘膜側面積が拡大する．さらに，吸収物質の動きが外液（粘膜側）から内液（漿膜側）へ（液容量が多→少）となるため，濃度変化が際立つことになる．

　反転小腸法は，アミノ酸腸管吸収の能動輸送，受動輸送，競合阻害などを観察するのに適している．ここでは，化学的定量が容易な L-チロシンを使って，能動輸送を観察する．また，L-メチオニンが共存することによって，L-チロシン単独時に比べて吸収がどのように影響されるかを観察する．

B. 試薬と器具

a. 試薬

❶ 生理的食塩水
❷ Krebs-Ringer（クレブス-リンゲル）リン酸緩衝液（KRPB, pH 7.4）
❸ 1 mM L-チロシン溶液：L-チロシン（分子量 181.2）18.12 mg を 100 mL の KRPB に溶かす．
❹ 1 mM L-チロシン + 5mM L-メチオニン溶液：L-メチオニン（分子量 149.2）37.3 mg を❸で作成した 1 mM L-チロシン溶液 50 mL に溶かす．
❺ 10% TCA 液：TCA 10 g を蒸留水で溶解し，全量を 100 mL にする（TCA は強酸性物質なので皮膚などに付着させないよう注意する．もし付着したときは，水洗する）．
❻ Follin（フォリン）法試薬
　試薬 A：炭酸ナトリウム 20 g を 0.1 M 水酸化ナトリウムで溶解し，全量を 1 L にする．
　試薬 B：硫酸銅五水和物 0.5 g を 1%クエン酸ナトリウム溶液で溶解し，全量を 100 mL にする．
　試薬 C（アルカリ性銅試薬）：試薬 A と試薬 B を 50：1（V/V）の割合で混和する．
　試薬 D（フェノール試薬）：市販のフェノール試薬を蒸留水で 2 倍希釈する．

b. 器具

❶ ピペット　　　　　　　　　　　　❺ 筋肉用注射針
❷ ハサミ　　　　　　　　　　　　　❻ 50 mL 注射器
❸ ピンセット　　　　　　　　　　　❼ ガーゼ
❹ ツベルクリン用注射器　　　　　　❽ 50 mL 三角フラスコ

⑨ゴム栓（4号，50 mL 三角フラスコに栓ができるサイズ）
⑩試験管
⑪遠心管
⑫シャーレ
⑬木綿糸（60番）
⑭振とう機付き恒温槽
⑮遠心機
⑯分光光度計
⑰自動天秤

C. 方法

a. 反転小腸の調製

❶断頭脱血したラットを正中線で開腹して，小腸のトライツ靭帯下部から回腸末端までを腸間膜脂肪組織ができるだけ小腸に付着しないように注意しながら小腸をとりはずす．

❷冷えた生理的食塩水を入れた 50 mL 注射器を使い，小腸の上部から回腸の末端に向けて，生理的食塩水を注入して，小腸内容物を洗浄排出させる．この時，小腸に損傷が無いか確認する．損傷があれば注入した生理的食塩水が漏れたり噴き出す．内容物を洗浄した小腸は生理的食塩水の入ったシャーレに浸ける．

❸ステンレス製のミクロスパーテル（薬さじ）のさじ部分を小腸漿膜側の一端におき，漿膜側を腸管腔（粘膜側）に押し込んでいく．その際，粘膜面のみがお互いに接触して反転していくことになる（図 7.17）．粘膜面を傷つけないよう注意して行う．反転することで内側は漿膜面，外側は粘膜面の反転小腸となる．小腸を一気に反転することが困難な時は適当な長さに切断して行う．反転小腸は冷却した KRPB に浸しておく．

❹吸収実験に使用するため，反転小腸を長さ 3～4 cm に切断しておく．

b. 吸収実験

❶50 mL 三角フラスコに 1 mM L-チロシン溶液，1 mM L-チロシン＋5 mM L-メチオニン溶液を各々 5 mL ずつ入れて準備しておく．

❷切断した反転小腸の一端を木綿糸で結紮（けっさつ）する．結紮糸の端は 1 cm 程度残しておく．結紮する木綿糸は約 10 cm の長さに切り，輪にして前もってたくさん準備しておく（図 7.18）．

❸結紮糸をピンセットでつまみ，反転小腸の他端を濾紙上に付けて小腸に付着している KRPB を濾紙に浸みこませる．この時，粘膜細胞が傷害されるので，反転小腸

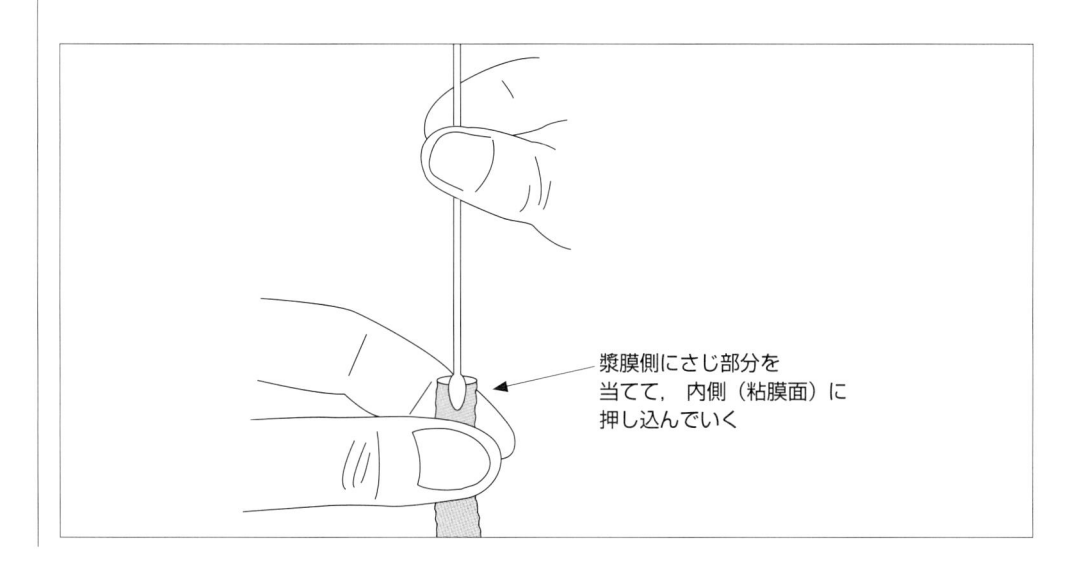

図 7.17 小腸の反転法

漿膜側にさじ部分を当てて，内側（粘膜面）に押し込んでいく

図 7.18　反転小腸の結紮

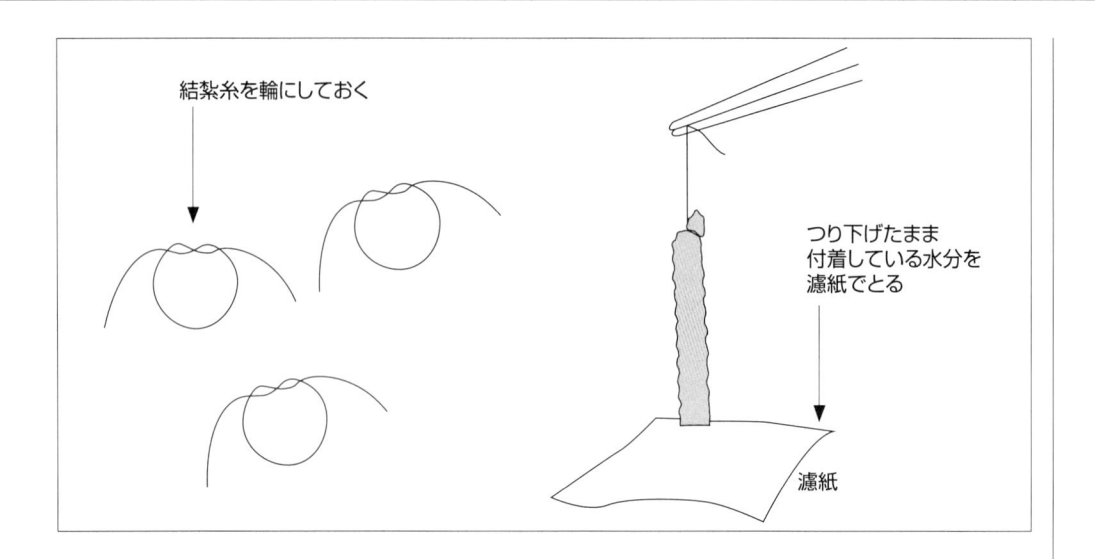

全体を濾紙上に横たえてはならない．

❹結紮した反転小腸は，結紮した端をシャーレ中央側にして，シャーレ蓋上に横たえて他端をシャーレ淵側に置く．

❺反転小腸の結紮していない端（シャーレ淵側）にアミノ酸入りのツベルクリン用注射器（注射針は組織を傷つけないようにやすりで先端を丸くしておく）を挿入して木綿糸で軽く1回結ぶ（図7.19）．

❻注射器内のアミノ酸溶液を注入する．アミノ酸溶液はツベルクリン注射器に正確に2 mL の目盛りまで入れておく．

❼注入後注射針を引き抜くと同時に軽く結紮していた糸をきつく締めて，もう一度結んで結紮を終える．注入側の余分の糸は切断しておく．アミノ酸溶液の注入量は小腸がウインナー様に軽く張る程度（図7.20）．注入量は注射器の目盛りから正確に読み取り記録しておく．注入量は小腸の長さによるが 1 mL 程度（体重 250 g 程度のラットの場合）である．

❽アミノ酸溶液を封入した反転小腸を準備しておいた同種アミノ酸溶液入り三角フラスコ中にそっと入れ，約 30 秒間気相を O_2 に置換したあと，三角フラスコにゴム栓をする（図7.21）．反転小腸のすべての取り扱いは残してある結紮糸をピンセッ

図 7.19　アミノ酸溶液の封入

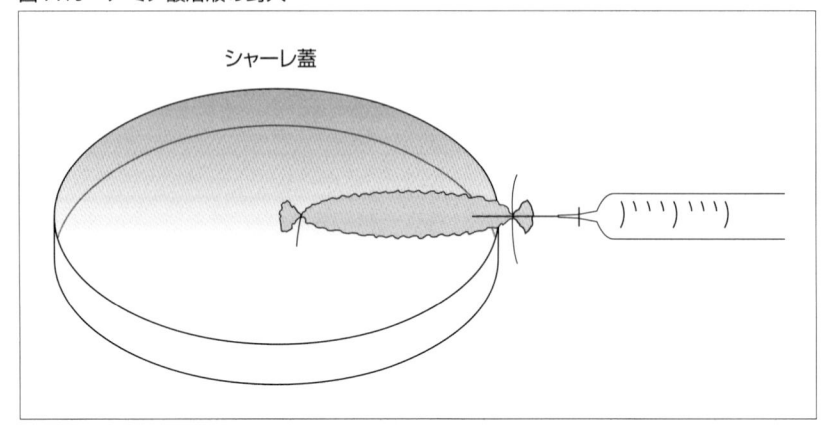

図 7.20　アミノ酸溶液封入後の反転小腸

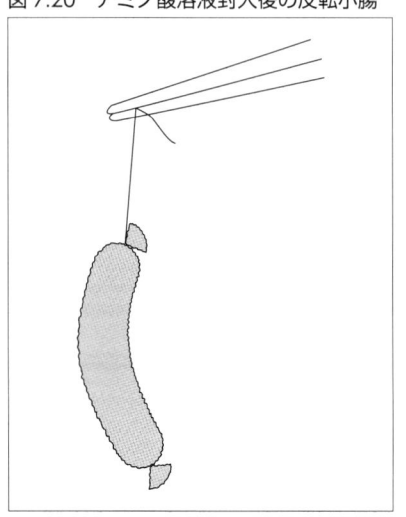

7. 消化器系

図 7.21 気相を O₂ に置換

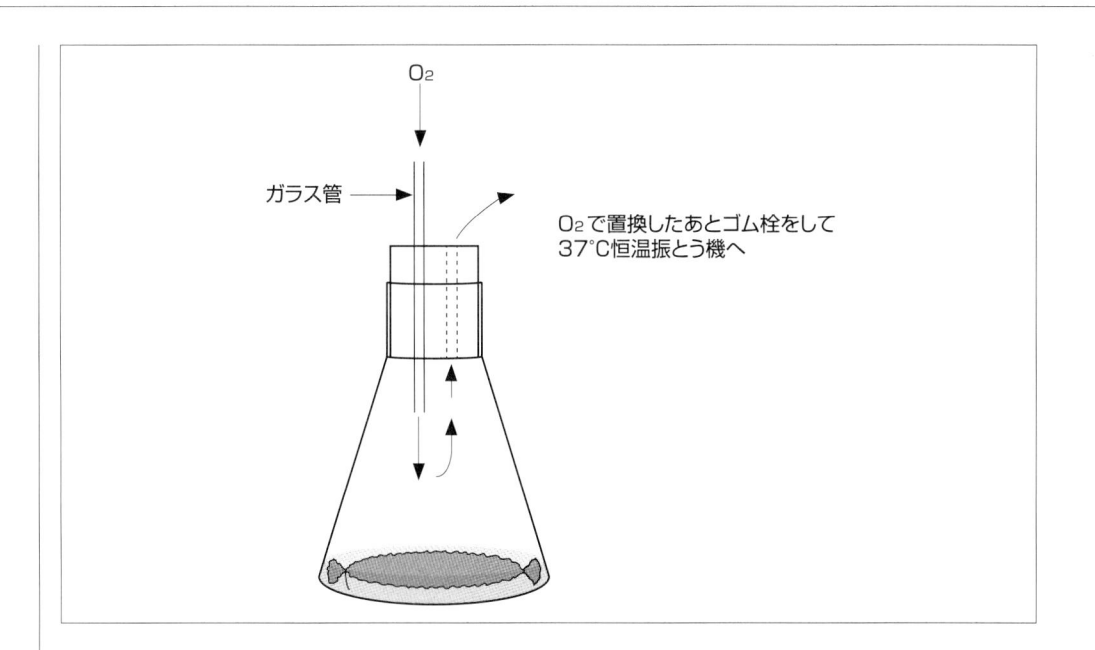

トでつかみ行う.

❾ 反転小腸の入った三角フラスコを恒温槽（37℃）で 30 分間振とう（80 回 / 分）する.

❿ 振とう時間を終えた三角フラスコから反転小腸を残してある糸の一端をピンセットでつまみ取り出し，濾紙に他端をつけて，外液を軽く除く．反転小腸の取り扱いは，あくまでも慎重に行う.

⓫ 自動天秤で取り出した反転小腸の重さを計る（W1）.

⓬ 残り糸の付いていない反転小腸の結紮端を遠心管に差し入れて，内液を外にこぼさないよう，小腸にハサミで切れ込みを入れ，内液を遠心管に移す.

⓭ 内液を取り出した反転小腸は，残っている内液を濾紙で吸い取り，重量を測定，記録する.

⓮ 重量を測定した反転小腸の両結紮間のみの小腸重量（結紮両端は切断除外して）を測定，記録する（W2）．最終内液量は W1 − W2 で求められる．注入量に比べて最終内液量が 10% 以上減量していれば途中で漏れた可能性がある.

⓯ 遠心管に採取した内液を用いて，次のチロシン定量を行う.

c. 吸収実験終了後のアミノ酸濃度測定

❶ アミノ酸原液，内液（反転小腸内液），外液（三角フラスコ内液）をそれぞれ適量遠心管に採取し，それぞれに等量の 10% TCA を加え遠心（3,000 rpm（約 1,000 × g），15 分）したあとの上澄液を用いて，以下の操作を行う.

❷ 試験管に原液と外液は 0.2 mL ずつ，内液は 0.1 mL を取り，蒸留水で 1 mL にして，フォリン法でチロシンを定量する.

d. フォリン法によるチロシンの定量

❶ 試料 1 mL が入った試験管に，フォリン法試薬 C を 5 mL 入れて，よく混和したあと 10 分以上室温で静置する.

❷ 次に，フォリン法試薬 D を 0.5 mL 素早く加えて，直ちによく混和する.

❸ 室温で 30 分以上静置したあと，分光光度計を用いて 660 nm で比色定量する.

D. 計算

チロシンのアミノ酸原液の吸光度を 1 mM として，内液および外液のチロシン濃

度をそれぞれ比例計算によって求める．

E. 課題

1. 当初，内（漿膜側）外（粘膜側）とも同濃度であったチロシン濃度が 30 分間の吸収時間でそれぞれの濃度にどのような変化が生じたか表にしてグラフを描く．
2. メチオニン共存の有無によってチロシン吸収濃度に変化があったか確認する．
3. それぞれの吸収実験で 1 時間あたりのチロシン吸収量（$\Delta\mu$moles/100 mg 小腸湿重量・時）を計算する．
4. メチオニンとチロシンの腸管吸収について考察する．メチオニンに代えて他のアミノ酸を共存させた実験結果から導かれるアミノ酸吸収様式について考察する．

F. 展開

1. 吸収実験時間は，ラット腸管の場合 60 分間なら確実に維持できる．しかし，時間経過につれて粘膜の自己融解や粘液などで外液が濁ってくる．特別な理由がなければ，ハムスター腸管は 90 分間でも粘膜はしっかりしており，吸収も活発で取り扱いやすい．成獣なら小腸全長は約 30 cm ほどである．モルモットは腸管を腸間膜から剥がす際に腸管に穴を開けやすいので注意が必要である．また，腸管の収縮が著明であるため取り扱いが困難である．
2. アミノ酸の腸管吸収は，L 型アミノ酸と D 型アミノ酸で異なるか否かについても検討することができる．
3. 被験物質を共存させた実験結果から，アミノ酸の腸管吸収への影響を調べることができる．
4. 被験物質が小腸でどのような輸送様式（能動輸送か受動輸送かなど）によって吸収されるかを調べることができる．
5. 実験を終えた三角フラスコ内の KRPB 液が白濁するときは KRPB 組成中の $CaCl_2$ を 1/4 に減じて調製する．

8. 血液

　血液は，細胞成分である血球と，液体成分である血漿からなる液性の結合組織である．血液は体重の約1/13（約8%）の重さを占め，成人において約5L存在する．心臓によって血管内に押し出され，全身の細胞にくまなく酸素を運び，二酸化炭素を運び去る．栄養素，ホルモンなどの生理活性物質，産生された熱を運び届ける．血液は生体防御を担う白血球を含み，血管の損傷による出血に対して，血液凝固・線溶系による止血機能も備えている．

8.1 組織学実習

観察のポイント
- 血液塗抹標本を観察し，各血球の形態的特徴を理解する．

8.1.1 血液スメア：塗抹標本の観察

A. 解説

　血液の細胞成分である血球は，赤血球，白血球および血小板に分類される．

　赤血球は，血球の大部分を占め，男性では約500万個/μL，女性では約450万個/μL存在する．赤血球の形態は，直径7〜8μmで核や細胞小器官をもたず，中央が凹んだ円盤状をしている．そのため，中央部分は周囲より明るい色調で観察される．赤血球は鉄を含む色素たんぱく質であるヘモグロビンを含み，酸素や二酸化炭素の運搬を行う．

　白血球は，血液中に約7,000個/μL存在し，細胞質に大型の顆粒を含む顆粒球と顆粒の少ない無顆粒球に大別される．顆粒球は，顆粒の染色性により好中球，好酸球，好塩基球に分けられる．好中球は，白血球の中で最も多く，酸性色素および塩基性色素に対して染色性の低い顆粒をもつ．大きさは直径10〜15μmで赤血球よりも大きい．核は，枝分かれをした分葉核で，塩基性色素に濃染する．食作用や殺菌作用をもつため，細菌感染などで増加する．好酸球は，酸性色素でよく染まる顆粒をもつのが特徴である．大きさは，好中球と比較して同じくらいかやや大きい．核は分葉核で，特に2つに分かれていることが多い．寄生虫感染やアレルギーの際に増加する．好塩基球は，塩基性色素で濃染する顆粒をもち，その中には炎症物質であるヒスタミンが含まれている．好塩基球は白血球中で非常に数が少なく，好中球と比べてやや小さいか同じくらいの大きさである．核は濃く染まる顆粒の存在で形がわかりにく

図 8.1 さまざまな血液細胞（血球）
[標本：安田女子大学，撮影：森田規之]

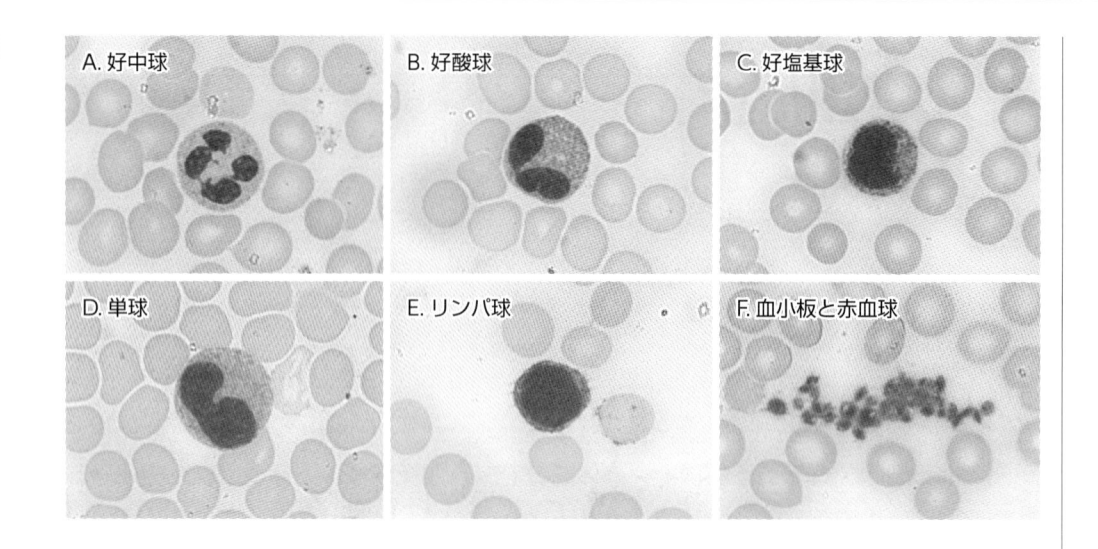

A. 好中球　B. 好酸球　C. 好塩基球
D. 単球　E. リンパ球　F. 血小板と赤血球

いが，2分葉やS字状で観察される．無顆粒球は，単球とリンパ球に分けられる．単球は，最も大きな血球である．核の形は多様で，馬蹄形やそら豆形をしたものが多い．単球は，血管外ではマクロファージとよばれ，食作用を持ち，抗原提示細胞として働く．リンパ球は，赤血球と同程度の大きさを持つ小リンパ球と好中球と同じくらいの大きさの大リンパ球が存在する．大きな円形の核を持つため，細胞質は比較的少ない．液性免疫や細胞性免疫に関与する．

血小板は，血液中に約30万/μL存在する直径約3μmの最も小さな血球である．血小板は巨核球の断片であり，核は持たない．血液凝固に関与するため，減少すると出血傾向を示す．

B. 器具

❶血液塗抹標本，❷顕微鏡，❸色鉛筆

C. スケッチ課題

1. 血球の大きさや形，核の形，顆粒の色を区別し，各血球をスケッチする（図8.1）．

8.2 アドヴァンスト

8.2.1 スメア：標本の作製と染色（ギムザ染色）

A. 原理と目的

血球の形態観察には，血液塗抹標本が用いられる．血液塗抹標本には血球の数や形態の変化が現れるので，疾患の診断にも利用される．血球の核や細胞質中の顆粒を染め分ける最も基本的な染色法として，ギムザ染色がある．ギムザ染色液には塩基性色素としてメチレンブルーやアズール，酸性色素としてエオジンが含まれている．そのため，ギムザ染色では，核のDNAや塩基性顆粒は塩基性色素に染まり，青色から紫色で観察される．また，ヘモグロビンや酸性顆粒は酸性色素で染色され，赤色から赤橙色を呈する．本実習では，血液塗抹標本を作製し，ギムザ染色を行う．

B. ヒトを対象とする実験と研究倫理

ヒトを対象とする研究は，医学研究の倫理原則として1964年に世界医師会で採択され，その後修正が重ねられている「ヘルシンキ宣言」，「疫学研究に関する倫理指針」，「臨床研究に関する倫理指針」などを遵守し，実施されなければならない．生体試料は，「臨床研究に関する倫理指針」において，血液，組織，細胞，体液，排泄物およびこれらから抽出したDNAなどのヒトの体の一部（学術的な価値が定まり，研究実績として十分認められ，研究用に広く一般に利用され，かつ，一般に入手可能な組織，細胞，体液および排泄物ならびにこれらから抽出したDNAなどは含まれない）と定義されている．

ヒトの生体試料を用いる場合には，被験者の福祉を最優先に考え，被験者からインフォームド・コンセント（被験者が研究に関する十分な説明を受け，その内容を理解したうえでの強制の無い同意）を受けなければならない．また，被験者の個人情報の保護に細心の注意をはらい，試料を取り扱う必要がある．さらに実験の際には，生体試料から病原体に感染するリスクがあることを意識し，ディスポーザブル手袋，マスク，白衣を着用し，安全管理を徹底しなければならない．

C. 器具

❶顕微鏡，❷スライドグラス，❸カバーグラス，❹マイクロピペット，❺ドライヤー，❻注射針またはディスポーザブル穿刺器具

D. 試薬

❶血液，❷メタノール，❸ギムザ染色液：市販のギムザ染色液を1/150 Mリン酸緩衝液（pH 6.4）で適宜希釈したものを染色液として使用する，❹消毒用エタノール

E. 方法

❶採血する指を消毒用エタノールで清拭し，注射針（または穿刺器具）を用いて穿刺する．
❷血液をマイクロピペットで5〜10 μL採取し，スライドグラスに一滴のせる．
❸カバーグラスを血液の上にのせ，約30度の角度を保ちながら速やかに移動させ，血液を薄く広げる（図8.2）．
❹スライドグラスをドライヤーの冷風で乾燥させる．
❺血液の塗抹面にメタノールをのせ，3分間固定する．
❻メタノールを捨て，乾燥させる．
❼血液の塗抹面にギムザ染色液をのせ，15分間染色する．
❽血液の塗抹面の裏から水を流し，水洗する．
❾スライドグラスをドライヤーの冷風で乾燥させる．

図8.2 血液塗抹標本の作製

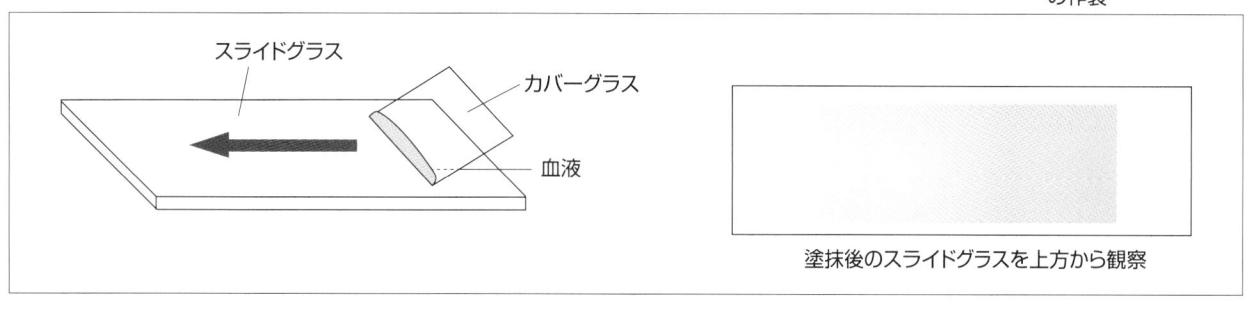

8.3 生理学実習

8.3.1 浸透圧と溶血

A. 原理と目的

ヒトの細胞は，細胞膜で包まれている．細胞膜は半透性の膜で，溶媒は通すが，溶質は通さない性質を持つため，細胞を濃度の異なる溶液に浸すと水の移動が生じる．細胞を体液の浸透圧と等しい等張液に入れた場合，細胞内外の濃度差がないため水の移動は起こらない．体液よりも浸透圧の高い高張液に浸すと細胞内の水が外へ流出するため細胞は縮み，反対に体液よりも浸透圧の低い低張液に浸すと外液から細胞内に水が流入することによって細胞は膨張する．赤血球では，細胞は破裂し溶血する．

本実習では，赤血球を等張液である生理食塩水または低張液である蒸留水に浸した場合の赤血球数の変化を調べ，浸透圧について理解する．ここでは家畜として飼育されているヒツジ（緬羊）の血液を試料とする．

B. 器具

❶赤血球用メランジュール，❷血球計算盤，❸カバーグラス，❹顕微鏡，❺カウンター

C. 試薬

❶緬羊脱線維素血（血液凝固の過程でフィブリノーゲンから生じたフィブリン（線維素）を除去した血液），❷生理食塩水（0.9% NaCl），❸蒸留水

D. 方法

❶血球計算盤にカバーグラスをのせ，カバーグラスの両端を親指で軽く押し付けながら滑らせる．血球計算盤とカバーグラスが密着してニュートンリングとよばれる縞模様ができれば，計算室の深さが 1/10 mm にセットできたことになる（図 8.3A）．

❷血液をメランジュールで正確に 0.5 の目盛りまで吸い，先端に付着した血液はふき取る．

❸生理食塩水または蒸留水を 101 の目盛りまで吸い上げる．

❹メランジュールの両端を中指と親指で押さえ，100 回以上激しく振り，混和する．

❺メランジュールの先端部の液は希釈されていないため，2～3 滴捨てる．

❻❶でセットした血球計算盤とカバーグラスの間にメランジュールの先端をあてて，毛細管現象により希釈した血液を入れる．

❼血球計算盤を顕微鏡にセットし，血球が沈むまで静置する．

❽カウンターを用いて，血球計算盤の中区画（16 個の小区画からなる）5 か所の血球数を数える（図 8.3B，図 8.3C）．中区画を数える際には，中区画を構成する 16 個の小区画を図 8.3D に示すように①から⑯の順番にカウントする．このとき，区画の上辺と左辺は数え，下辺と右辺は数えないなどの法則を決め，二重にカウントされるのを防ぐ必要がある．

図8.3 血球計算盤と区画

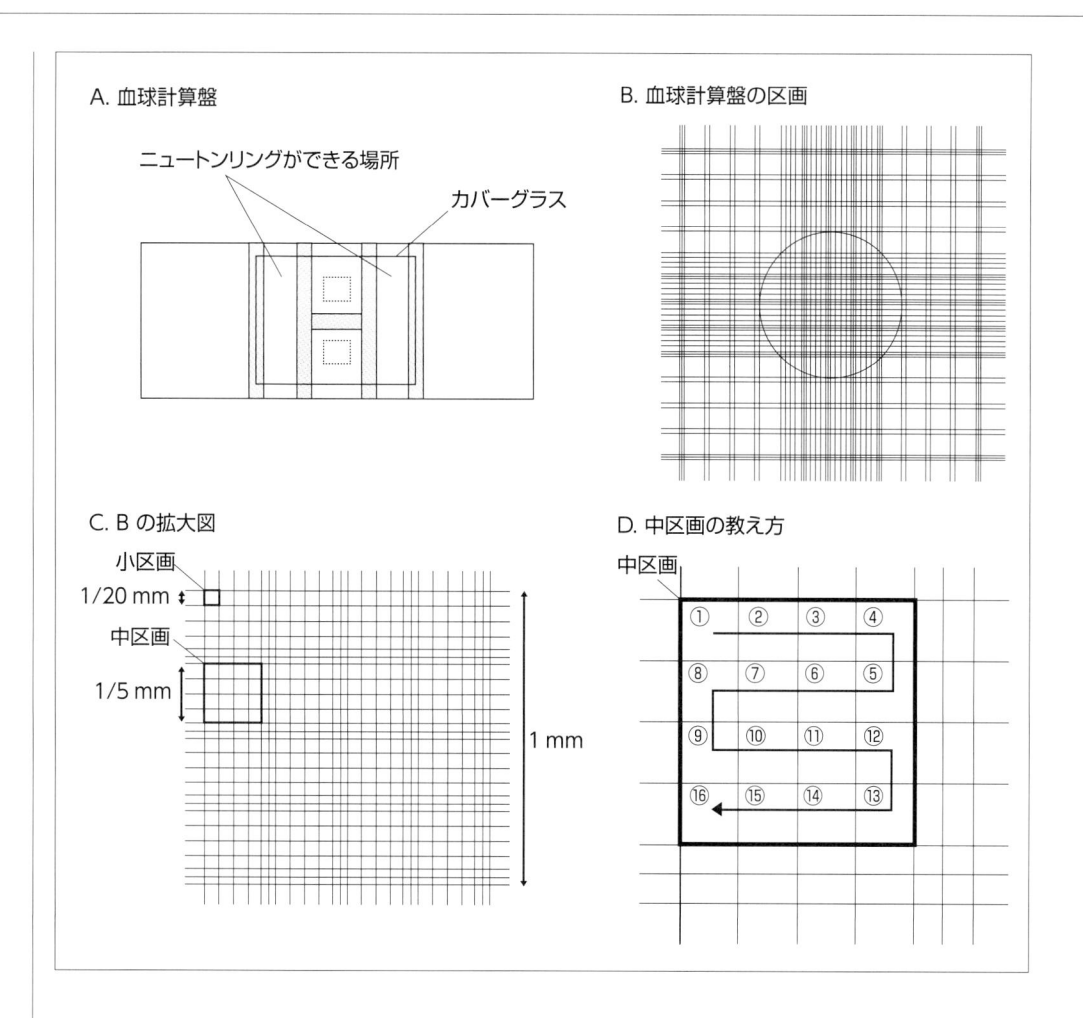

A. 血球計算盤
ニュートンリングができる場所
カバーグラス

B. 血球計算盤の区画

C. B の拡大図
小区画 1/20 mm
中区画 1/5 mm
1 mm

D. 中区画の数え方
中区画
① ② ③ ④
⑧ ⑦ ⑥ ⑤
⑨ ⑩ ⑪ ⑫
⑯ ⑮ ⑭ ⑬

E. 結果

1. 血液 1 mm^3（= 1 μL）中の血球数を算出する．
   小区画の面積は 1/20 mm × 1/20 mm，計算室の深さは 1/10 mm であるから，小区画 1 個の体積は 1/20 × 1/20 × 1/10 = 1/4,000 mm^3 となる．中区画は 16 個の小区画からなるので，中区画 1 個の体積は 1/4,000 mm^3 × 16 個 = 1/250 mm^3，今回計測した中区画 5 個分の体積は 1/250 mm^3 × 5 個 = 1/50 mm^3 である．さらに，血液は 200 倍希釈したので，希釈倍率として 200 を乗じる必要がある．このことから，血液 1 mm^3 中の血球数は，以下の式で求められる．

   血液 1 mm^3 中の血球数＝中区画 5 か所中の血球数× 50 × 200

2. 生理食塩水で希釈した血球数と蒸留水で希釈した血球数を比較する．

F. 課題

1. 浸透圧について説明する．

8.3.2　ヘマトクリット値と血糖値の測定

8.3.2.1　ヘマトクリット値の測定

A. 原理と目的

　血液は，細胞成分である血球と液体成分である血漿から構成される．血液を血管から出してしばらく放置すると凝固する．この凝固物を血餅といい，血餅を遠心分離することによって生じた上清を血清という．これに対して，ヘパリンなどの抗血液凝固剤を加えて血液凝固を阻止し，遠心後に得られる上清を血漿という．血液全体の容積に対して血球の容積が占める割合（%）をヘマトクリット値（Ht）という．血液を遠心分離すると，比重の高い血球は沈澱し，比重の低い血漿は上清として分別される．血球の大半は赤血球であるため，ヘマトクリット値は全血液中の赤血球容積と考えられる．ヘマトクリットの基準値は，成人男性で約45%（40～50%），成人女性で約40%（35～45%）である．

　本実習では，遠心法を用いて，緬羊脱線維素血（めんよう）のヘマトクリット値を測定し，ヘマトクリットの基準値およびその増減の意味を理解する．

B. 器具

❶ヘマトクリット用毛細管，❷ヘマトクリット用遠心機，❸ヘマトクリット読み取り盤，❹パテ

C. 試薬

❶緬羊脱線維素血

D. 方法

❶毛細管の一端を血液に浸し，毛細管現象によって血液を毛細管の約2/3まで吸い上げる．
❷血液に浸した反対側の端を指で押さえ，血液に浸した側をパテにさし込み，封入する．

図8.4　ヘマトクリット読み取り盤

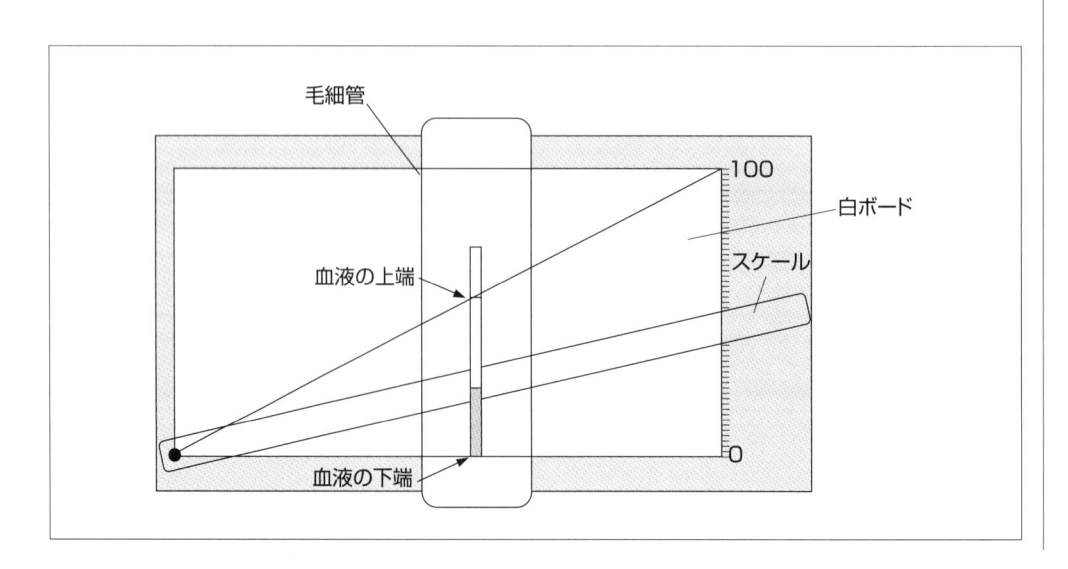

❸ ❷の毛細管は，封入した側が遠心機の外側になるように入れ，11,000 rpm（約 13,000 × g（回転半径により異なる））で 5 分間遠心分離する．
❹ 遠心分離後の毛細管は，全血液の下端が 0，上端が 100 になる位置にヘマトクリット読み取り板にセットする（図 8.4）．
❺ 血球（赤血球）層の上端にスケールを合わせ，目盛りを読み取る．

E. 課題

1．ヘマトクリット値が上昇する疾患および低下する疾患について調べる．

8.3.2.2　血糖値の測定

A. 原理（ムタロターゼ・グルコースオキシダーゼ法）と目的

　血糖は，各組織の重要なエネルギー源である．そのため血糖は，内分泌系や自律神経系による調節機構によって恒常性が維持されている．

　血中において，グルコースはα型とβ型の両方が存在する．ムタロターゼは，異性化酵素でα-D-グルコースをβ型に変換させる．次にグルコースオキシダーゼはβ-D-グルコースを酸化してグルコン酸と過酸化水素を生成させる．ここで生じた過酸化水素は，共存するペルオキシダーゼの作用によって 4-アミノアンチピリンとフェノールを酸化縮合させ，赤色のキノン色素を生成させる．反応液中の赤色色素の吸光度を測定することによって，血清中のグルコース濃度を求めることができる（図 8.5）．

　本実習では，ムタロターゼ・グルコースオキシダーゼ法を用いて，緬羊脱線維素血の血糖値を測定し，血糖値の基準値およびその調節機構について理解する．

図 8.5　ムタロターゼ・グルコースオキシダーゼ法の原理

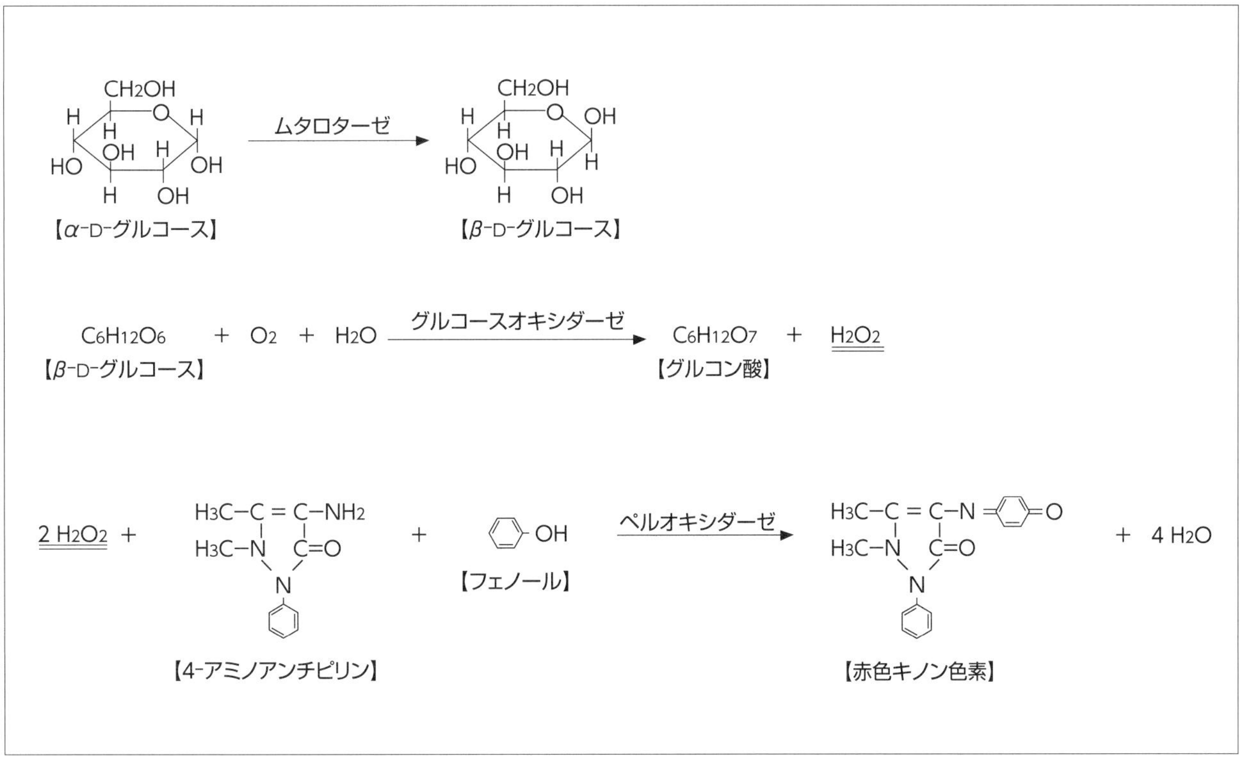

B. 器具

❶試験管, ❷マイクロピペット, ❸メスピペット, ❹恒温槽, ❺分光光度計

C. 試薬

❶緬羊脱線維素血
❷グルコースキット　グルコースCⅡ-テストワコー（和光純薬）
　・グルコース標準液（200 mg/dL）　　・発色試薬

D. 方法

❶血液を3,000 rpm（約1,200 × g（回転半径により異なる））で10分間遠心分離し, 上清（血清）を採取し, 検体とする.
❷表8.1に従い, 試験管に試料および試薬を加える. ブランク, 標準液および検体は, 各2本ずつ準備する.
❸試験管の溶液をよく混和し, 37℃で5分間反応させる.
❹505 nmの波長で吸光度を測定する.

表8.1　操作方法

	ブランク	標準液	検体
蒸留水	20 μL	—	—
グルコース標準液	—	20 μL	—
試料（血清）	—	—	20 μL
発色試薬	3.0 mL	3.0 mL	3.0 mL

E. 結果

1. ブランク, 標準液および検体各2本の吸光度から平均値を算出する.
2. 以下の計算式により, 血糖値を求める.

$$\text{血糖値 (mg/dL)} = \frac{\text{血清の吸光度} - \text{ブランクの吸光度}}{\text{標準液の吸光度} - \text{ブランクの吸光度}} \times 200 \text{ (mg/dL)}$$

F. 課題

1. 血糖値の調節機構について調べる.
2. 血糖値が上昇する疾患および低下する疾患を調べる.

9. 免疫系

　免疫系は，細菌やウイルスなどの病原微生物から生体を防御するはたらきをもつ．免疫系は，リンパ球，マクロファージ，顆粒球などの免疫細胞から構成され，これらは他の血液細胞と同様に骨髄の血液幹細胞から生成される．免疫反応は，Bリンパ球から分化した形質細胞が産生する抗体（免疫グロブリンたんぱく質）による液性免疫と，免疫細胞がウイルス感染細胞や腫瘍細胞に直接作用する細胞性免疫に分類される．

9.1 組織学実習

観察のポイント
- 免疫系を構成する器官の組織，細胞レベルの構造を理解する．
- リンパ球生成の場（中枢リンパ器官）である胸腺と，成熟リンパ球による免疫反応の場（末梢リンパ器官）であるリンパ節や脾臓の組織構造をその機能と関連付けて理解する．
- リンパ器官はおもに無数の小リンパ球から形成され，他の臓器のような明瞭な組織構造は認めにくいので，皮質・髄質などの全体像から構造を理解する．

9.1.1 胸腺

A. 解説

　胸腺は図9.1に示すように胸骨の後方の上部縦隔にあり，左右の2葉からなり，結合組織性の被膜で被われている．胸腺は造血幹細胞からTリンパ球（T細胞）が分

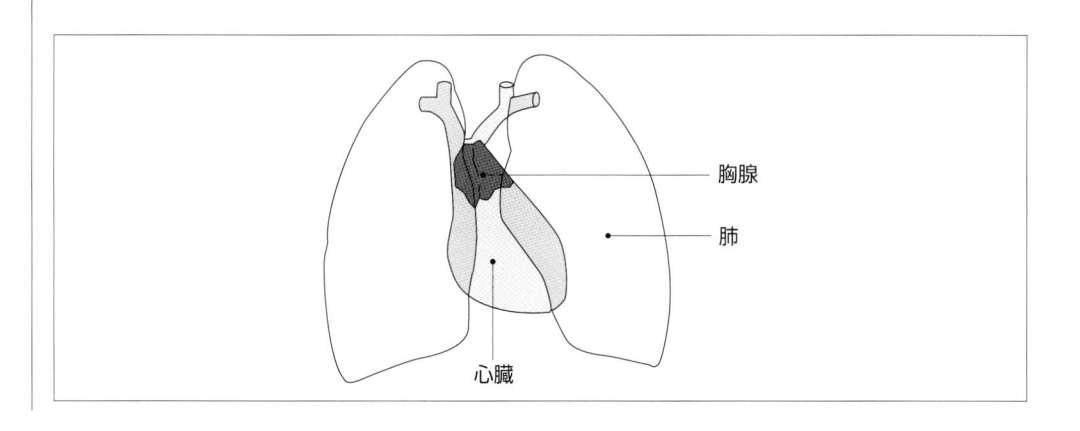

図9.1　胸腺の位置

化・成熟する場である．胸腺では免疫反応は行われない．胸腺は周辺部の皮質と深部の髄質に分けられる．

皮質には未熟なT細胞が多く存在する．外来抗原に反応できないT細胞や，自己抗原に強く反応するT細胞は皮質においてアポトーシスにより除去される．前者は「正の選択」，後者は「負の選択」とよばれる．「負の選択」によりT細胞の自己寛容が誘導される．

一方，髄質には皮質で選択された成熟T細胞が多く存在する．成熟T細胞は髄質に存在する血管を通じて末梢リンパ器官へ移行する．

B. スケッチ課題

1. 胸腺の表面は被膜で覆われ，被膜から結合組織が内部に入り胸腺を多数の小葉に分けている．胸腺の弱拡大像（図9.2）を観察し，皮質（濃く染色されている領域），髄質（薄く染色されている領域），小葉，被膜を示す．
2. 髄質には上皮性細胞が同心円状に配列した，胸腺小体（ハッサル小体）が観察される．胸腺の強拡大像（図9.3）を観察し，胸腺小体を示す．

図9.2　胸腺
［標本：京都府立医科大学，撮影：森田規之］

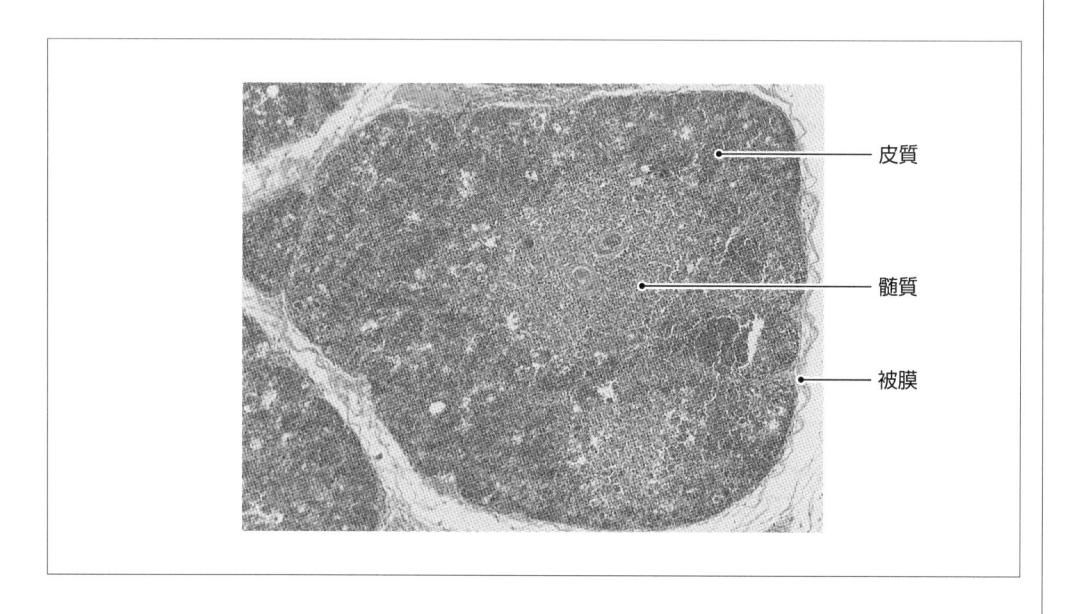

図9.3　髄質の胸腺小体（ハッサル小体）
［標本：京都府立医科大学，撮影：森田規之］

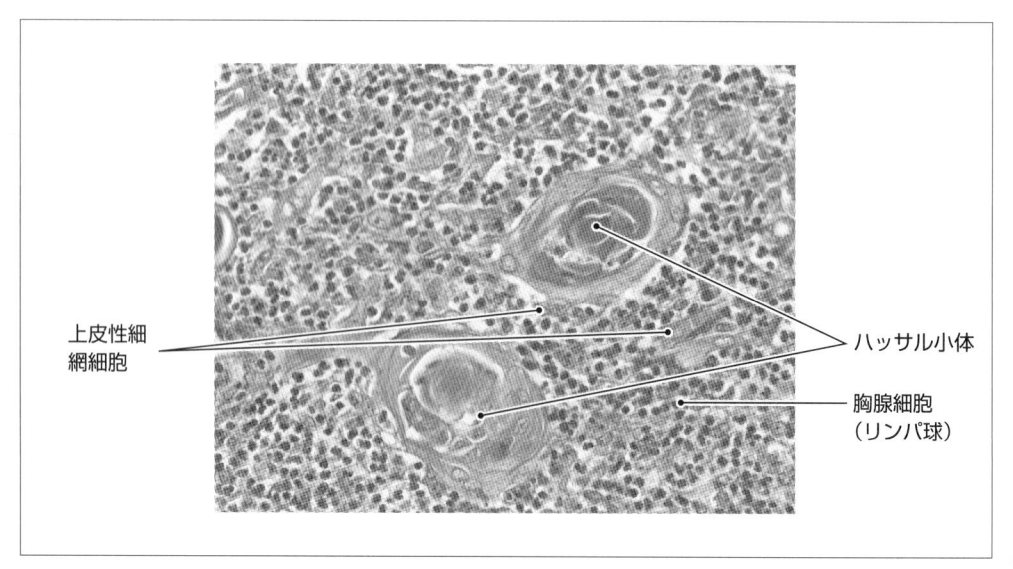

C. Key structure / 注視点

- 皮質と髄質：Ｔリンパ球の分化との関連
- 胸腺小体：上皮性細胞からなるが，自己寛容との関連が示唆されている．

9.1.2 リンパ節

A. 解説

　リンパ管は図 9.4 に示すように全身をめぐる脈管であり，毛細血管からもれ出た血液の液体成分が組織の細胞間隙を灌流したのち，毛細リンパ管に吸いあげられてリンパ液となる．リンパ管の途中にリンパ節が数多くあり，フィルターの役目をしている．リンパ節は生体が免疫反応を行う場であり，ここでリンパ球が抗原に反応して増殖し，抗体を産生する．胸腺で生成されたＴリンパ球や骨髄で生成されたＢリンパ球は血液によってリンパ節に運ばれる．また，抗原や抗原を結合した樹状細胞は輸入リンパ管を流れるリンパ液によってリンパ節に運ばれる．

　リンパ節は周辺の皮質と深部の髄質とに分けられる．皮質には小さい細胞集団の単位としてリンパ濾胞を形成する．リンパ球は髄質の血管を通じてリンパ節に入り，輸出リンパ管から流出する．

　また，皮質のリンパ濾胞にはおもにＢ細胞が存在する．髄質にはおもにマクロファージや抗体産生細胞が存在しＴ細胞はおもに皮質と髄質の境界（傍皮質部）に存在する．免疫反応が起きると，Ｂリンパ球が増殖しリンパ濾胞の中心部に胚中心とよばれる領域が形成される．

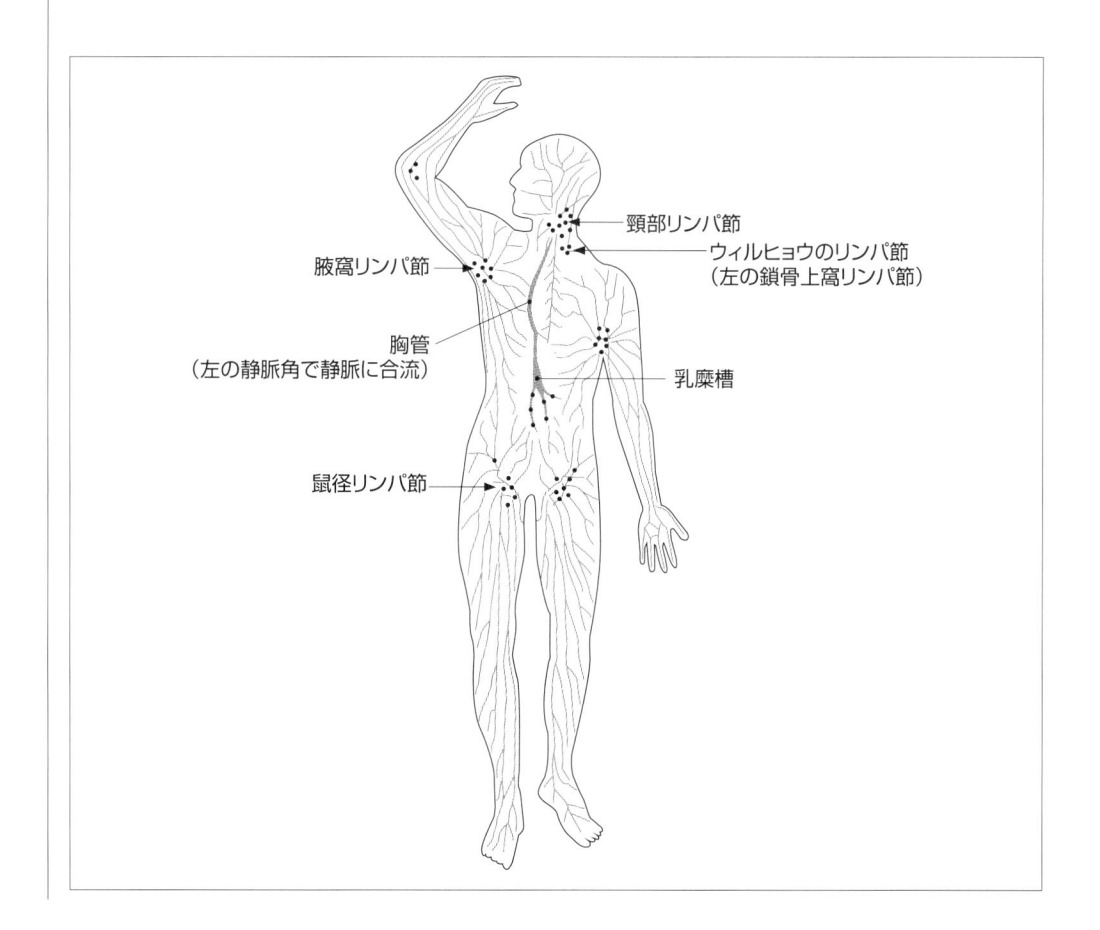

図 9.4　全身のリンパ系
乳糜とは，小腸で吸収された脂質を運ぶキロミクロンというリポたんぱく質を含むリンパのこと．

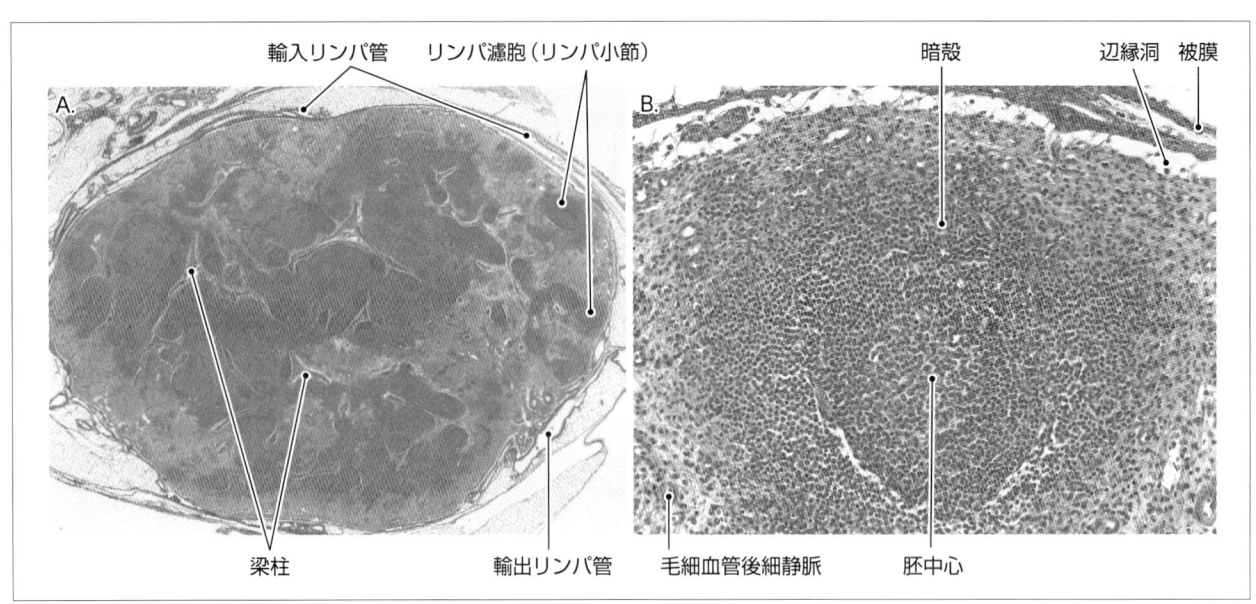

図 9.5 リンパ節（A）とリンパ濾胞（B）
[標本：京都府立医科大学，撮影：森田規之]

（図の標識：輸入リンパ管，リンパ濾胞（リンパ小節），梁柱，輸出リンパ管，暗殻，辺縁洞，被膜，毛細血管後細静脈，胚中心）

B. スケッチ課題

1. リンパ節は周囲を被膜で覆われており，内部の細胞の集りは周辺の皮質と深部の髄質とに分けられる．皮質にはリンパ濾胞（リンパ小節），その辺縁には輸入リンパ管が認められる．髄質には血管が見られる．リンパ節の弱拡大像（図9.5A）を観察し，被膜，輸入リンパ管，皮質，髄質，リンパ濾胞を示す．
2. リンパ濾胞の強拡大像（図9.5B）を観察し，胚中心を示す．

C. Key structure / 注視点

- 皮質と髄質：免疫反応との関連
- 血管とリンパ管：リンパ球や抗原のリンパ節への出入りとの関連を理解する．
- 胚中心：免疫反応が起きるとリンパ節が腫れるのは，多数の胚中心が形成されるからである．

9.1.3 脾臓

A. 解説

脾臓は胃のうしろ，膵尾部の先で横隔膜と接している．脾臓は赤血球が処理される場である赤脾髄と，リンパ球が多く存在し免疫反応の場である白脾髄に分けられる．赤脾髄は洞構造を形成している（脾洞）．また，白脾髄は脾小節（リンパ小節）よりなり，その中央に中心動脈が認められる．白脾髄と赤脾髄の境界に辺縁域がある．

B. スケッチ課題

1. 脾臓の弱拡大像（図9.6）を観察し，白脾髄（おもに青く染色されている領域）を中心にスケッチし，赤脾髄（おもに赤く染色されている領域で赤血球が豊富），脾小節，中心動脈を示す．

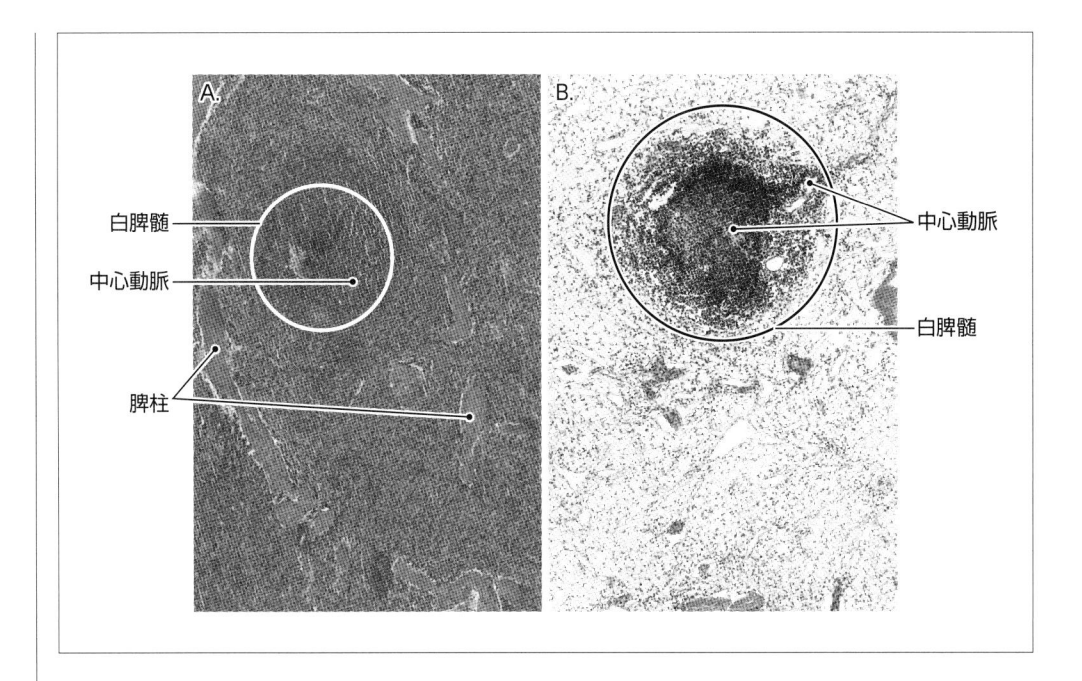

図 9.6 脾臓
B：灌流によって血液を除いている
［標本：京都府立医科大学，撮影：森田規之］

C. Key structure / 注視点

- 白脾髄と脾小節：Tリンパ球やBリンパ球が存在し，リンパ節と同様に免疫反応を行う．

9.2 免疫学実習

9.2.1 免疫沈降反応

A. 背景と目的

　一般的にヒトは一度感染した病原体には二度と感染しない．これを「二度なし現象」とよび，このはたらきは免疫応答のうち適応免疫（獲得免疫）に分類される．適応免疫を担うおもな機能分子は体液中に存在する抗体（免疫グロブリン）たんぱく質である．抗体は病原体やその毒素などの抗原に特異的に結合し，生体内から除去する．
　この抗原 - 抗体反応により形成される抗原 - 抗体複合体は免疫複合体とよばれる．抗体と抗原がある適切な比率（モル比）で結合すると，非常に大きな免疫複合体が形成され最終的に沈澱する．この反応は免疫沈降反応とよばれ，肉眼で確認できる．
　本実習では抗原 - 抗体反応を理解するために，免疫沈降反応を重層法により行う．本法は可溶性抗原あるいは抗体の存在を，簡便かつ迅速に知るための定性的沈降反応の一つである．抗原溶液と抗体溶液を重層して，両者の境界面に白濁した沈降輪が形成されるのを観察する．

B. 試薬と器具

❶抗原：ウシ血清アルブミン溶液（抗原用緩衝液，EDTA-PBS で 1 mg/mL に希釈したもの）
❷抗体：ウサギ抗ウシ血清アルブミン抗血清（ゼラチン入りの抗血清用緩衝液，EDTA-

PBS で 10 倍希釈したもの）

❸ 正常ウサギ血清：（免疫されていないウサギの血清；ゼラチン入りの緩衝液，EDTA-PBS で 10 倍希釈したもの）

❹ 抗原希釈用緩衝液：EDTA-PBS（10 mM EDTA，150 mM NaCl，25 mM リン酸緩衝液 (pH 7.2)）

❺ 抗血清希釈用緩衝液：EDTA-PBS ＋ 0.05% ゼラチン

❻ 反応用小ガラス試験管（外径 4 mm × 長さ 40 mm のダーラム管）

❼ マイクロピッペターおよびチップ

❽ 黒い紙

C. 方法 (図 9.7)

❶ 小試験管に 1～4 の番号を書き，試験管立てに一列に並べる．

❷ 表 9.1 に従って，各試験管に抗血清あるいは正常血清 150 μL をマイクロピッペッターで試験管の底に加える．その際，できるだけ泡が生じないようにする．

❸ 緩衝液または抗原 150 μL を下の液面を乱さないように重層し，静置する．

❹ 10 分後に観察する．試験管の後方に黒い紙などを置くと判定しやすい．抗原と抗体の接触面付近に白濁した輪が生じたものを陽性反応とする．長く置きすぎると非特異的に薄い白濁が生じる．

❺ 試験管番号 1～4 の結果（沈降輪）を判定する．

D. 課題

1. 抗原抗体反応により白濁した沈降輪が形成される．そのメカニズムを抗体たんぱく質の構造と機能の観点から考察する．
2. 抗原や抗体を希釈するとき，中性の緩衝液を用いる理由を考察する．もし強い酸性の緩衝液を用いるとどうなるか考える．

図 9.7 免疫沈降反応 重層法

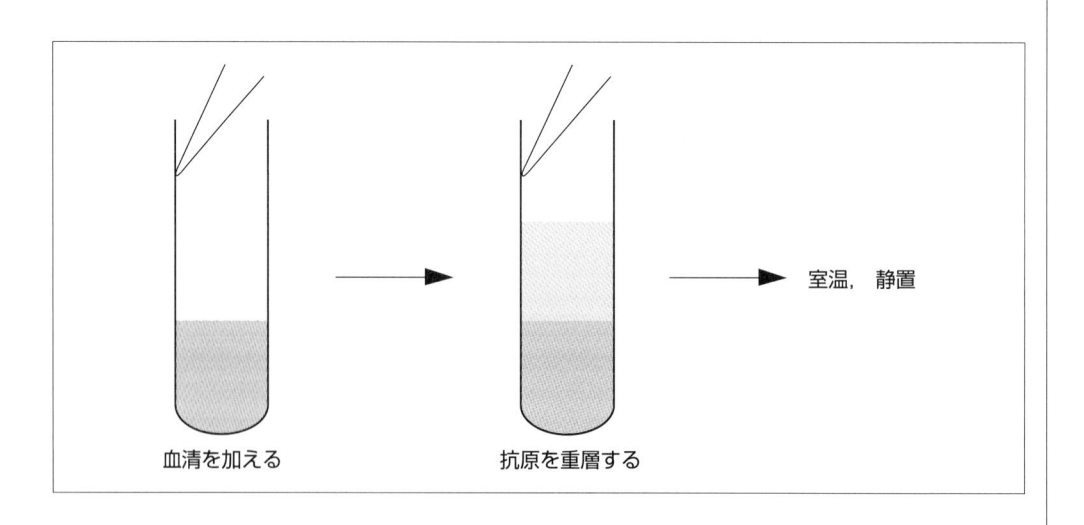

表 9.1 抗原と抗血清の組み合わせ

試験管番号	1	2	3	4
上層	緩衝液	緩衝液	抗原	抗原
下層	正常血清	抗血清（抗体）	正常血清	抗血清（抗体）

表 9.2 ABO 式血液型における凝集原と凝集素

	A型	B型	O型	AB型
凝集原（赤血球）	A	B	なし	AとB
凝集素（自然抗体）	抗B	抗A	抗Aと抗B	なし

9.2.2　赤血球凝集反応による ABO 式血液型の判定

A. 背景と目的

　赤血球はそれに対する抗体と反応すると，赤血球どうしが抗体で架橋され大きな塊を形成する．これを赤血球凝集反応とよぶ．ABO 式血液型は他の血液型と異なり，ヒトは血清中に自己血球にない血液型抗原（凝集原）に対する抗体（凝集素）を先天的にもっている（自然抗体とよぶ，表 9.2）．異型血球の輸血は抗原－抗体反応（赤血球凝集反応）により重篤な副作用を生じる．日本人の ABO 式血液型の分布はおおむね A 型：B 型：O 型：AB 型＝ 4：2：3：1 の割合になる．本実習では自分の血液を少量採取しこの赤血球凝集反応を用いて，ABO 式血液型の判定を行う．

B. 試薬と器具

❶抗 A 型判定用抗体
❷抗 B 型判定用抗体
❸スライドグラス
❹採血用穿刺針：感染の心配のない市販の安全な使い捨て用器具を用いる．
❺つまようじ

C. 方法 （図 9.8）

❶採血用穿刺針で指を軽く刺し，少量の血液をスライドグラス上の 2 か所に採取する．
❷直ちに，スライドグラスを机の上に置き，抗 A 型判定用抗体と抗 B 型判定用抗体それぞれを血液 1 か所ずつに滴下する．その際，抗体どうしが混ざらないように注意する．
❸つまようじの両端それぞれで，2 か所の血液 - 抗体混合液をよく混ぜる．その際，抗体どうしが混ざらないように注意する．
❹5 分以内に赤血球の凝集を観察し，表 9.3 にしたがって血液型を判定する．

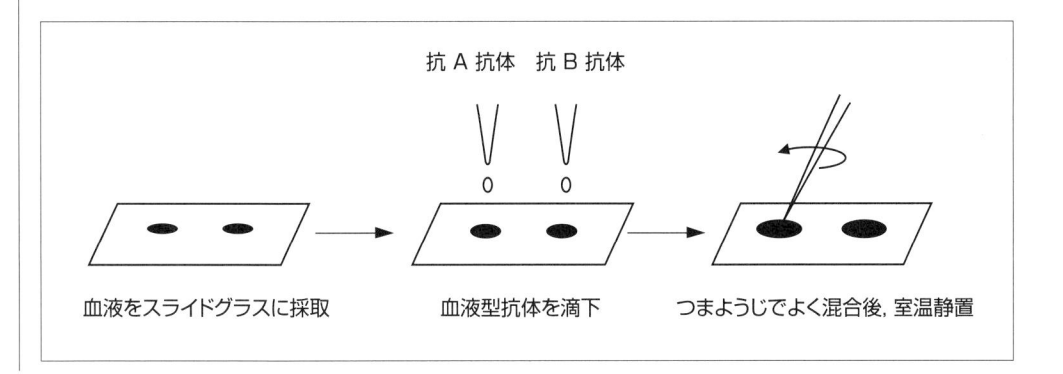

図 9.8　血液型の判定

血液をスライドグラスに採取 → 血液型抗体を滴下 → つまようじでよく混合後，室温静置

表 9.3 ABO 式血液型の判定

抗 A 型判定用抗体	抗 B 型判定用抗体	ABO 式血液型
＋	－	A 型
－	＋	B 型
＋	＋	AB 型
－	－	O 型

D. 課題

1. 自分の血液の凝集像を簡単にスケッチし，血液型を判定する．

9.3 アドヴァンスト

9.3.1 赤血球凝集反応と補体による溶血反応

A. 背景と目的

　本実習ではヒツジ赤血球（sheep red blood cell：SRBC）とウサギを SRBC で免疫して作成された抗 SRBC 抗血清を用いて赤血球凝集反応を観察する．また，抗体の濃度と凝集反応の関係を調べる．

　補体という血液たんぱく質（多くの種類の補体を含む）は細胞膜に結合した抗体に反応し活性化される．活性化された補体は複雑な多段階の反応を経て，最終的に細胞膜にドーナッツ状の穴を形成し，細胞を溶かす．細菌に結合した抗体はこの補体反応を介して，細菌を殺す．本実習では上記の SRBC と抗 SRBC 抗体の結合物に補体を加えて，溶血が起こるのを観察する．

B. 試薬と器具

❶緩衝液：ベロナール緩衝液に 0.1％の濃度でゼラチンを溶かす．
❷ウサギ抗 SRBC 抗血清（56℃，30 分処理し，補体を不活化してある．緩衝液で 2 倍に希釈されている）
❸正常ウサギ血清（免疫されていないウサギの血清で 56℃，30 分処理してある．緩衝液で 2 倍希釈されている）
❹赤血球：1％ SRBC（緩衝液で懸濁）
❺ウサギ補体：緩衝液で 5 倍希釈．
❻マイクロプレート：プラスチック製の U 底プレート．12 × 8 列 =96 の穴（ウェル）が空いている．
❼25 μL ダイリューター：金属の棒の先に試料採取用のループがついており，ループに入る液量は 25 μL に調節されている．
❽25 μL ドロッパー：一滴 25 μL に調節されている．
　ダイリューターとドロッパーを利用できない場合はマイクロピッペッターを用いる．
❾200 μL マイクロピッペッターおよびチップ

⑩12 連マイクロピッペッター
⑪12 連マイクロピッペッター用溶液リザーバー

C. 方法

a. 赤血球凝集反応

❶抗血清の希釈列（2倍希釈列）を2列つくる．マイクロプレートの第1列および第2列の第1ウェルから第12ウェルに，緩衝液をドロッパー（あるいは12連マイクロピッペッター）で25 μLずつ，滴下する．プレートを水平に保ったまま左手で持ち，右手でプレートの側面を軽くトントンとたたいて，緩衝液を完全に底に落とす．

❷ダイリューターで正常ウサギ血清または抗SRBC抗血清を25 μL採取し，それぞれ第1列および第2列の第1ウェルに入れ，ダイリューターを手で回転させ十分混合する（約10回）．次にダイリューターを第2ウェルに移し，手で回転させ十分混合する．以下，同様の操作を繰り返し，第12ウェルまで希釈する．マイクロピッペッターの場合は血清を25 μL第1ウェルに入れ，よく混合する．次に液を25 μLとり第2ウェルに移しよく混合する．以下，同様の操作を繰り返し，第12ウェルまで希釈する．

❸抗原（1% SRBC）をドロッパー（あるいは12連マイクロピッペッター）で25 μLずつ，すべてのウェルに滴下する．

❹室温で静置し，反応させる．反応開始後約45分で赤血球の凝集を観察し，ワークシート9.1を用いてスケッチし，抗血清の凝集力価を判定する．凝集力価とは凝集を起こす希釈倍数で，2^nで表す．

b. 補体溶血反応（図9.9）

❶前項❹で凝集反応を観察した後，つまようじで凝集塊をばらばらにする（できるだ

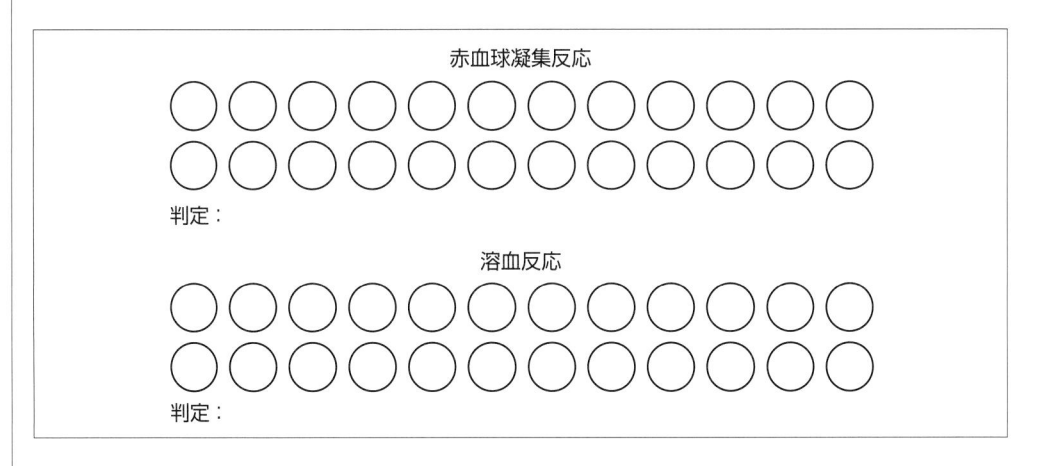

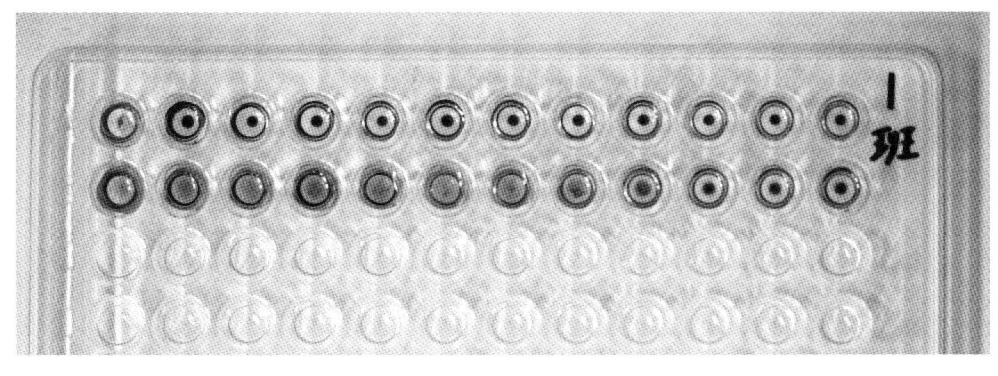

ワークシート9.1 赤血球凝集反応と溶血反応の結果

図9.9 補体溶血反応
30分間の補体反応の後，遠心分離した．丸底ウェルの中央に溶血していない赤血球が集まる．上段の正常血清では，左端ウェル（2倍希釈）で溶血がみられた．下段の抗SRBC抗血清では，左端ウェルから順に，右端から3番目のウェル（1024倍希釈）まで溶血がみられた．
［撮影：森田規之］

け細かく).
❷補体をドロッパー（12連マイクロピッペッター）で25 μLずつ，すべてのウェルに滴下する．
❸37℃のインキュベーター内で静置し，反応させる．反応開始後45～60分で赤血球の溶血（緩衝液が透明な赤色になる）を観察し，ワークシート9.1を用いてスケッチし，補体の溶血力価（溶血を起こす希釈倍数）を判定する．また，前項❹の抗血清の凝集力価の結果と溶血力価を比較する．

D. 課題

1. C.a ❹の抗血清の凝集力価とC.b ❸の補体の結果と溶血力価を比較し，考察する．
2. 補体が細胞膜を破壊するメカニズムを調べて簡潔にまとめる．

E. 展開

赤血球凝集法はヒトの血中抗体価の測定に臨床検査でも用いられている．たとえば，インフルエンザに対する抗体価の測定は，インフルエンザウイルス自身による赤血球凝集反応を抑制する活性として定量されている（赤血球凝集抑制試験）．方法論の相違を考える．

10. 循環器系

　血液の循環を行う心臓血管系と，リンパの循環を行うリンパ系からなる．心臓血管系は心臓と血管（動脈，毛細血管，静脈）からなり，心臓は，血管の中に血液を力強く押し出し，血管は，酸素や栄養素など，生存と代謝活動に必要な物質を，全身の細胞に行き渡らせ，生じた老廃物や不要物を運び去る．毛細血管から濾し出された間質液の一部や，腸管から吸収された脂質や脂溶性ビタミンはリンパとしてリンパ管内を流れ，内頸静脈と鎖骨下静脈の合流点から血液に流れ込む．

図10.1　循環系
［福本哲夫，解剖生理学人体の構造と機能第2版，p.52，講談社］

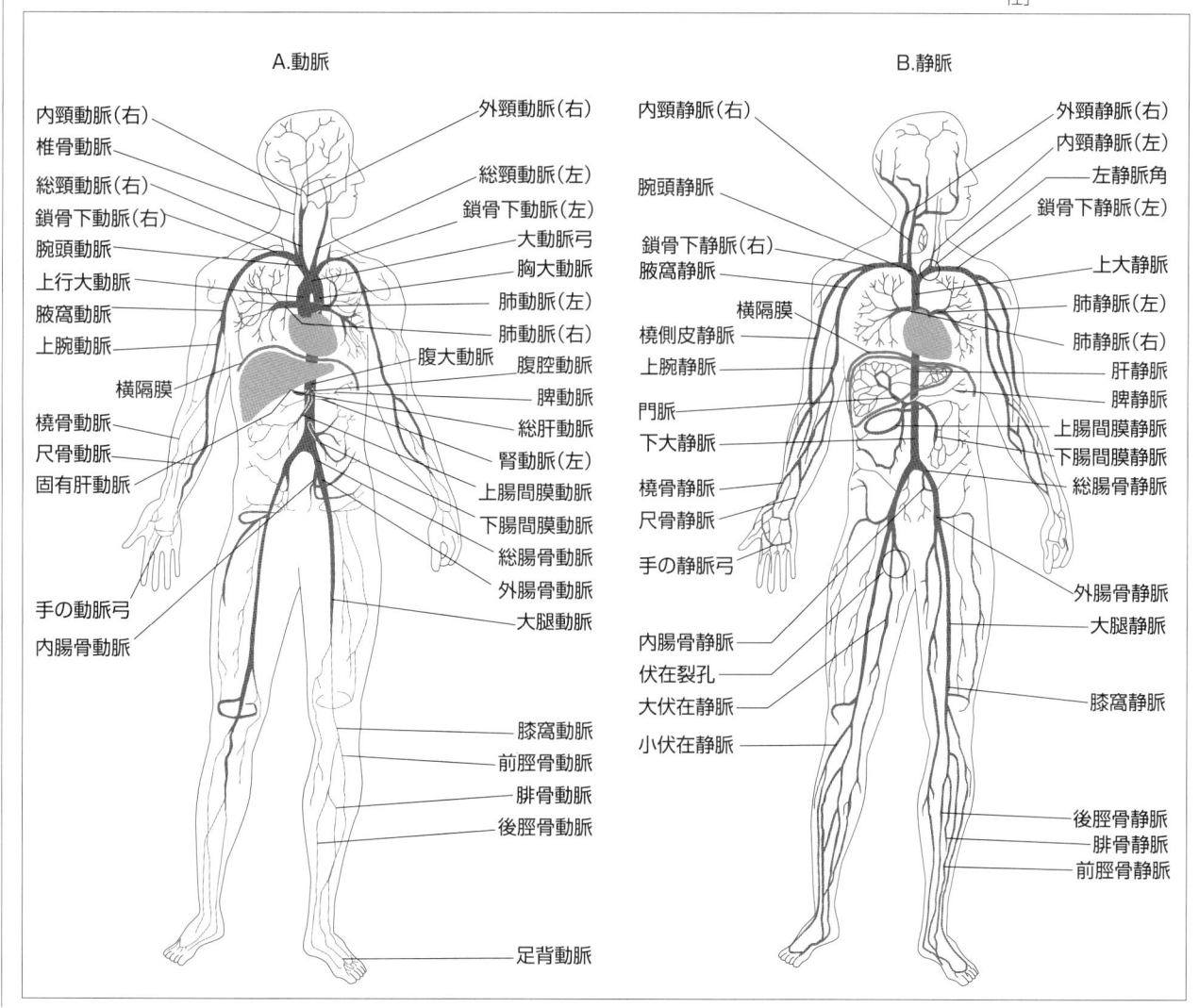

A. 動脈

内頸動脈（右）
椎骨動脈
総頸動脈（右）
鎖骨下動脈（右）
腕頭動脈
上行大動脈
腋窩動脈
上腕動脈
横隔膜
橈骨動脈
尺骨動脈
固有肝動脈
手の動脈弓
内腸骨動脈

外頸動脈（右）
総頸動脈（左）
鎖骨下動脈（左）
大動脈弓
胸大動脈
肺動脈（左）
肺動脈（右）
腹大動脈
腹腔動脈
脾動脈
総肝動脈
腎動脈（左）
上腸間膜動脈
下腸間膜動脈
総腸骨動脈
外腸骨動脈
大腿動脈
膝窩動脈
前脛骨動脈
腓骨動脈
後脛骨動脈
足背動脈

B. 静脈

内頸静脈（右）
腕頭静脈
鎖骨下静脈（右）
腋窩静脈
横隔膜
橈側皮静脈
上腕静脈
門脈
下大静脈
橈骨静脈
尺骨静脈
手の静脈弓
内腸骨静脈
伏在裂孔
大伏在静脈
小伏在静脈

外頸静脈（右）
内頸静脈（左）
左静脈角
鎖骨下静脈（左）
上大静脈
肺静脈（左）
肺静脈（右）
肝静脈
脾静脈
上腸間膜静脈
下腸間膜静脈
総腸骨静脈
外腸骨静脈
大腿静脈
膝窩静脈
後脛骨静脈
腓骨静脈
前脛骨静脈

10.1 組織学実習

観察のポイント
- 固有心筋および特殊心筋を観察し，構造を理解する．
- 動脈および静脈，毛細血管のそれぞれの基本的構造を観察し，特徴を理解する．

10.1.1 固有心筋と特殊心筋（図10.2）

A. 解説

心筋は，固有心筋と特殊心筋に大別される．固有心筋は，収縮・弛緩を繰り返して心臓のポンプ機能の原動力を生み出し，特殊心筋は，刺激伝導系を構成する．

a. 固有心筋

固有心筋は横紋筋であるが，骨格筋と異なり不随意筋である．隣接している心筋線維どうしは，介在板とよばれる細胞間結合装置（ギャップ結合が発達）で連結され，心筋が同調して収縮するのに有利な構造をとる．光学顕微鏡レベルでは，介在板は光輝線として観察できる．

b. 特殊心筋

心臓が60〜80回／分のリズムで規則正しく拍動するのは，心臓の電気的活動による．電気的活動によって起こる心臓の自動収縮を，特殊心筋組織からなる刺激伝導系が調節する．刺激伝導系は，右心房の上大静脈の入り口近くにある洞房結節（キース・フラック結節），右心房の下内側壁で冠状静脈洞の開口部付近にある房室結節（田原結節），ヒス束，右脚，左脚およびプルキンエ線維からなる．洞房結節が心臓の拍動のリズムをつくるペースメーカー（歩調とり）となり，生じた興奮は房室結節，ヒス束から右脚，左脚に分かれて心室中隔を下り，心室に分布するプルキンエ線維に伝えられる．結節，束ともに，特殊心筋は固有心筋と連結している．特殊心筋にも筋原線維はみられるが，収縮・弛緩が主役ではなく，おもな機能は刺激の伝導である．

図10.2 心臓の刺激伝導系

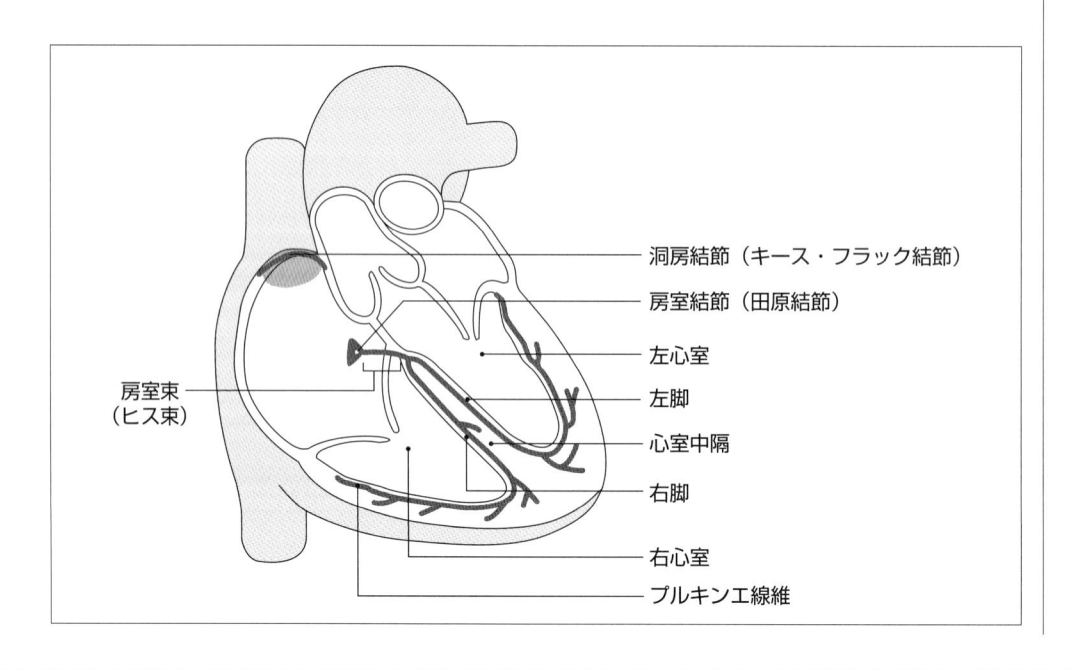

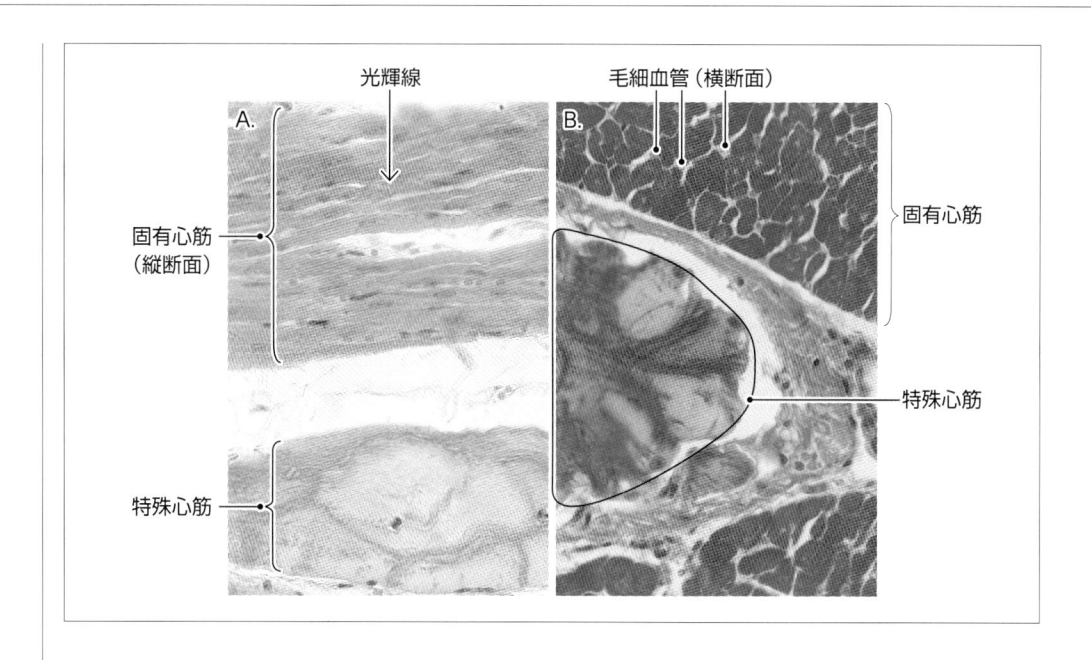

図10.3 心筋
A：HE染色，B：マッソン・ゴールドナー染色
[標本：京都府立医科大学，撮影：森田規之]

B. スケッチ課題

固有心筋・特殊心筋をそれぞれ観察し，スケッチする．

1. 固有心筋：固有心筋では横紋を確認し，心筋線維が分岐し，近接した心筋線維と接合する様子をスケッチし，光輝線（介在板）を示す．ふつう，核は細胞の中央に1つ存在する．
2. 特殊心筋（プルキンエ線維など）：特殊心筋細胞は，固有心筋細胞より太く，グリコーゲンやミトコンドリアを豊富に含むことで明るく染色性が薄い．しばしば2核の細胞である．

C. Key Structure / 注視点

- 固有心筋にみられる光輝線（介在板）
- 固有心筋とプルキンエ線維の違いを確認すること．

10.1.2 血管（図10.4）

A. 解説

心臓から送り出された血液は血管を通って全身に運ばれ，ガスの交換やさまざまな

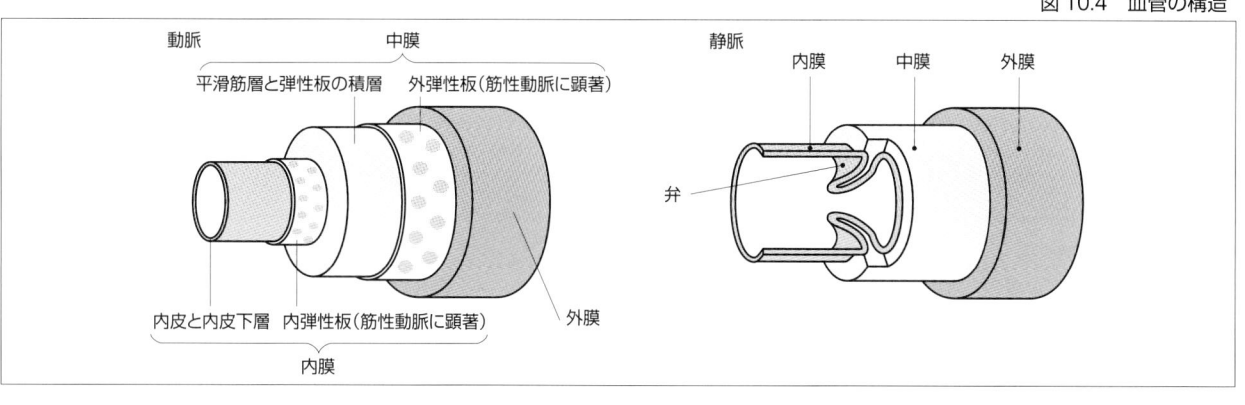

図10.4 血管の構造

物質や体熱の運搬などを行う．血管は心臓から出ていくものを動脈，心臓にかえってくるものを静脈といい，構造的にも違いがみられる．血管の壁は，内膜・中膜・外膜の3層からなる．内膜は内皮とよばれる単層の扁平上皮と，その下にある少量の結合組織からなる．中膜は輪走する平滑筋線維からなり，外膜はその周囲にある結合組織である．

　動脈では，中膜の輪走筋が緻密で厚い層をなし，多量の弾性線維を含む．特に大動脈をはじめとする心臓に近い動脈では，弾性線維が平滑筋の量をしのぐ（弾性動脈）．弾性動脈は末梢にいくに従い分枝し細くなり，壁には弾性成分に代えて平滑筋線維を多く含むようになる．これを筋性動脈とよび，中径の動脈や小動脈がこれに含まれる．動脈はさらに分枝を繰り返し，壁にわずかな平滑筋層を有する細動脈となり，毛細血管網に連続する．毛細血管は，その壁が内皮細胞の一層だけでできているものであって，平滑筋も弾性線維も完全に欠如している．静脈も動脈と同じように，その大きさに従い，大径の静脈，中径の静脈および小静脈，そして細静脈に分けられ，その壁は，基本的には内膜・中膜・外膜の3層よりなる．静脈では一般に中膜が薄く，輪走筋がまばらである．弾性線維も静脈よりはるかに少ない．特に重力に逆らい心臓に血液を送り込む静脈，たとえば四肢の静脈には静脈弁が存在し，血液が重力方向に逆流することを妨げている．

B. スケッチ課題

　大動脈や大静脈，小動脈や小静脈，毛細血管をそれぞれ観察し，スケッチする．

1. 小静脈に比べて小動脈は厚い壁と小さな内腔をもっている．小動脈の内膜，中膜，外膜を確認する．内膜は内皮，内皮の下の結合組織層，内弾性板でできている．中膜は主として輪走平滑筋層でできており，その間に細い弾性線維が散在している．外膜は結合組織からなり，その中に神経線維と血管を含んでいる．
2. 小静脈の内膜は細い膠原線維と弾性線維の非常に薄い層でできている．中膜は結合組織中にまばらに埋まった輪走平滑筋線維の薄い層でできている．外膜は結合組織の厚い層でできている．
3. 内皮細胞でできている毛細血管をスケッチする．

図10.5　大動脈（A，B）と大静脈（C，D）
BとD：アルデヒドチオニンによる弾性線維染色．
［標本：京都府立医科大学，撮影：森田規之］

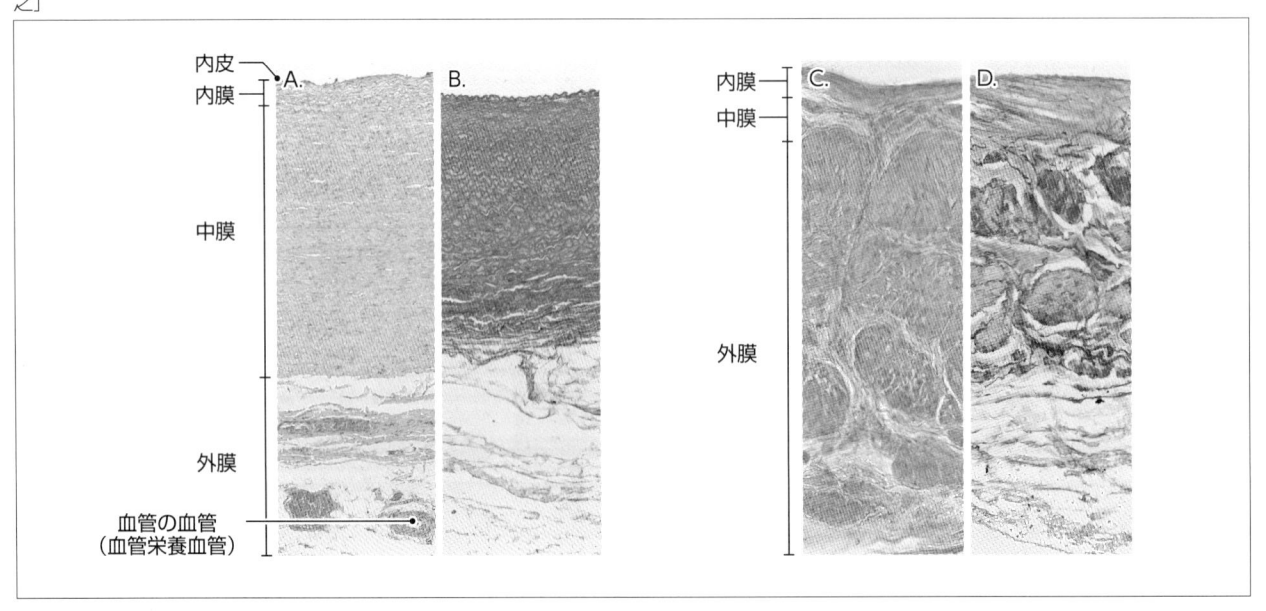

C. Key Structure / 注視点

- 動脈：小動脈・弾性動脈・筋性動脈／内膜・中膜・外膜
- 静脈：内膜・中膜・外膜
- 毛細血管

図10.6 筋性動脈（A），末梢の血管（B, C）小動脈と小静脈（弾性線維染色）
［標本：京都府立医科大学，撮影：森田規之］

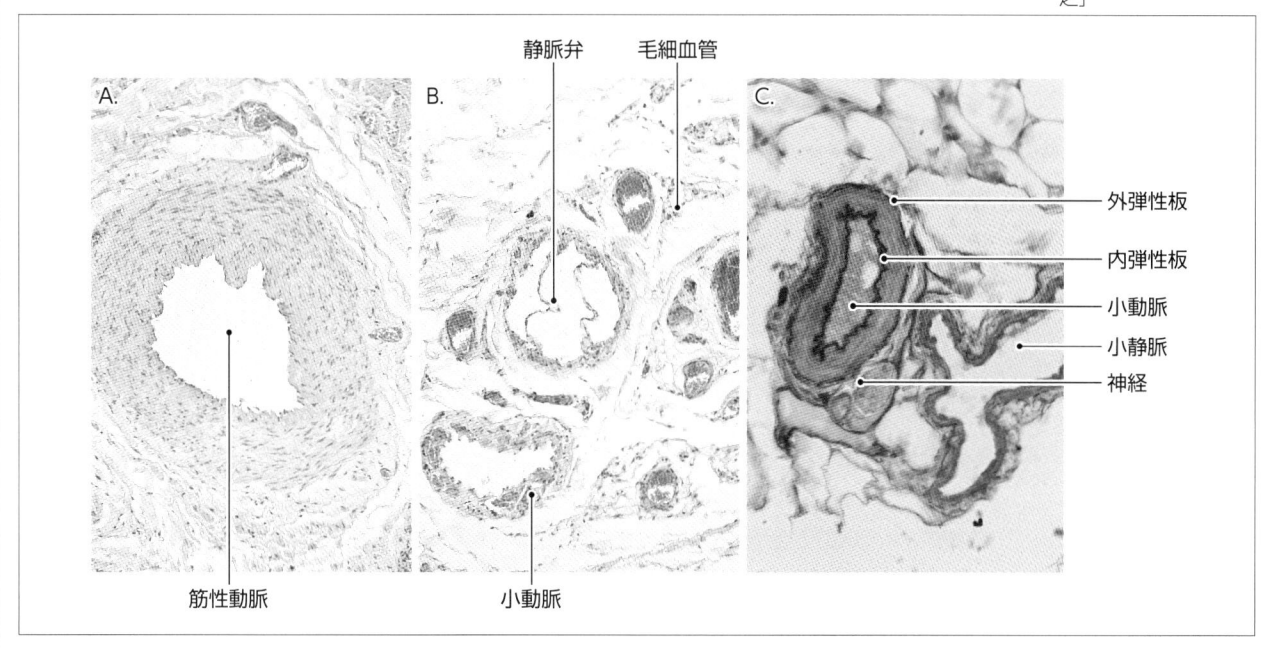

10.2 生理学実習

10.2.1 脈拍数と血圧の測定

A. 背景と目的

　心臓の収縮とともに左心室内の血液は大動脈へ駆出される．その圧力で大動脈は押し広げられ，心臓拡張期には弾力性で元に戻る．この大動脈の壁の伸縮は振動波（脈波）となって末梢の動脈に伝えられる．脈波による血管の変化を脈拍といい，体表近くを通る動脈でその下層が骨や腱などの硬いもの，すなわち，浅側頭動脈，顔面動脈，総頸動脈，上腕動脈，橈骨動脈，大腿動脈，膝窩動脈，後脛骨動脈，足背動脈などで触知することができる．これらは，出血時に押さえて止血できるため止血点（圧迫点）ともよばれる．心拍と脈拍は厳密には異なるが，健康な状態であれば，ほぼ一致する．安静時の脈拍数には，個人差，年齢差があるが，成人ではおよそ60〜80拍／分である．脈拍は特別な機械を用いることなく測定でき，バイタルサインとしての意義は高い．

　血液が動脈壁を押す圧力のことを血圧という．血圧は血管抵抗と心拍出量によって規定される．左心室を出たばかりの大動脈では血圧は高く，血液と血管壁との間の摩擦や血液の粘性のために，末梢に向かうにつれて血圧は低下し，細静脈で約10〜20 mmHg，大静脈が右心房へ入る部分では数 mmHg となる．通常，上腕動脈で測定し

て，「血圧」としている．血圧は心臓の収縮期に最も高くなり（収縮期血圧または最高血圧），拡張期に最も低くなる（拡張期血圧または最低血圧）．両血圧の差を脈圧という．平均血圧は，末梢の動脈では拡張期血圧＋脈圧／3で示される．また，収縮期血圧はおもに心拍出量を，拡張期血圧はおもに末梢血管抵抗を反映している．血圧は重力の影響も受け，測定部位が同じ上腕動脈であっても，心臓よりも低い位置での測定値は高くなる．通常，動脈の部位を心臓と同じ高さにして，座位あるいは仰臥位で測定する．ここでは，血圧測定の原理を理解し，脈拍や血圧の調節機構について理解することを目的として実習を行う．

B. 器具

❶ストップウォッチ
❷血圧計
❸聴診器
❹自動血圧計（測定の目安として使用）

C. 方法

a. 脈拍の測定

2〜3人1組となって交互に測定を行う．

❶被験者は座位で安静にする．
❷測定者は，第2指から第4指を被験者の橈骨動脈に軽く添えて脈拍を確認する．このとき被験者の手のひらが上を向くようにする．
❸測定は30秒間行い，測定値を2倍して1分間の脈拍数とする．
❹30秒ほど間隔をあけて2回測定する．
❺もう一方の手の脈拍を測定し，左右の差を確認する．
❻立位で同様に脈拍を測定し，座位との差を確認する．
❼橈骨動脈以外で脈拍が触知できる部位を確認する．

b. 血圧の測定

2〜3人1組となって交互に測定を行う．半袖シャツを着用すること．

❶被験者は座位で，手のひらを上向きにして測定部位が心臓の高さになるように机上に置く．
❷空気を抜いたマンシェット（圧迫帯）のゴム嚢の中央が上腕動脈にかかるように左上腕部に巻く．示指と中指の2本が入る程度の隙間をもって，マンシェットの下縁が肘窩の2〜3 cm上になるように巻き付ける．
❸指で橈骨動脈の脈拍を確認する．
❹ゴム球のネジをしめて加圧し，橈骨動脈の脈拍が触れなくなってからさらに20 mmHgほど加圧する．
❺ゴム球のネジを少しずつゆるめ，毎秒2〜3 mmHgの速さで減圧し，脈が触れはじめた圧を触診法による収縮期血圧とする．その後は一気にゴム球のネジをゆるめて減圧する．
❻上腕動脈を触知して，聴診器をマンシェット下縁の肘窩の上腕動脈に軽くあてる．このとき音は聞こえない．
❼ゴム球のネジをしめて触診法による収縮期血圧からさらに20〜30 mmHgほど加圧する．このとき圧がある程度まで上昇すると，律動的に軽くたたくような音

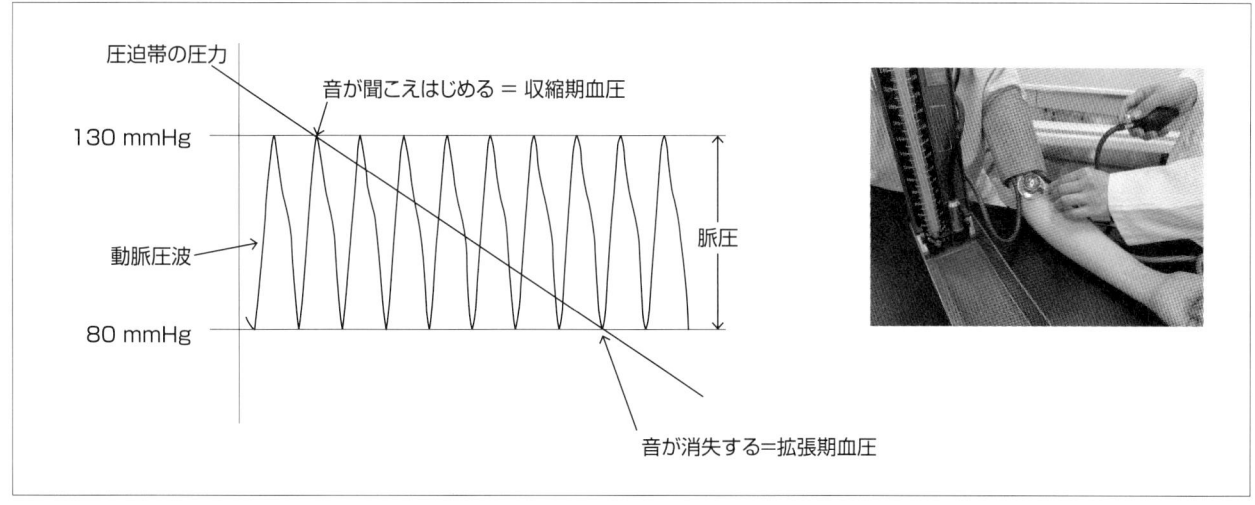

図10.7 血圧の測定方法

（Korotkoff（コロトコフ）音）が聞こえ始める．圧が上昇すると音は徐々に大きくなり，次に徐々に小さくなって消失する．

❽ゴム球のネジを少しずつゆるめ，毎秒2〜3 mmHgの速さで減圧する．遮断されていた血液が流れはじめ，聴診器からコロトコフ音が聞こえはじめる（Swan第1点）．この時の水銀柱の目盛りの圧を記録し，聴診法での収縮期血圧とする．

❾さらに圧を下げると，音はしだいに大きくなった後小さくなり消失する（Swan第5点）．音が消失したときの圧を拡張期血圧とする．

❿音が消失したら，ゴム球のネジを一気に緩めて減圧する．

⓫それぞれの測定は3回行い，そのうち近い値2つ（2回の測定値が5 mmHg以内）をとって平均する．値に自信が持てない場合は自動血圧計で確認する（図10.7）．

D. 測定上の注意

1. 加圧による圧迫時間（血流遮断時間）が長くならないよう，実際の測定の前に加圧・減圧の操作を練習しておく．
2. 聴診器のイヤーピースの向きを間違えないようにする．
3. 聴診器のチェストピースの向きに注意する．血圧測定では，ダイヤフラムという膜の張られた面で聴取する（図10.8）．

E. 結果と考察

1. 脈拍，血圧の調節機構についてまとめる．
2. 血圧の測定原理についてまとめる．

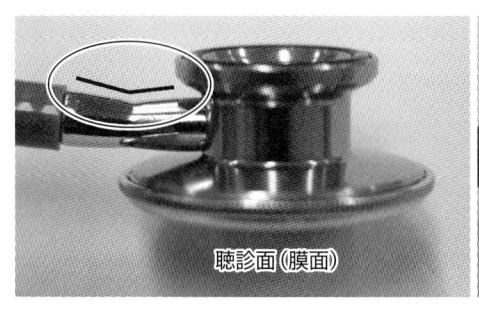

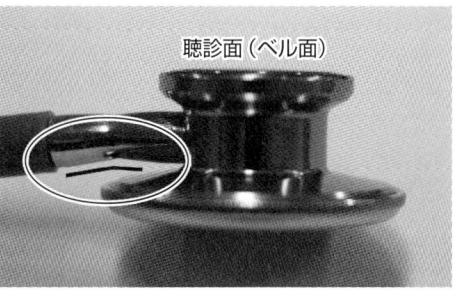

図10.8 聴診器の聴診面

10.2 生理学実習

10.2.2　心音の聴取と心電図測定

A. 背景と目的

　心臓が周期的に拍動し，血液を送り出すポンプ機能は，個々の心筋細胞の電気的活動によるものである．心筋細胞の興奮に伴う電位変化を，体表面に貼付した電極に誘導して，2点間の電位差を記録したものが心電図（electrocardiogram：ECG）であり，心筋の興奮の状況，収縮リズム，刺激の伝導性について調べる検査法である．心電図を記録するとP, Q, R, S, T, Uという6つの波が観察される．

　心筋の電位変化よって心臓が活動すると心音が発生する．心音にはⅠ, Ⅱ, Ⅲ, Ⅳ音という4つの音があるが，聴診で聞こえるのは「ツー・トン」（英語では「ルブ・ダップ」）と表現されるⅠ音とⅡ音である．心室筋が収縮を始めると心房と心室の間にある2つの房室弁（三尖弁・僧帽弁）が閉鎖し，血液が心房に逆流するのを防ぐ．この房室弁の閉鎖音がⅠ音であり，低い音として聴取される．心室筋がさらに収縮すると半月弁が開き血液は動脈に駆出される．その後心室筋の収縮が弱まり2つの半月弁（大動脈弁・肺動脈弁）が閉じる．この半月弁の閉鎖音がⅡ音であり，Ⅰ音よりも強く高い音がする．

　聴診の主要部位として，大動脈弁領域（第2肋間胸骨右縁），肺動脈弁領域（第2肋間胸骨左縁），三尖弁領域（第4肋間胸骨左縁），僧房弁領域（心尖部，第5肋間左鎖骨中線）があり，大動脈弁領域と肺動脈弁領域を合わせて心基部という（図10.9）．ここでは，心電図と心音の関係から，心臓の活動周期について理解を深めることを目的とする．

B. 機器

❶聴診器
❷心電図計
❸誘導リード線
❹使い捨て電極
❺アルコール綿
❻プリンター

図10.9　心音の聴取領域

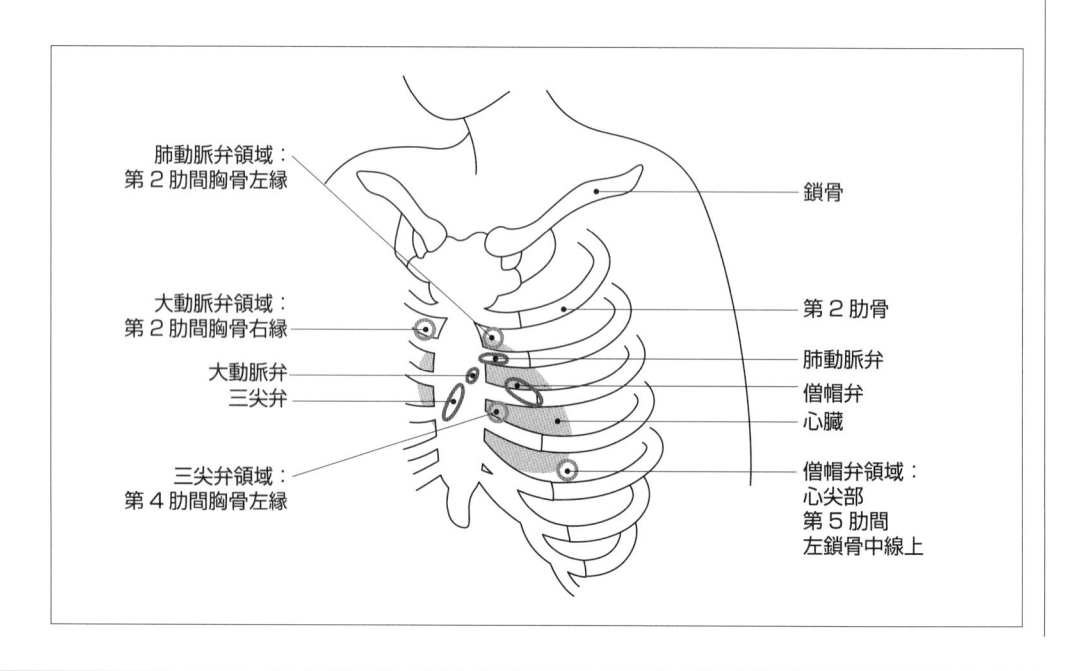

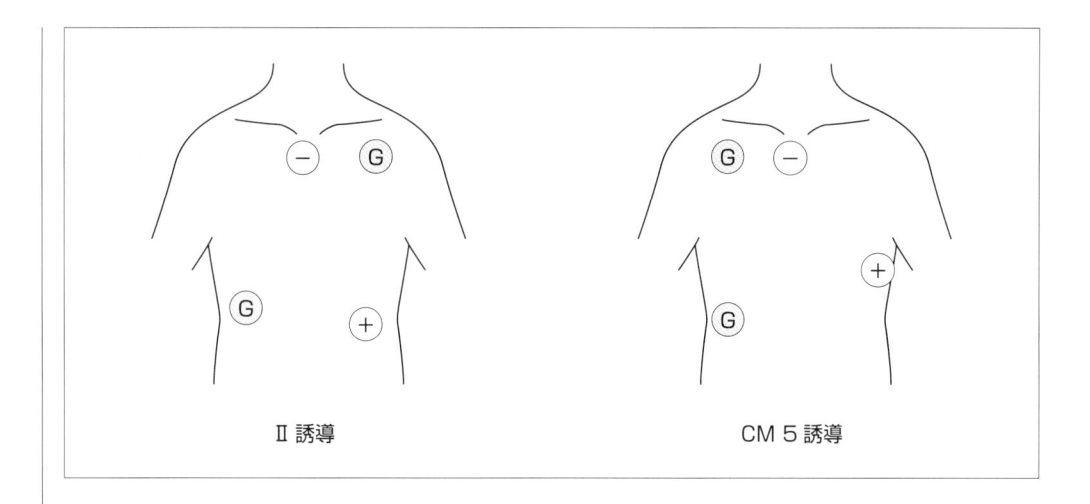

図 10.10　胸部の電極位置
＋：陽極，−：陰極，G：アース．どちらの誘導でも測定可能．アースはどちらかひとつでよい
ノイズが多い場合には位置を変えてみる．

Ⅱ誘導　　　　　CM 5 誘導

C. 方法

a. 心電図の測定

❶被験者は腕時計やアクセサリーを外し，座位で安静にする．
❷電極を貼付する部分をアルコール綿でしっかりと拭き，皮膚表面が乾いたら電極を貼付する．
❸貼付部位は陰極として胸骨上部（鎖骨下），陽極として第 5 肋間前腋窩線上，アースとして右わき腹または左鎖骨部とする（Ⅱ誘導，または CM 5 誘導：図 10.10）．
❹リード線を電極につなぎ，画面上で波形を確認する．
❺心電図を記録し，プリントアウトする．
❻被験者は測定者の声に合わせて深呼吸し，呼気相，吸気相における心電図の変化（R-R 間隔の変動）を確認する．

b. 心音の聴取

❶被験者は座位でリラックスした状態で準備をする．
❷指先で心尖拍動を触知し，その部分に聴診器をあてる．心尖部ではⅡ音に比べてⅠ音が大きく聞こえる．
❸聴診器をあてる部位を心尖部から心基部に移動させ，大きく聞こえるようになるⅡ音を確認する．

D. 結果と考察

1．P 波，QRS 波，T 波を確認して心電図に書き込み，それぞれの波が表す意味についてまとめる．また，その際に発生する心音と弁の動きについてもまとめる．
2．呼吸による R-R 間隔の変動について，結果とそのメカニズムをまとめる．
3．聴診器をあてる位置を変えると，心音がどのように変化するかまとめる．

11. 呼吸器系

　呼吸器系は，鼻，咽頭，喉頭，気管，気管支，肺から構成される．喉頭までの気道を上気道，気管より末梢の気道を下気道とよび，栄養素を燃焼してエネルギーを取り出すために必要となる酸素を取り入れ，不要になった二酸化炭素を排出する．血液のpHの調節，嗅覚の受容，吸気の濾過・加温と加湿，発声，呼気からの水分と熱の放散のはたらきも担う．

11.1 組織学実習

観察のポイント
- 気管支の分岐と気管支各部を構成する組織や細胞の構造を理解する．
- クララ細胞が存在する気管支の部位およびクララ細胞の役割について理解する．
- Ⅰ型およびⅡ型肺胞上皮細胞の特徴と役割について理解する．

11.1.1 気管，気管支，肺

A. 解説

　気管は直径約2 cm，長さ約10 cmの管状構造で，左心房の後ろ，第4〜5胸椎の高さで主気管支に分かれる．主気管支は肺門から肺内へ入り，すぐに分岐して右は3本，左は2本の葉気管支となる．葉気管支はさらに2〜3分岐し，肺区域に枝を出す区域気管支となり，区域気管支はさらに数回分岐し，区域気管支枝となる．細気管支は肺区域を構成する肺小葉に枝を出す気管支で，小葉内で分岐を繰り返し，4〜6本の終末細気管支になる．終末細気管支は2本の呼吸細気管支に分かれ，さらに1回分岐した後，数本の肺胞管になり，多数の肺胞や肺胞嚢がそれぞれの肺胞管を取り囲んでいる．肺胞管や肺胞嚢では気管は分岐をくり返すことにより，呼吸細気管支では直径が約0.3 mmになる．気管から終末細気管支までがガス交換に関与しない導管部，呼吸細気管支以下ではガス交換が行われる部位で呼吸部という．鼻腔または口腔から終末細気管支までのガス交換に関与しない導管部の容積を解剖学的死腔といい，その容積は約150 mLである（図11.1）．

　肺は気管支の分岐によって肺葉と肺区域に分けられる．右肺では，主気管支から上葉気管支，中葉気管支，下葉気管支が分岐しており，それぞれの気管支によって支配される領域を，右上葉，右中葉，右下葉という．左肺では，上葉気管支，下葉気管支が分岐しており，それぞれの気管支によって支配される領域を，左上葉，左下葉とい

図 11.1 気管支の分岐

名称	導管部（ガス交換なし）						呼吸部（ガス交換あり）		
	気管	主気管支	葉気管支	気管支	細気管支	終末細気管支	呼吸細気管支	肺胞管	肺胞嚢
内径(mm)	20	10	7	2〜7	0.5〜2	0.5	0.3	0.1	

軟骨あり
平滑筋あり

表 11.1 肺区域

右肺				左肺	
小葉	区域		小葉	区域	
右上葉	S¹	肺尖区	左上葉	S¹⁺²	肺尖後区
	S²	後上葉区		S³	前上葉区
	S³	前上葉区		S⁴	上舌区
右中葉	S⁴	外側中葉区		S⁵	下舌区
	S⁵	内側中葉区	左下葉	S⁶	上－下葉区
右下葉	S⁶	上－下葉区		S⁸	前肺底区
	S⁷	内側肺底区		S⁹	外側肺底区
	S⁸	前肺底区		S¹⁰	後肺底区
	S⁹	外側肺底区			
	S¹⁰	後肺底区			

う．各肺葉の中では葉気管支から区域気管支が分岐しており，それぞれの区域気管支によって支配される領域を肺区域という．右肺は，右上葉3区域，右中葉2区域，右下葉5区域に分けられ，左肺は，左上葉4区域，左下葉4区域に分けられる．そ

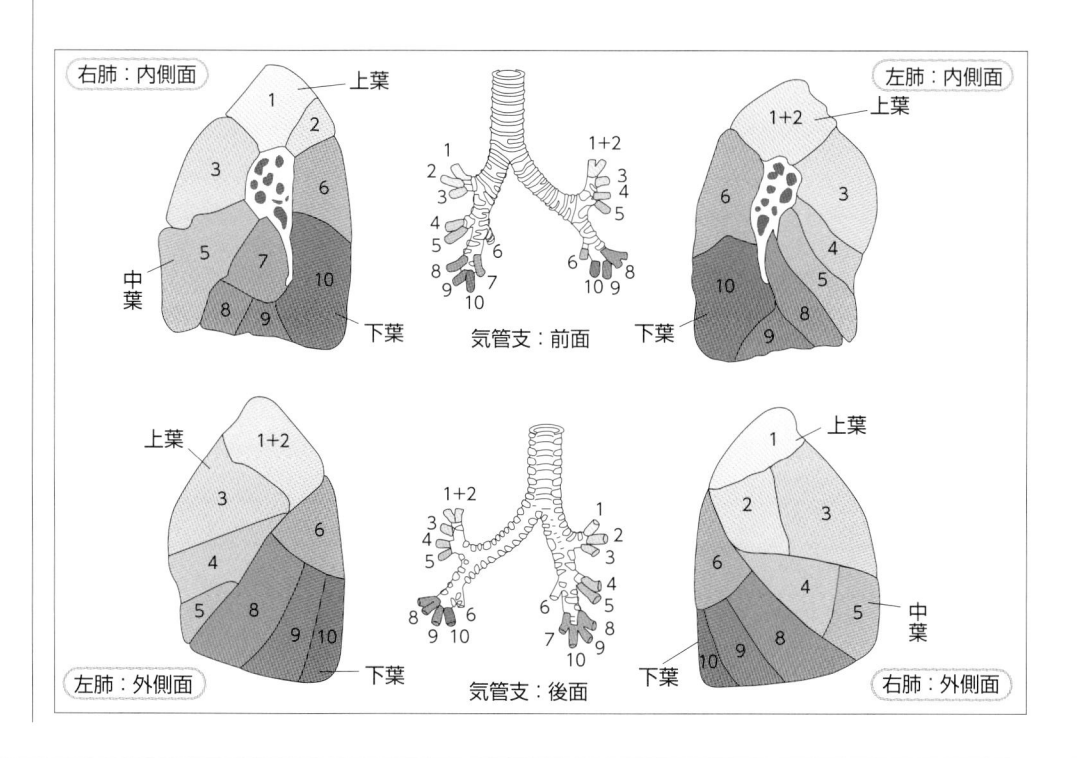

図 11.2 肺区域；内側面と外側面

11.1 組織学実習

れぞれの区域の名称を表に示す（表11.1, 図11.2）.

気管や気管支の上皮は，多列線毛円柱上皮で構成されている．多列とは，すべての上皮細胞が基底膜に達して単層に配列していても，細胞の高さや核の高さが一定ではないために，2層あるいはそれ以上に見える場合をいう（図11.3B）．円柱上皮を構成する細胞に線毛細胞が含まれている場合を線毛上皮という．線毛は病原菌などの異物を粘液にからめて外へ運び出す役割をしており，生体防御の役目を担っている．

B. スケッチ課題

1. 肺の末梢組織を観察すると，肺胞をもたない終末細気管支と，肺胞をもつ呼吸細気管支が見られる．呼吸細気管支から数本の肺胞管に分かれ，その先は肺胞嚢となって終わっている．肺胞嚢では小さな袋状の空洞である肺胞がブドウの房状に並んでいる．肺の末梢組織をスケッチし，終末細気管支，呼吸細気管支，肺胞管，肺胞嚢を示す（図11.4）．

2. 細気管支上皮では，線毛細胞とクララ細胞（クラブ細胞，クラブ：棍棒）が見られ

図11.3 気管(A)と多列線毛円柱上皮(B)
[標本：安田女子大学，撮影：森田規之]

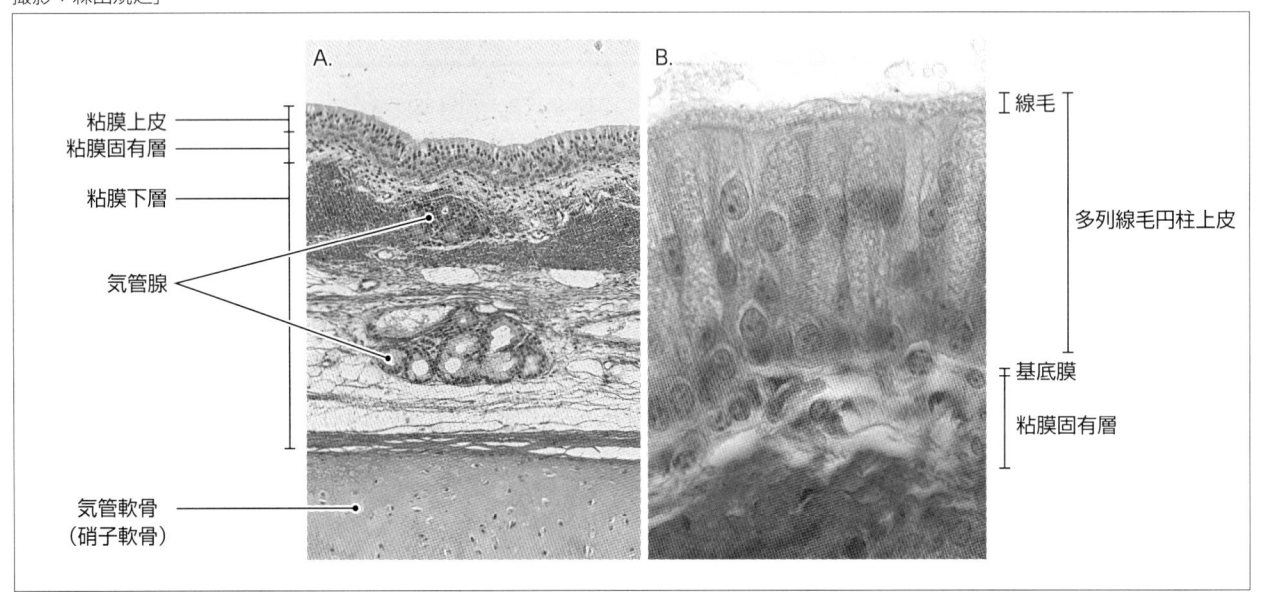

図11.4 細気管支から肺胞管
[標本：安田女子大学，撮影：森田規之]

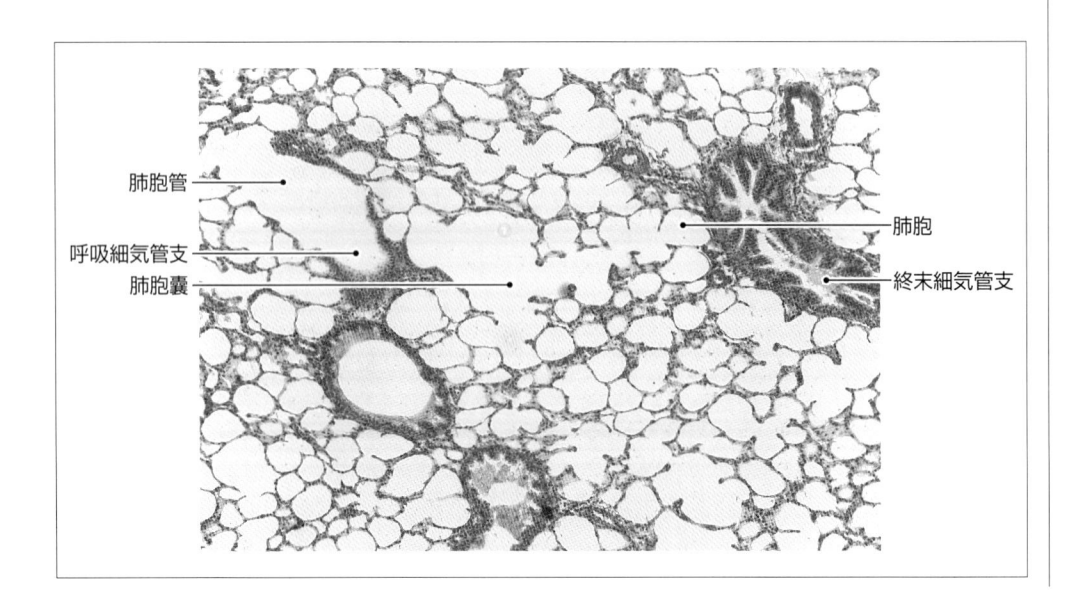

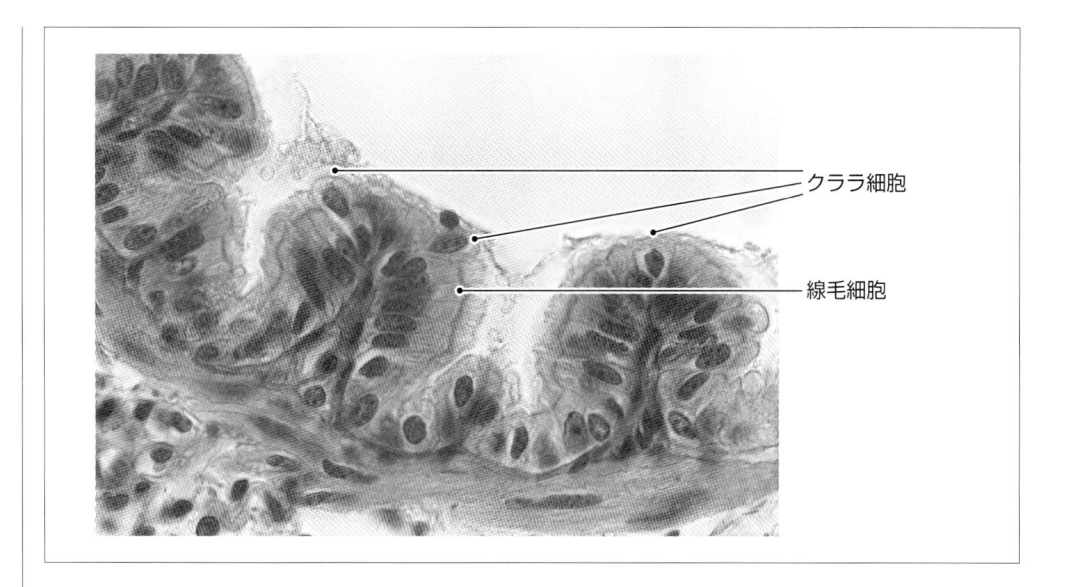

図 11.5 終末細気管支のクララ細胞
[標本：安田女子大学，撮影：森田規之]

クララ細胞
線毛細胞

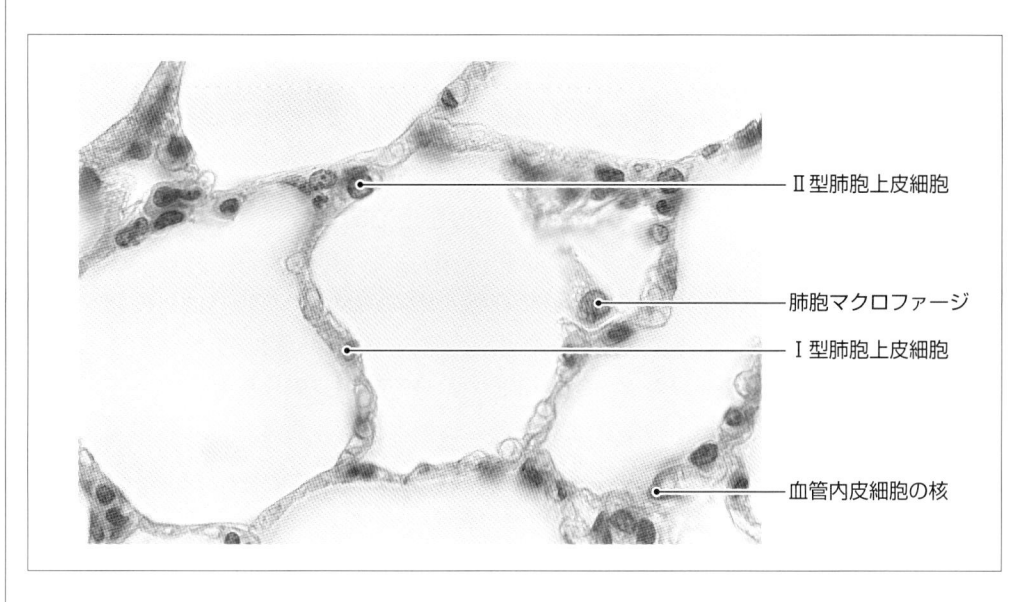

図 11.6 肺胞
[標本：安田女子大学，撮影：森田規之]

II型肺胞上皮細胞
肺胞マクロファージ
I型肺胞上皮細胞
血管内皮細胞の核

る．線毛細胞は円柱状の細胞で管腔面に多数の線毛を持つのが特徴である．一方，円柱または立方形の細胞で，内腔に向かって丸くドーム状に突出している細胞がクララ細胞である．線毛細胞とクララ細胞の形状の違いに注目しながらスケッチし，それぞれの細胞を示す（図11.5）．

3．肺胞壁を構成する肺胞上皮細胞には，I型肺胞上皮細胞（扁平肺胞上皮細胞）およびII型肺胞上皮細胞（大肺胞上皮細胞）の2種類が存在する．I型肺胞上皮細胞は肺胞表面のほとんどを覆っており，細胞質が薄い（0.05〜0.2 μm）のが特徴である．II型肺胞上皮細胞はI型肺胞上皮細胞に挟まって散在しており，背の高い膨隆した大型の細胞である．肺胞壁の強大像をスケッチし，図中にI型肺胞上皮細胞（扁平肺胞上皮細胞），II型肺胞上皮細胞（大肺胞上皮細胞）を示す（図11.6）．

4．線毛細胞，クララ細胞，I型肺胞上皮細胞（扁平肺胞上皮細胞），II型肺胞上皮細胞（大肺胞上皮細胞）のそれぞれの役割をまとめる．

5．肺胞はなぜ表面張力によって潰れないか，界面活性物質（サーファクタント）と関連づけて考察する．

C. Key structure / 注視点

- 細気管支から呼吸気管支：線毛細胞，クララ細胞
- 肺胞壁：Ⅰ型肺胞上皮細胞（扁平肺胞上皮細胞），Ⅱ型肺胞上皮細胞（大肺胞上皮細胞）
- 界面活性物質（サーファクタント）を産生する細胞と，界面活性物質の役割

11.2 生理学実習

11.2.1 呼吸数の測定

A. 背景と目的

呼吸とは，食物から取り入れた栄養素を燃焼するために必要な酸素（O_2）を体内に取り込み，エネルギー産生の結果，生じた二酸化炭素（CO_2）を体外へ排出するガス交換機能のことをいう．呼吸は外呼吸（肺呼吸）と内呼吸（組織呼吸）に分けられる．前者は，肺胞における空気と血液のガス交換のことをいう．肺胞内の O_2 は毛細血管へ，毛細血管内の CO_2 は肺胞へ，それぞれガス分圧差（濃度差）により拡散によって移動する．後者は，組織で行われるガス交換のことである．血液によって運ばれた O_2 を細胞内に取り入れ，組織で生じた CO_2 を細胞外へ排出する．前者同様，ガス分圧差により拡散によってガス交換が行われる．単に呼吸という場合は外呼吸を示している．

安静時における成人の呼吸数は，15～20回/分である．新生児が最も多く，成長とともに減少していく．また呼吸数は，年齢，体格，体温，精神状態，環境温度，運動などにより変動し，意識的に変えることもできる．

安静時における1分間あたりの呼吸数を測定し，呼吸について解剖学的，生理学的に考察する．

B. 器具

❶ストップウォッチ

C. 方法

❶班内でペアになり，被験者と測定者を決める．
❷被験者は座位の状態で安静にする．
❸測定者は被験者の腹部または胸部に手を置き，被験者はできるだけ呼吸運動を意識しないようにする．
❹ストップウォッチで1分間の呼吸数を測定する．
❺3回測定し，平均値を求める．

D. 課題

1. 呼吸筋について調べ，解剖学的な視点から呼吸運動を吸息(きゅうそく)と呼息(こそく)に分けてまとめる．
2. 呼吸中枢について調べ，呼吸リズムの調節についてまとめる．

3．息をこらえることができるのはなぜか，考察する．
4．運動をすると呼吸が速くなるのはなぜか，考察する．

11.2.2 肺気量

A. 背景と目的

　肺気量は，気道と肺胞に存在する空気の量をいう．肺気量は，1回換気量，予備吸気量・予備呼気量，残気量，肺活量に区分される．測定する機器をスパイロメーターといい，スパイロメーターによって得られるグラフをスパイログラムという．スパイログラムは呼吸器系全体の換気*能力を評価する上で，臨床的にも重要な生理検査の1つである．

　　＊換気：呼吸運動によって，肺への空気の流入（吸気）と肺内の空気の排出（呼気）により，気道の肺の空気が入れ換わること．

　スパイログラムは，縦軸を肺気量，横軸を時間とし，吸気時の曲線は上方に描かれ，呼気時の曲線は下方に描かれる．スパイログラムについての詳細を表11.2，図11.6に示す．スパイロメーターを用いて得られた各人のスパイログラムから呼吸機能を考察する．なお，スパイロメーターでは残気量は測定できない．

B. 器具

❶スパイロメーター，❷マウスピース，❸ノーズクリップ

C. 方法

❶スパイロメーターの取り扱いおよび測定方法は教員の指示に従う．
❷被験者は鼻にノーズクリップをつけ，口で呼吸する．
❸安静呼吸の状態から最大限に呼息した後，できるだけ深く吸息し，その後できるだけ深く呼息する．深く吸息・呼息をする時はゆっくりと行う．この操作で1回換

表11.2　スパイログラムにおける基準点および肺気量分画の概要

スパイログラムにおける4つの基準点	
①安静吸気位	安静状態で息を吸い切った点
②安静呼気位	安静状態で息を吐き切った点
③最大吸気位	最大に息を吸い込んだ点
④最大呼気位	最大に息を吐き切った点

肺気量分画	概要	標準値
⑤1回換気量	安静時の呼吸における1回の呼吸気量	350〜500 mL
⑥予備吸気量	安静吸息の後に，さらに最大努力により追加吸入し得る空気の容積 ③最大吸気位－①安政吸気位	1,500〜2,000 mL
⑦予備呼気量	安静呼息の後に，さらに努力して呼出し得る空気の最大容積 ④最大呼気位－②安静呼気位	800〜1,500 mL
⑧残気量	安静呼気位から最大に息を吐き出した際に肺の中に残っている空気の容積で，最大呼気位以下の肺気量	500〜1,500 mL
⑨最大吸気量	⑥予備吸気量＋⑤1回換気量	2,000〜2,500 mL
⑩肺活量	最大に呼気したところからゆっくりと一定の割合で最大に呼出した場合の空気の容積 ⑥予備吸気量＋⑤1回換気量＋⑦予備呼気量	男性：3,000〜4,000 mL 女性：2,000〜3,000 mL
⑪全肺気量	最大の吸気状態で肺内に含まれる全空気の容積 ⑩肺活量＋⑧残気量	4,000〜6,000 mL
⑫機能的残気量	安静呼息の後に，なお残っている空気の容積 ⑦予備呼気量＋⑧残気量	2,500〜3,000 mL

図 11.6　肺気量分画

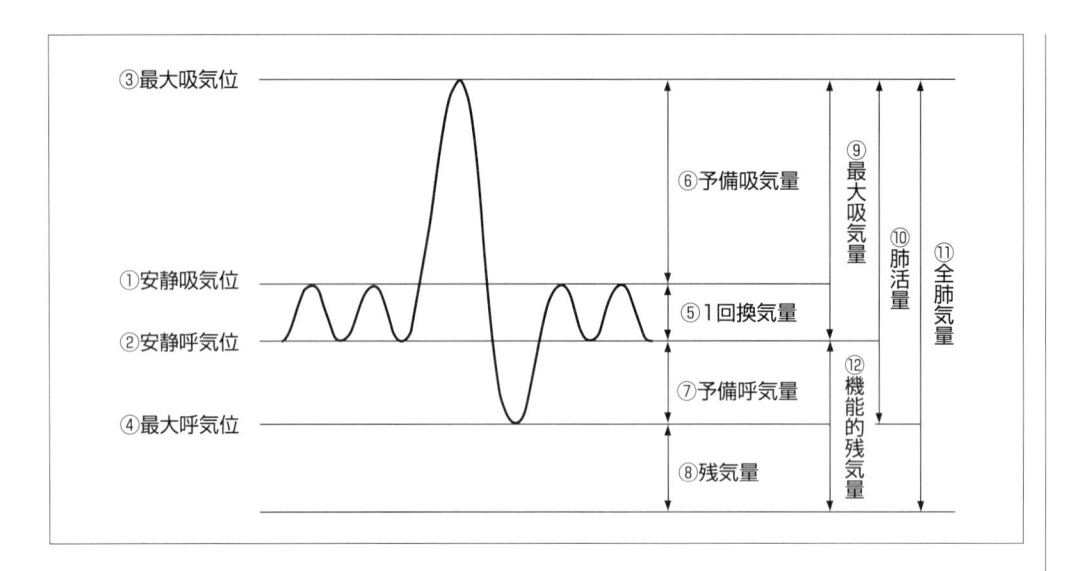

①安静吸気位　②安静呼気位　③最大吸気位　④最大呼気位　⑤1回換気量　⑥予備吸気量　⑦予備呼気量　⑧残気量　⑨最大吸気量　⑩肺活量　⑪全肺気量　⑫機能的残気量

気量，予備吸気量，予備呼気量，肺活量を測定することができる．

D. 課題

1. 次に挙げる条件から，肺胞における 1 分間の換気量を求める．
   呼吸数：20 回，1 回換気量：450 mL，気道内に残るガスの量（解剖学的死腔量）：150 mL

2. 肺活量の理論値は，身長，年齢，性別の 3 つの要因で規定される．成人の場合は Baldwin の予測式が用いられる．Baldwin の予測式から自分の予測値を算出し，実際に測定された値を使って，予測値に対する実測値の割合（％肺活量）を求める．％肺活量が何％以上であれば正常と判定できるか調べる．
   Baldwin の予測式　男性：[27.63 −（0.112 ×年齢）] ×身長（cm）
   　　　　　　　　　女性：[21.78 −（0.101 ×年齢）] ×身長（cm）

11.2.3　ダグラスバッグ法でのエネルギー代謝測定

A. 背景と目的

エネルギー代謝とは，食物から供給されるエネルギー源（糖質，たんぱく質，脂質）と呼吸によって取り入れた O_2 を用いて，エネルギー源を酸化分解し，ATP（アデノシン三リン酸）に変換して生命活動に必要なエネルギーを得ることをいう．

a. エネルギー代謝の分類

エネルギー代謝は，基礎代謝，安静時代謝，睡眠時代謝，活動時代謝，食事誘発性熱産生に分類される．

基礎代謝：呼吸，心拍，体温維持など，生命活動の維持に必要な覚醒時の最小限のエネルギー代謝のことである．食後 12 時間以上経過した早朝空腹時に，快適な室温（20～25℃），覚醒状態，安静仰臥位状態で測定する．

安静時代謝：覚醒，座位状態でのエネルギー代謝で，代謝量は基礎代謝量の 1.2 倍とされている．

睡眠時代謝：睡眠時のエネルギー代謝で，代謝量は基礎代謝量とほぼ等しいとされている．

活動時代謝：身体活動とは，骨格筋の収縮を伴い安静時よりも多くのエネルギー消費

を伴うすべての動きのことをいう．体力の維持・向上を目的として計画的・意図的に実施する運動と，日常生活における労働，家事，通勤・通学，趣味などの生活活動に分けられる．以上のような日常生活，運動，労作など身体を動かすことに伴うエネルギー代謝のことである．

食事誘発性熱産生（特異動的作用）：食事の摂取により誘発される熱産生のことである．摂取した食物を消化・吸収・輸送するためにエネルギー代謝が亢進する．糖質のみを摂取した場合は5〜6％，脂質のみを摂取した場合は4％，たんぱく質のみを摂取した場合は30％が食事誘発性熱産生にまわされる．混合食では，摂取エネルギーの約10％を占めるといわれている．安静時エネルギー代謝あるいは活動時エネルギー代謝に含まれる．

b. エネルギー代謝量の測定法

エネルギー代謝量の測定法には，直接熱量測定法と間接熱量測定法がある．

直接熱量測定法は，身体から発散する熱量を直接熱量計で計る方法で，代表的な測定装置としてアトウォーター・ローザ・ベネディクト呼吸熱量測定装置がある．この測定法は測定室内に循環する水に身体から放散された熱を吸収させて，その温度の上昇から熱量を直接測定する方法である．水1 kgを1℃上昇させるのに必要なエネルギーが1 kcalに相当することを利用した方法であるが，大規模な装置や設備が必要で，技術的にも複雑な管理を必要とするため，現在ではほとんど用いられていない．

間接熱量測定法は，エネルギー源となる栄養素がO_2と反応することで，水（H_2O）とCO_2に変換されることによってエネルギーが生じることを利用したものである．すなわち，O_2消費量（VO_2）とCO_2発生量（VCO_2）を測定し，尿中に排泄された窒素化合物のもつエネルギーを差し引くことによりエネルギー消費量を推定することができる．間接熱量測定法には，閉鎖式測定法と開放式測定法がある．閉鎖式測定法は，閉鎖された回路系の空気を繰り返し呼吸し，発生したCO_2をソーダライムで吸収させ，空気中のO_2容積の減少量からVO_2を測定する方法である．被験者が装置につながれているため身体活動を行いながらの測定はできない．開放式測定法は，外気を吸入し呼気ガスからVO_2とVCO_2を測定する方法で，その代表的な方法としてダグラスバッグ法がある．また尿中に排泄された窒素（N_2）量を測定することにより，たんぱく質の燃焼量を見ることもある．

臨床でも間接熱量測定法により，患者のエネルギー必要量を測定してエネルギー投与量を決定する場合がある．間接熱量測定法の原理を理解するため，ダグラスバッグ法により採取した呼気ガスを用いて，呼気ガス分析によりVO_2とVCO_2を測定し，得られた値から安静時代謝量を算出する．

B. 器具

❶体温計　　　　　　　❻採気マスク
❷血圧計　　　　　　　❼ストップウォッチ
❸ダグラスバッグ　　　❽呼気ガス分析装置
❹蛇管（だかん）　　　❾乾式ガスメーター
❺二方活栓　　　　　　＊間接熱量計として❽，❾の装置が一体型の場合がある．

C. 方法

❶部屋の室温を快適な温度（20〜25℃）にする．

❷班で1名被験者を決め，被験者は椅子に30分ほど座り，安静にする．
❸被験者の体温および血圧を測定し（記録する），安静であることを確認する．
❹測定時の室温，その時の大気圧を記録する．
❺ダグラスバッグ，二方活栓，蛇管および採気マスクをつなげる．
❻被験者は❺の採気マスクをつけ，漏れがないか確認する．
❼始めの合図と同時に，タイムキーパーがストップウォッチを押し，測定者は二方活栓をダグラスバッグ側にする．一定時間（3～10分間）呼気をダグラスバッグに採取する．
❽一定時間経過後，二方活栓を閉じる．
❾乾式ガスメーターにてダグラスバッグ内の呼気の容積（呼気量：VE）を測定する．
❿呼気ガス分析装置にてダグラスバッグ内の O_2 濃度，CO_2 濃度，呼気ガスの温度を測定する．

＊乾式ガスメーター，呼気ガス分析装置，間接熱量計など，機器の取り扱い方法は教員の指示に従う．

⓫安静時代謝量は，表11.3を参考にしながら以下の手順 (a) ～ (g) に従って算出する．

(a) ❾で得られた VE を標準状態の値（standard temperature, pressure and dry : STPD）に換算する．

気体は，温度，湿度，気圧などの環境条件による容積が変化する．測定した VE は，測定時の室温とその時の大気圧，室温での水蒸気飽和状態での値（ambient temperature, pressure and saturated : ATPS）であるため，ボイルシャルルの法則から次式により，STPD に換算するための変換係数を求めて，VE を換算する．

$$P_{H_2O}(T) = 0.00051 \times T^3 + 0.00064 \times T^2 + 0.435 \times T + 4.375 \text{(mmHg)}$$

ATPS から STPD への変換係数 $k = \dfrac{P - P_{H_2O}}{760} \times \dfrac{273}{273 + T}$

VE（STPD）(L) = k ×❾で得られた VE（ATPS）

T：呼気ガス温度（℃），P：気圧（mmHg），P_{H_2O} (T)：呼気ガス温度 T（℃）の飽和水蒸気圧

＊単位時間あたり（1分間あたり）の $\dot{V}E$（STPD）(mL) を求めておく．

表11.3 エネルギー代謝量測定に関する用語一覧

VE	呼気量（採気量）	VE (STPD)	標準状態での呼気量（採気量）
$\dot{V}E$	分時呼気量（採気量）	$\dot{V}E$ (STPD)	標準状態での分時呼気量（採気量）
VI	吸気量	$\dot{V}I$	分時吸気量
VO_2	酸素消費量	$\dot{V}O_2$	分時酸素消費量
VO_2 (STPD)	標準状態での酸素消費量	$\dot{V}O_2$ (STPD)	標準状態での分時酸素消費量
VCO_2	二酸化炭素発生量	$\dot{V}CO_2$	分時二酸化炭素発生量
VCO_2 (STPD)	標準状態での二酸化炭素発生量	$\dot{V}CO_2$ (STPD)	標準状態での分時二酸化炭素発生量
FEO_2	呼気平均酸素濃度	FIO_2＊	吸気平均酸素濃度
$FECO_2$	呼気平均二酸化炭素濃度	$FICO_2$＊	吸気平均二酸化炭素濃度
FEN_2	呼気平均窒素濃度	FIN_2＊	吸気平均窒素濃度

＊吸気は大気と同じであるので，FIN_2：78.08%，FIO_2：20.95%，$FICO_2$：0.03%とする．

(b) $\dot{V}I$ を算出する．
$$\dot{V}I = \dot{V}E\,(\text{STPD}) \times FEN_2{}^{*1} / FIN_2$$
　　＊1　$FEN_2 = 100 - FEO_2 - FECO_2$

(c) $\dot{V}O_2\,(\text{STPD})$ を算出する．
$$\dot{V}O_2\,(\text{STPD}) = (\dot{V}I \times FIO_2 / 100) - [\dot{V}E\,(\text{STPD}) \times FEO_2 / 100]$$

(d) $\dot{V}CO_2\,(\text{STPD})$ を算出する．
$$\dot{V}CO_2\,(\text{STPD}) = [\dot{V}E\,(\text{STPD}) \times FECO_2 / 100] - (\dot{V}I \times FICO_2 / 100)$$

(e) 呼吸商を算出する．

呼吸商とは，エネルギー源となる栄養素（糖質，脂質，たんぱく質）が体内で燃焼したときに消費した O_2 量と発生した CO_2 量の比をいう．

$$\text{呼吸商} = \dot{V}CO_2 / \dot{V}O_2$$

短時間のエネルギー代謝量を測定する場合は，尿中窒素排泄量を正確に求めることは困難であるため，たんぱく質分解による発生熱量は考慮しない場合が多い．たんぱく質による影響を考慮して計算した場合の呼吸商を非たんぱく質呼吸商（nonprotein respiratory quotient：NPRQ）というが，たんぱく質の消費量は考慮しなくても実際のエネルギー消費量にはほとんど影響がない．

(f) 算出した NPRQ の値を使って，表11.4 から O_2 1 L あたりの熱発生量を読み取る．

(g) 安静時代謝量＝$\dot{V}O_2\,(\text{STPD}) \times O_2$ 1 L あたりの熱発生量 / 1,000 *2
　　＊2　mL 単位にするため

(h) 1 日あたりの安静時代謝量を算出する．

⓬ O_2 消費量，CO_2 発生量，尿中窒素排泄量（UN）から Weir の式を用いてエネルギー代謝量を算出することができる．

Weir の式（1）
$$\text{エネルギー代謝量}\,(\text{kcal}) = 3.941 \times \dot{V}O_2\,(\text{STPD}) + 1.106 \times \dot{V}CO_2\,(\text{STPD}) - 2.17 \times UN$$

エネルギー源となる栄養素のうち，摂取エネルギーに占めるたんぱく質の割

表11.4　非たんぱく質呼吸商より算出した糖質，脂質の燃焼比率
（Zuntz-Schumburg-Lusk による）

非たんぱく質呼吸商（NPRQ）	燃焼比率 糖質(%)	燃焼比率 脂質(%)	O_2 1 L あたりの発生熱量(kcal)	非たんぱく質呼吸商	燃焼比率 糖質(%)	燃焼比率 脂質(%)	O_2 1 L あたりの発生熱量(kcal)
0.70	0.0	100.0	4.686	0.86	54.1	45.9	4.875
0.71	1.1	98.9	4.690	0.87	57.5	42.5	4.887
0.72	4.8	95.2	4.702	0.88	60.8	39.2	4.899
0.73	8.4	91.6	4.714	0.89	64.2	35.8	4.911
0.74	12.0	88.0	4.727	0.90	67.5	32.5	4.924
0.75	15.6	84.4	4.739	0.91	70.8	29.2	4.936
0.76	19.2	80.8	4.751	0.92	74.1	25.9	4.948
0.77	22.8	77.2	4.764	0.93	77.4	22.6	4.961
0.78	26.3	73.7	4.776	0.94	80.7	19.3	4.973
0.79	29.9	70.1	4.788	0.95	84.0	16.0	4.985
0.80	33.4	66.6	4.801	0.96	87.2	12.8	4.998
0.81	36.9	63.1	4.813	0.97	90.4	9.6	5.010
0.82	40.3	59.7	4.825	0.98	93.6	6.4	5.022
0.83	43.8	56.2	4.838	0.99	96.8	3.2	5.034
0.84	47.2	52.8	4.850	1.00	100.0	0.0	5.047
0.85	50.7	49.3	4.862				

合は安定している．そのため，たんぱく質の占める割合を12.5%と仮定すると，以下の式からエネルギー代謝量を算出することができる．

Weirの式（2）
エネルギー代謝量（kcal）＝ 3.94 × $\dot{V}O_2$（STPD）＋ 1.11 × $\dot{V}CO_2$（STPD）

D. 課題

1. (a)〜(g)を参考にして，被験者の安静時代謝量を求める．またWeirの式を使って安静時代謝量を求める．

2. 1分子のパルミチン酸は23分子の酸素を使って燃焼し，二酸化炭素を発生する．1分子のパルミチン酸が燃焼した時の呼吸商を求める．

3. 1分子のグルコースが酸素を使って燃焼すると，$C_6H_{12}O_6 + 6\,O_2 \rightarrow 6\,CO_2 + 6\,H_2O + 673\,kcal$ という熱化学方程式が得られる．
   ①グルコース1gが燃焼すると，何kcalのエネルギーが産生されるか求める．
   ②①で得られた値を酸素1Lあたりに換算すると何kcalのエネルギーが産生されることになるか求める．

4. エネルギー代謝量を間接的に測定する方法として二重標識水法があり，食事摂取基準を策定する際にも活用されている．二重標識水法の原理について調べる．

12. 神経系

　神経系は，受容器からの感覚刺激の入力をうけて情報を処理し，個体にとって適切な対応となるよう効果器に指令を出力する．入出力にあたる末梢神経系に対して，中枢神経系が情報の処理・統合を行い，外界や体内での変化に対応しながら恒常性を維持する自律機能や本能行動，感覚機能，認識や思考，判断，創造，言語，記憶，感情などの高次脳機能，運動の形成と制御の機能を担っている．

12.1　肉眼解剖学実習

観察のポイント
- 脳の区分を理解し，主要な部位の名称と機能を関連付ける．
- 12 対の脳神経の名称と番号を，脳から出入りする部位と関連づけて確認する．神経線維を機能の上から系統立てて，それぞれの脳神経の働きを理解する．

A. 解説

a. 中枢神経系 (central nervous system : CNS) の構成と脳の区分

　中枢神経系は脳と脊髄からなる．髄膜に包まれ，脳脊髄液の中に納められ，骨でできた体腔のなかで保護される．
1．脳 brain：頭蓋腔におさまる．
2．脊髄 spinal cord：脊柱管の内にある．

　頭蓋腔と脊柱管は，大後頭孔で連絡し，脳は，脊髄へと続く．髄膜は 3 層の結合組織の膜，軟膜とクモ膜，硬膜からなる．軟膜は神経組織の表面を覆い，硬膜の深層にあるクモ膜は，軟膜との間に広いクモ膜下腔という空間をつくり，ここには脳脊髄液，脳に出入りする多くの血管がある．

　脳は，終脳（大脳半球）—間脳—中脳—橋—延髄と連続し，橋の背側に小脳が付着する．延髄に連続して脊髄となる．脳のうちで，中脳，橋，延髄をまとめて脳幹とよぶ（間脳を含める場合もある）．

　発生学的には，神経系は，表皮と同様に外胚葉に由来する．ヒトでは，発生第 3 週に外胚葉が肥厚して神経板となり，正中線に沿って神経溝ができる．溝が深まり，側方縁が神経ヒダとなって持ち上がると，左右の神経ヒダは正中線で癒合して神経管をつくり，ヒダの頂上部の細胞たちの一部が神経堤として神経管の左右に遊走する．

　神経管の頭尾両端には，前神経孔と後神経孔があるが，それぞれ，受精後 25 日，27 日頃に閉鎖し，神経管は体表の外胚葉（表皮）から離れて，体内の深部に埋め込ま

図 12.1　全体脳

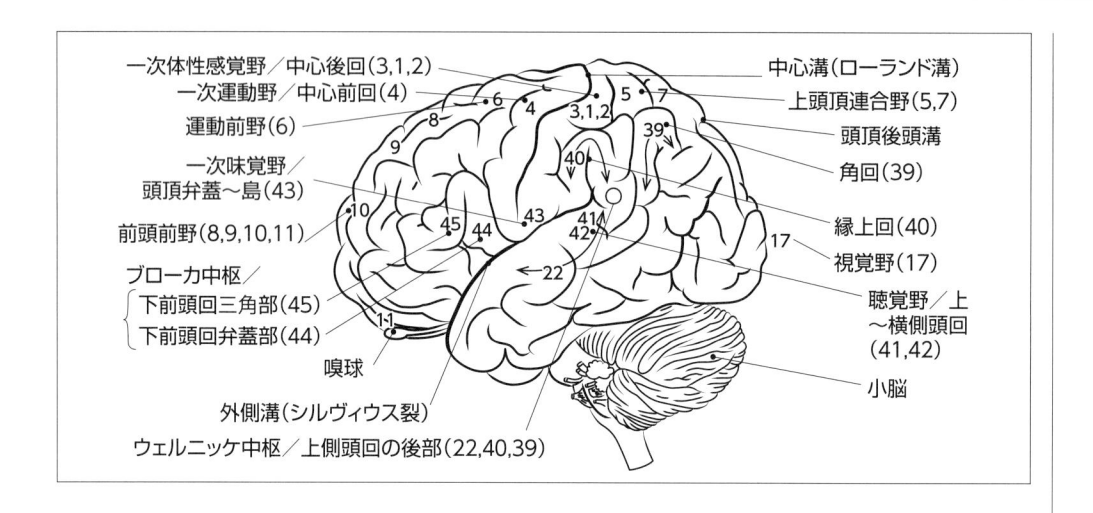

一次体性感覚野／中心後回 (3,1,2)
一次運動野／中心前回 (4)
運動前野 (6)
一次味覚野／頭頂弁蓋〜島 (43)
前頭前野 (8,9,10,11)
ブローカ中枢／
　下前頭回三角部 (45)
　下前頭回弁蓋部 (44)
嗅球
外側溝 (シルヴィウス裂)
ウェルニッケ中枢／上側頭回の後部 (22,40,39)
中心溝 (ローランド溝)
上頭頂連合野 (5,7)
頭頂後頭溝
角回 (39)
縁上回 (40)
視覚野 (17)
聴覚野／上〜横側頭回 (41,42)
小脳

れる．神経管閉鎖不全（特に後神経孔の閉鎖不全）が起こると，脊髄の背側周りを取り囲む骨や筋肉がうまく発達できず，二分脊椎となる．妊娠初期に葉酸が不足することで，二分脊椎発症のリスクが増大する．

　神経管の吻側から前脳胞，中脳胞，菱脳胞の3つの膨らみが脳の原基になり（3脳胞期），次いで，前脳胞からは終脳胞と間脳胞が，中脳胞はそのままで，菱脳胞から後脳胞と髄脳胞が分かれる（5脳胞期）．最終的に終脳胞が大脳半球，間脳胞が間脳，中脳胞は中脳になる．後脳胞の腹側が橋になり，背側は小脳となる．髄脳胞が延髄になる．

　神経管の内腔は発達に伴って変形し，脳脊髄液を産生する脳室系となる．かつて第1，第2脳室と称された右と左の側脳室は室間孔で第3脳室とつながり，中脳水道を介して第4脳室，さらに中心管へと通ずる．脳脊髄液は，第4脳室の正中口と左右の外側口から，脳・脊髄の表層のクモ膜下腔へと循環する．

b. 終脳（大脳半球）の外観（図 12.1）

　終脳は大脳縦裂によって左右の大脳半球に分けられ，それぞれの大脳半球は互いに脳梁でつながる．終脳は以下の3つに分けられる．

外套：大脳皮質（灰白質）と髄質（白質）からなる．
嗅脳：大脳の底面にある嗅球や嗅索など，嗅覚に関わる脳の部位である．
大脳基底核：大脳半球の深部にある神経細胞体の集団（灰白質）で，尾状核，被殻，淡蒼球がある．尾状核と被殻を合わせて線条体（元来一体のもので，神経線維の通過により分断されながら互いの連絡部分が線条として見える），被殻と淡蒼球を合わせてレンズ核とよぶ．たくわえられていた内的情報に基づく運動，予測的行動を円滑に遂行させるはたらきをもつ．

　ヒトの大脳半球の表面には多くの脳溝と，溝と溝の間に形成される脳回が認められる．以下のものは，葉間溝として分類され，大脳半球を脳葉という区分に大まかに分ける．

中心溝（ローランド (Rolando) 溝）：大脳半球の外側面の中央を縦走し，前頭葉と頭頂葉を分ける
頭頂後頭溝：大脳半球の内側面にある溝で，頭頂葉と後頭葉を分ける．
外側溝（シルヴィウス (Sylvius) 裂）：大脳半球の外側面にある最も顕著な溝で，前頭葉および頭頂葉と，側頭葉を分ける．溝というよりも裂け目であり，そっと押し分けていくとその深部には，島という皮質がひろがる．

図12.2 正中断

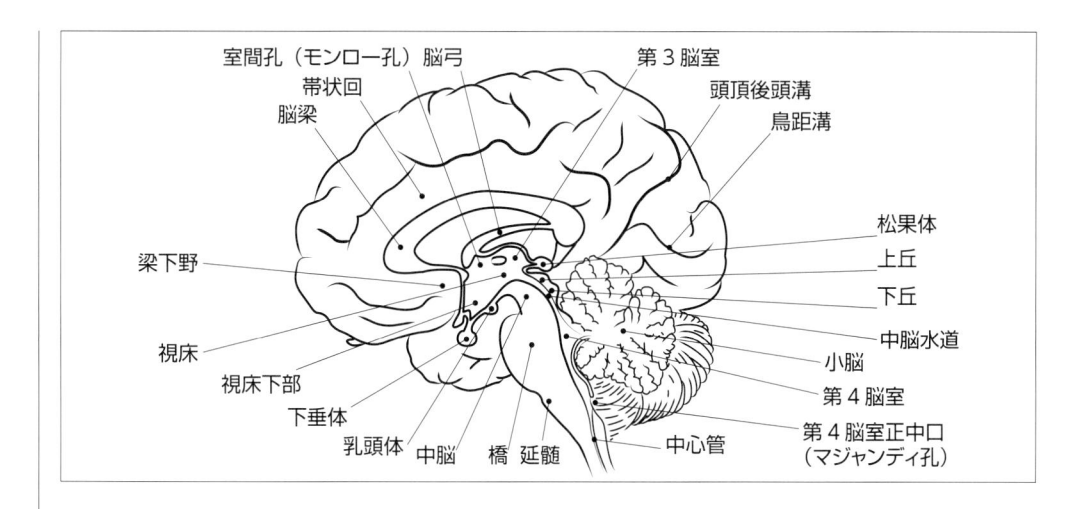

脳葉として，①前頭葉，②頭頂葉，③後頭葉，④側頭葉，⑤島：外側溝の深部にあり，前頭葉，頭頂葉，側頭葉に覆われて，外表からは見えない皮質．各葉の島を覆う部分を弁蓋とよぶ，が区分される．大脳半球の外側面では，頭頂葉と後頭葉の間，側頭葉と後頭葉の間に葉間溝はなく，その境界は任意に定められる．

正中矢状断で内側から大脳半球を見たとき（図12.2），特徴的な構造として，左右の大脳半球を結ぶ交連線維の束の脳梁が見える．脳梁と帯状回の間の脳梁溝に続いて，側頭葉の内側面の最内側を，海馬溝が走る．後頭葉の内側面では，頭頂後頭溝から後頭極へ向かって，鳥距溝がほぼ水平に走る．鳥距溝を上下からはさむ脳回が一次視覚野としてはたらく．

脳梁および脳幹を取り囲むように，梁下野，帯状回，海馬傍回（いわゆる辺縁葉）があり，海馬溝を押し開くと，海馬体（海馬台，歯状回，海馬（アンモン角））が見える．海馬傍回の前端の海馬鈎の中の扁桃体や，中隔野，乳頭体なども含めて，大脳辺縁系とよび，記憶と情動に深く関わり，本能行動を左右すると考えられている．

c. 大脳皮質の局在

大脳皮質とは，終脳胞に由来して層構造を有する領域を指す．6層構造をもつ大脳皮質を等皮質とよび，系統発生学的に新しいことから，新皮質（neocortex）ともよぶ．ブロードマン（Brodmann）は，大脳皮質を細胞構築の部位による違いから領域に分け，各々の領域に1から52の番号を割り当てた（ヒトでは48から51は欠番とされた）．大脳皮質では，特定の領域が運動や感覚をつかさどり，その周囲にはこれらの機能を統合する連合野がある．ブロードマンの脳地図の区分は，機能局在の領野を示すのによく用いられる．

一次感覚野として，体性感覚野，視覚野，聴覚野，味覚野などがある．

体性感覚野：中心後回（3, 1, 2野）
視覚野：鳥距溝を上下からはさむ脳回（17野）
聴覚野：上側頭回から横側頭回（41, 42野）
味覚野：頭頂弁蓋から島（43野）

一次運動野は前頭葉の中心前回（4野）に相当する．この皮質の第5層にはベッツ（Betz）の巨大錐体細胞があり，錐体路（皮質脊髄路と皮質核路）の始まりとなる．一次運動野の電気刺激によって反対側の脊髄前角運動ニューロンに興奮が伝わり，骨格筋が収縮することから，ペンフィールド（Penfield）は体部位局所配列があること（いわゆるホムンクルスとして示される）を明らかにした．

運動を促す内的欲求は，大脳辺縁系から視床を介して前頭前野（8～11野）に入り，行動する意欲が形成される．次いで，運動の企画・構成にあたる運動前野（6野）と補足運動野（大脳半球内側面の6野），一次運動野の順に伝えられ，個々の運動の指令が錐体路を介して，脊髄前角運動ニューロン，脳神経核の運動性ニューロンに伝達される．

前頭前野のように，感覚情報の統合，感覚と運動の総合，理性や記憶，意欲や意志などに関わり，高次脳機能を担う皮質が連合野である．他にも，連合野として，

ブローカ（Broca）**中枢**：運動性言語中枢，下前頭回の弁蓋部（44野）と三角部（45野）
ウェルニッケ（Wernicke）**中枢**：感覚性言語中枢，上側頭回の後部（22野）
上頭頂連合野：上頭頂小葉（5, 7野），自己の空間定位（オリエンテーション）と注意に関わる
下頭頂連合野：縁上回（40野），角回（39野），障害で失読と失書がおこる
などがある．

d. 間脳

視床上部，視床と視床下部に区分される．

視床上部：メラトニンを分泌する松果体がある．トリプトファンからセロトニンを経て合成されるメラトニンの血中濃度は夜に高く，概日リズムや睡眠に関わる．
視床：嗅覚以外のあらゆる感覚情報を受け一次感覚野に投射したり，小脳核や大脳基底核からの情報を運動野や運動前野に投射する中継核となる．連合野と相互に連絡する連合核ももち，脳内各部の連携をつかさどる．
視床下部：自律神経系，内分泌系の中枢として生命機能の維持に関わる．血圧，血流，体温，消化，吸収，排泄，生殖機能，摂食，飲水，栄養代謝，概日リズムの発現と制御など多岐にわたる．

e. 脳幹

中脳，橋，延髄には，多くの感覚性・運動性の脳神経核がある．顔面や頭部の感覚と運動，呼吸や循環，消化などの生命機能に関わる．脳神経と脳神経核の理解がたいへん重要となる．脳幹網様体は，脳や脊髄の活動レベルを制御し，睡眠と覚醒，筋緊張を調節する．

中脳の背側面には，視覚性運動反射に関わる上丘，聴覚の中継核の下丘が，各1対ある．腹側の大脳脚は大脳と下位脳幹や脊髄を連絡する伝導路の束である．

図 12.3 脳神経

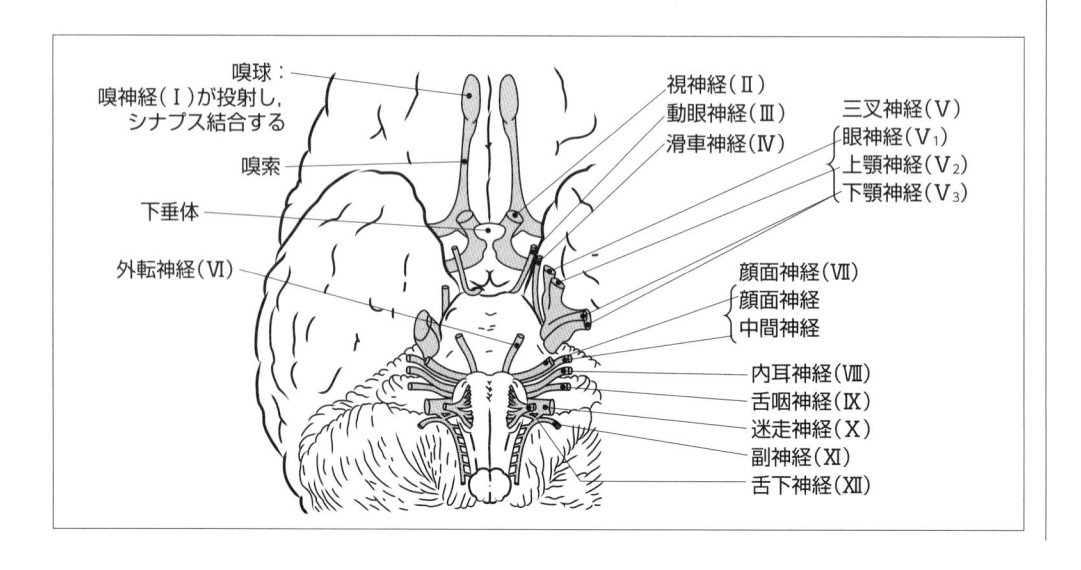

表 12.1 脳神経
＊三叉神経主知覚核ともいう．

	脳神経	分類	脳神経核など	核の位置	機能
I	嗅神経	SVA	嗅球	終脳	嗅覚を伝える
II	視神経	SSA	外側膝状体 上丘	間脳 中脳	視覚を伝える
III	動眼神経	GSE	動眼神経核	中脳	外眼筋の上直筋・内側直筋・下直筋・下斜筋，上眼瞼挙筋を支配する
		GVE/P	動眼神経副核（エディンガー・ウエストファール核）	中脳	副交感神経の節前線維として毛様体神経節にいたる．節後ニューロンは瞳孔括約筋と毛様体筋を支配する
IV	滑車神経	GSE	滑車神経核	中脳	外眼筋の上斜筋を支配する
V	三叉神経				
V₁	眼神経	GSA	三叉神経脊髄路核（温痛覚，粗大な触圧覚）	延髄	前額，眼瞼，角膜，鼻腔，外眼筋などからの体性感覚を伝える
V₂	上顎神経	GSA	三叉神経主感覚核＊（識別性触圧覚） 三叉神経中脳路核（外眼筋，咀嚼筋，歯根膜からの深部感覚）	橋 中脳	上顎の皮膚，上顎歯，口蓋などからの体性感覚を伝える
V₃	下顎神経	GSA			頬，下顎の皮膚，下顎歯，舌の前 2/3，咀嚼筋などからの体性感覚を伝える
		SVE	三叉神経運動核	橋	咀嚼筋，口蓋帆張筋など，第 1 咽頭弓に由来する骨格筋を支配する
VI	外転神経	GSE	外転神経核	橋	外眼筋の外側直筋を支配する
VII	顔面神経				
	顔面神経（狭義）	SVE	顔面神経核	橋	表情筋，アブミ骨筋など，第 2 咽頭弓に由来する骨格筋を支配する
	中間神経	GVE/P	上唾液核	橋	副交感神経の節前線維として翼口蓋神経節，顎下神経節にいたる．涙腺・鼻腺，顎下腺・舌下腺からの腺分泌を支配する
		SVA	孤束核の外側部	延髄	舌の前 2/3 や，軟口蓋からの味覚を伝える
		GSA	三叉神経脊髄路核	延髄	耳介後部，外耳道の体性感覚を伝える
VIII	内耳神経				
	前庭神経	SSA	前庭神経核	橋	平衡覚を伝える
	蝸牛神経	SSA	蝸牛神経核	橋	聴覚を伝える
IX	舌咽神経	SVE	疑核	延髄	第 3 咽頭弓に由来する骨格筋である茎突咽頭筋，上咽頭収縮筋を支配する
		GVE/P	下唾液核	延髄	副交感神経の節前線維として耳神経節にいたる．耳下腺からの唾液分泌を支配する
		GVA	孤束核の内側部	延髄	頸動脈洞の圧受容器，頸動脈小体の化学受容器からの情報を伝える
		SVA	孤束核の外側部	延髄	舌の後ろ 1/3 からの味覚を伝える
		GSA	三叉神経脊髄路核	延髄	舌の後ろ 1/3 や上咽頭後部，耳介後部などからの体性感覚を伝える
X	迷走神経	SVE	疑核	延髄	第 4，6 咽頭弓に由来する咽頭や喉頭の骨格筋を支配し，嚥下運動や発声に関与する
		GVE/P	迷走神経背側核	延髄	副交感神経の節前線維として，呼吸，循環，消化器系の臓器の平滑筋や心筋，腺分泌を支配する
		GVA	孤束核の内側部	延髄	胸部や腹部内臓からの感覚を伝える．大動脈弓にある圧・化学受容器からの情報を伝える
		SVA	孤束核の外側部	延髄	喉頭蓋の味蕾からの味覚を伝える
		GSA	三叉神経脊髄路核	延髄	耳介後部，外耳道などからの体性感覚を伝える
XI	副神経	GSE	副神経核	脊髄	脊髄根：胸鎖乳突筋と僧帽筋を支配する
		SVE	疑核	延髄	延髄根：迷走神経に合流して，咽頭や喉頭の骨格筋を支配する
XII	舌下神経	GSE	舌下神経核	延髄	内舌筋，オトガイ舌筋などの外舌筋を支配する

延髄の前面の錐体とよばれる膨らみを通る皮質脊髄路は，延髄の下端の錐体交叉で左右入れかわる．橋と延髄には，橋核やオリーブ核（錐体の外側にオリーブの実のような膨らみをつくる）があって，大脳・小脳・脊髄を相互に結んでいる．

f. 小脳

小脳は①前庭神経核からの平衡覚入力を受けて眼球運動や平衡機能に関わる前庭小脳（原小脳）（片葉小節葉），②深部感覚などの入力を受けて姿勢や実行中の運動のフィードバック制御に関わる脊髄小脳（旧小脳）（虫部と小脳半球中間部），③橋核を介して大脳皮質からの入力を受け，運動のプログラミングや，認知・情動・言語などの機能に関わる大脳小脳／橋小脳（新小脳）（小脳半球外側部）に区分される．

g. 末梢神経系 (peripheral nervous system：PNS)：**12対の脳神経**（図12.3，表12.1）

末梢神経系は，脳神経，脊髄神経，自律神経からなる．脳神経は脳に出入りする神経で，左右に12対ある．なお，脊髄神経は左右に31対で，8対の頸神経，12対の胸神経，5対の腰神経，5対の仙骨神経，1対の尾骨神経で構成される．

脳神経を構成する神経線維を，機能の上から系統立てる．①一般（general）または特殊（special），②体性（somatic）または（内）臓性（visceral），③遠心性／運動性（efferent）または求心性／感覚性（afferent）の3組の要素の組み合わせで，実際には7種類の神経線維が分類され，対応する脳神経核は，脳幹の長軸方向に平行な7つの柱（カラム）を形成するように配置される．

（1）**遠心性／運動性（基板）**

一般体性遠心性（GSE）：身体の筋の大部分を占め，発生学的には筋板に由来する骨格筋，具体的には眼球運動にあずかる筋，胸鎖乳突筋・僧帽筋，舌筋を支配する．

特殊内臓性遠心性（SVE）：咽頭弓（鰓弓）由来の骨格筋，すなわち表情筋，咀嚼筋，嚥下に関わる咽頭の筋，発声に関わる喉頭の筋を支配する．

一般内臓性遠心性／副交感神経性（GVE/P）：副交感神経性に，内臓の平滑筋や心筋，腺分泌を支配する．

（2）**求心性／感覚性（翼板）**

一般内臓性求心性（GVA）：内臓の具合，空腹や尿・便意，血圧・血液ガスなどの感覚情報を伝える．

特殊内臓性求心性（SVA）：嗅覚，味覚を伝える．

一般体性求心性（GSA）：温痛覚，触圧覚や深部感覚を伝える．

特殊体性求心性（SSA）：視覚，聴覚，平衡覚を伝える．

インストールしてみてはいかが？ "3D Brain"

アメリカのCold Spring Harbor Laboratoryは，最先端の医学生物学研究で世界的にも著明な研究所のひとつである．そのDNA lerning centerが運営するGenes to Cognition (G2C) Onlineのホームページで提供されている，ヒトの脳を学ぶためのアプリケーションが，"3D Brain"である．29の構造に区分され，精緻で美麗なイラストで描かれた脳が，インタラクティブに三次元空間で回転，ズーム表示されて構造物の名称も付される．関連する機能や精神疾患が解説され，最新文献へのリンクまでなされている．その後，iOSやAndroidアプリとしても無償で提供され世界中で人気を博してきた．

ところで，英語が苦手という人には朗報で，つい先日，NTTデータ経営研究所による日本語翻訳で日本語版がリリースされた．iPhone等では，設定＞一般＞言語と地域をEnglishとすれば，従来通りの英語表示となって，お薦めである．

B. 課題

1. ヒトの脳の模型，あるいは「3D Brain」のようなヒト脳の構造を三次元的に表示するアプリケーションを利用して，脳を，外側面，正中矢状断面，腹側面からスケッチし，構造物の名称を記す．
2. 12対の脳神経の名称と番号を，脳から出入りする部位と関連づけて確認し，それぞれの機能についてまとめる．

12.2 組織学実習

12.2.1 神経組織

観察のポイント
- HE染色，ニッスル染色，鍍銀染色法などで可視化された神経組織の形態の把握を目指す

A. 解説

a. ニューロンの基本構造

ニューロンは，神経細胞体と神経突起からなる．核小体が明瞭な大型の核と，そのまわりの豊富な細胞質を合わせて細胞体とよび，細胞質には粗面小胞体，ゴルジ装置が発達している．細胞体から細長く伸び出した神経突起には，樹状突起と軸索の2種類があり，通常，細胞体から1本伸び出る軸索に沿ってインパルスが伝導され，その終末から，他のニューロンや細胞への情報が伝達される．樹状突起は，1つのニューロンに多数存在することが普通であり，樹状突起から棘（とげ）のように突き出たスパインで，他からのシナプス入力を受け取る．神経突起の形態的な特徴から，ニューロンを，単極性，双極性，偽単極性，多極性に分類する．

b. 神経膠細胞の種類と形態

(1) 中枢神経系 (central nervous system : CNS)

星状膠細胞（アストロサイト）：ニューロンの支持，栄養，代謝調節にあたる．血液脳関門として，血管内皮細胞が互いに密着結合で繋がれた周囲を星状膠細胞の突起が覆う構造があると，ニューロンは血管と直接接触することがない．血液中を流れる栄養素など必要な分子は，トランスポータータンパク質を介して選択的に星状膠細胞に取り込まれ，ニューロンへと届けられる．

稀突起膠細胞（オリゴデンドロサイト）：電気的絶縁体となる髄鞘を形成する．

小膠細胞（ミクログリア）：貪食作用をもつ．

上衣細胞：脳室や脊髄中心管の表層を覆う線毛細胞で，脳脊髄液の循環や吸収に関わる．脈絡叢上皮を構成し，脳脊髄液を産生する．

(2) 末梢神経系 (peripheral nervous system : PNS)

シュワン（Schwann）**細胞**：軸索を包み，細胞質と核を含むシュワン鞘をつくる．軸索を幾重にも取り巻き，細胞質が押し出されて細胞膜が重なり合うと，髄鞘となる．

衛星細胞（外套細胞）：神経節ニューロンを取り巻き，支持，栄養にあたる．

c. 神経線維

有髄神経線維：CNSでは，稀突起膠細胞が複数の軸索に対して突起を伸ばして髄鞘を形成する．PNSでは，複数のシュワン細胞が一本の軸索に沿って並び，髄鞘と最表層のシュワン鞘を作る．隣り合う髄鞘どうしの間隙であるランヴィエの絞輪では，電位依存性ナトリウムチャネルが局在する軸索の細胞膜が細胞外液に接しており，インパルスの跳躍伝導がなされる．

無髄神経線維：PNSでは，1つのシュワン細胞が複数の軸索を抱き込むように細胞質で取り囲むが，髄鞘は形成されていない．

d. 脊髄の横断像

脳とは逆に，表層に神経線維の伝導路となる白質，内部にニューロンの細胞体が存在する灰白質がある．灰白質は横断面ではH字型を呈する．

(1) 灰白質

前角（Rexed Lamina Ⅸ）：骨格筋を支配する大型の前角運動ニューロン（α運動ニューロン）があり，筋紡錘の錘内筋を収縮させる小型のγ運動ニューロンが散在する．

側角（中間質の中間外側核）（外側のRexed Ⅶ）：C1からL2で側方に突出して，交感神経節前ニューロンが，S2～4の中間外側核には副交感神経節前ニューロンが存在する．

後角：痛覚受容域の膠様質（Rexed Ⅱ），粗な触覚や温痛覚を視床に伝える後角固有核（Rexed Ⅲ，Ⅳ），下半身の深部感覚を小脳に伝える胸髄核（クラーク（Clarke）氏背核）（C8～L2内側のRexed Ⅶ）など，感覚性ニューロンが密集する．

(2) 白質　　白質には脊髄を上・下行する伝導路がある．主要なものを以下に記す．

前索：[上行路] 前脊髄視床路（触・圧覚）　[下行路] 前皮質脊髄路（錐体路），視蓋脊髄路・前庭脊髄路（錐体外路）

側索：[上行路] 前・後脊髄小脳路（非意識性深部感覚），外側脊髄視床路（温痛覚）[下行路] 外側皮質脊髄路（錐体路），赤核脊髄路（錐体外路）

後索：[上行路] 薄束と楔状束（識別性の触・圧覚，意識性の深部感覚，振動覚）

e. 大脳皮質の層構造

大脳の表層を灰白質からなる大脳皮質が占める．新皮質は，細胞構築から，以下の6層に区別される等皮質である．

分子層：下層の錐体細胞の尖端樹状突起に対する入力線維からなる線維層，皮質の層形成に決定的な役割を果たすカハール・レチウス細胞（ニューロン）が存在する

外顆粒層：小型の円形，錐体細胞からなり，連合線維や投射線維の出力層

外錐体層：中型の錐体細胞からなり，連合線維や投射線維を出す出力層

内顆粒層：有棘星状細胞からなり，視床中継核から入力を受ける入力層

内錐体層：大型錐体細胞からなり，脊髄や皮質下核に投射する出力層，一次運動野ではBetzの巨大錐体細胞がある

多形細胞層：主に紡錘細胞からなり，視床に投射する出力層

f. 小脳の組織構造

小脳皮質は表層から，分子層，プルキンエ（Purkinje）細胞層，顆粒層の三層構造を呈し，分子層には星状細胞，バスケット細胞とプルキンエ細胞の樹状突起が認められる（プルキンエ細胞層ではプルキンエ細胞と称する大型のニューロンの細胞体のまわりに，バーグマングリア細胞の小さな細胞体がある）．顆粒層には，顆粒細胞やゴルジ細胞，シナプス複合体である小脳糸球が認められる．プルキンエ細胞の樹状突起の枝ぶりは矢状方向で前後に大きく広がり，左右方向への広がりはほとんどない．顆粒細胞の軸索は分子

層で，小脳回に対して平行な左右方向に伸びる平行線維となり，プルキンエ細胞の樹状突起に興奮性シナプスを形成する．プルキンエ細胞の軸索は髄質に向かい，小脳皮質の唯一の出力ニューロンとして，小脳核，一部は前庭神経核に，抑制性にシナプス連絡する．

g. 脊髄神経節

脊髄神経節（後根神経節）では，大型の感覚ニューロンの細胞体を，グリア細胞の一種の衛星細胞が密に取り囲んで，支持している．感覚ニューロンでは，元来，双極性に伸展していた突起が形態変化を起こし，偽単極性の神経突起となる．

B. スケッチ課題

1. 同様の脊髄の横断面であっても，染色法の違いによって可視化される構造物が異なることを理解する．脊髄の弱拡大像（対物レンズ×4）をスケッチし，灰白質，白質を領域分けして示す（図12.4）．

2. 大脳皮質の強拡大像（対物レンズ×40）をスケッチし，図中にニューロンやグリア（アストロサイト）の細胞体，軟膜，血管（内腔に赤血球が確認される）を示す（図12.5）．

3. 小脳皮質の強拡大像（対物レンズ×40）をスケッチし，図中に皮質の層構造，各種ニューロンやグリアを示す（図12.6）．

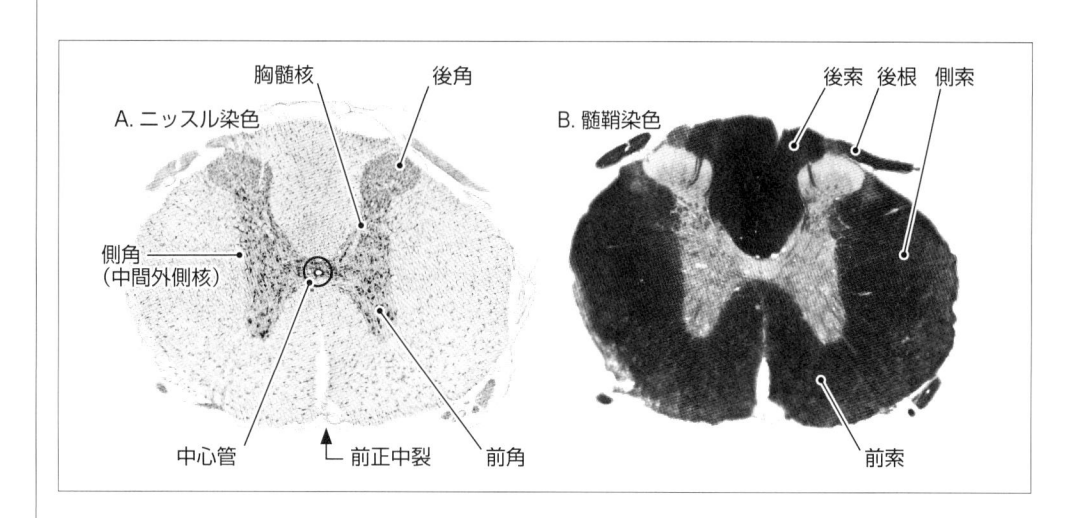

図12.4 脊髄（胸髄）
[標本：安田女子大学 森田泰博教授，撮影：森田規之]

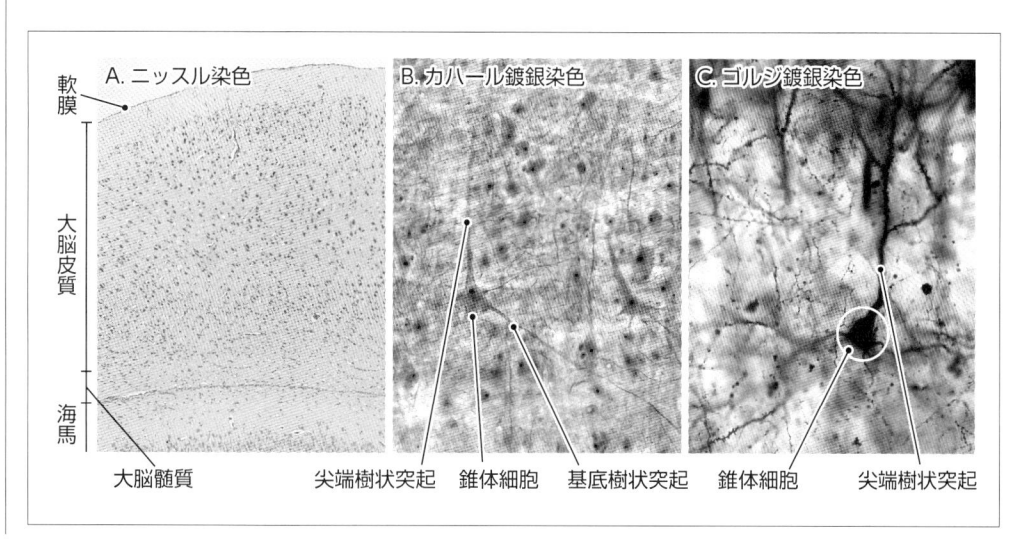

図12.5 大脳
[標本：京都府立医科大学，撮影：森田規之]

図 12.6　小脳
［標本：A 安田女子大学，BC 京都府立医科大学，撮影：森田規之］

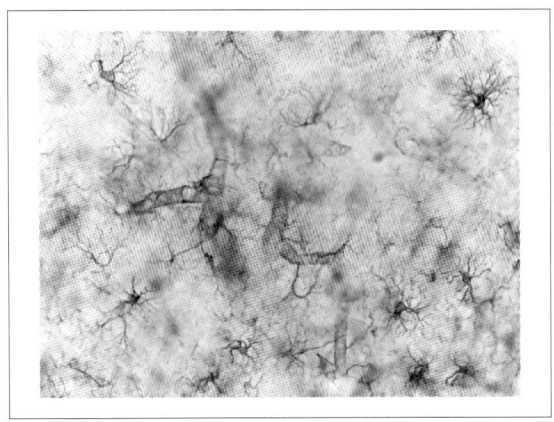

図 12.7　星状膠細胞（抗 GFAP 抗体による免疫組織化学染色）
［標本：安田女子大学，撮影：森田規之］

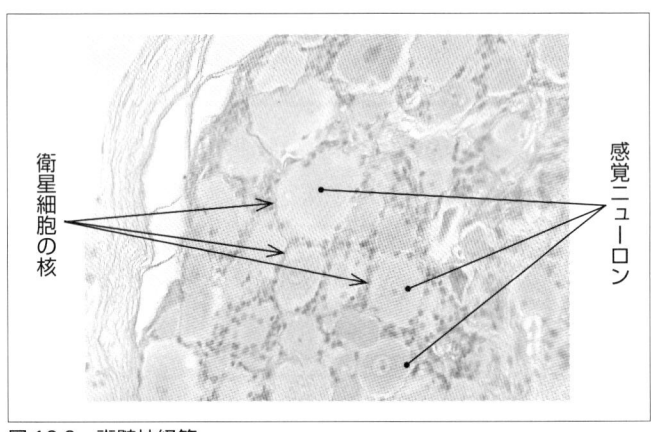

図 12.8　脊髄神経節
［標本：京都府立医科大学，撮影：森田規之］

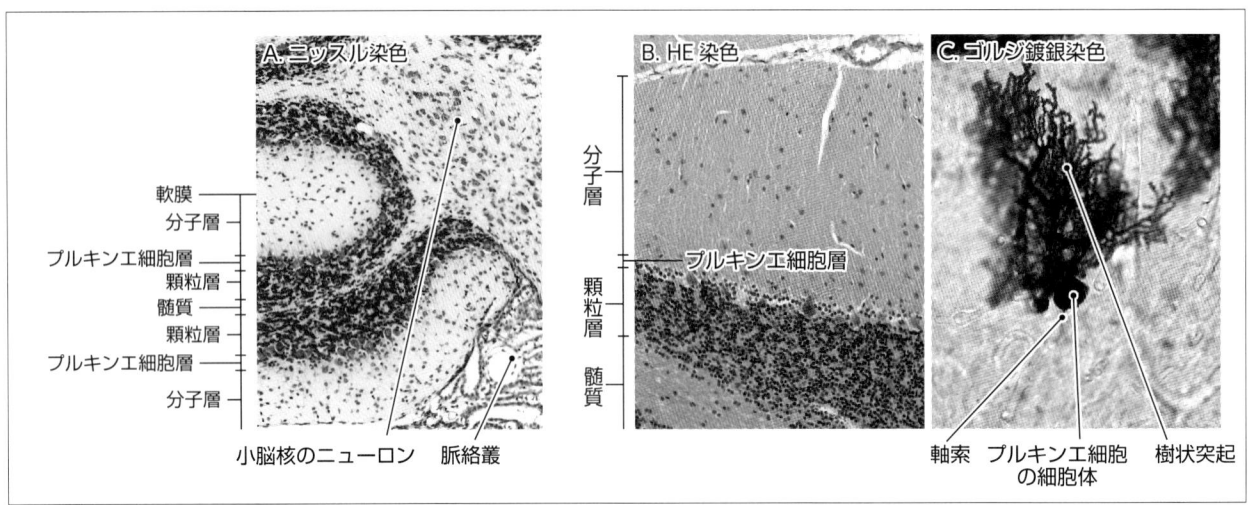

4．大脳皮質　星状膠細胞（アストロサイト）／抗 GFAP 抗体による免疫組織化学染色を観察し，血管周囲を取り囲むアストロサイトに注目してスケッチする（図12.7，図12.8）．また，血液脳関門の構造と機能について調べ，説明を記す．

C. Key structure / 注視点

- ニッスル染色は，クレシルバイオレットなどの染料を用いて，特に RNA を青紫に染める．ニューロンはたんぱく質合成が盛んであり，リボソームのサブユニットを組み立てる核小体やリボソーム（ニッスル小体（虎斑物質））が好染される．多極性神経細胞の細胞体からは複数の樹状突起と，一本の軸索が伸び出すが，軸索が起こる軸索小丘（起始円錐）はニッスル小体に乏しい．
- カハール（Cajal）鍍銀法では，基本的にすべてのニューロンの細胞体や神経突起の内部の細胞骨格が可視化されるのに対し，ゴルジ（Golgi）鍍銀法では偶然に染色されたいくつかのニューロンが影絵のように染め出され，神経細胞の全体像を観察することができる．

12.3 生理学実習

12.3.1 膝蓋腱反射

A. 背景

　膝蓋腱反射を実習し，脊髄反射の機構を理解することを目的とする．膝蓋腱反射では，大腿四頭筋を弛緩した状態で軽く伸ばし，膝蓋骨の下で筋につながる腱（膝蓋靱帯）をハンマー（打腱器）で鋭く叩く．腱の伸展を介して大腿四頭筋が伸展すると，筋の長さの変化を検知する機械受容器である筋紡錘は，Ⅰa神経線維を介してインパルスを脊髄に伝え，単シナプス性に脊髄前角運動ニューロンを興奮させることで，大腿四頭筋に筋収縮をもたらす．こうして反射的に大腿四頭筋が収縮することで膝関節は伸展し，下腿が前に振り上がる．「脚気」では，ビタミンB_1（チアミン）の欠乏によって心不全や末梢神経障害をきたし，下肢のむくみやしびれが起こる．膝蓋腱反射の低下は，重要な診断項目のひとつである．

B. 方法

　同じ班の中で験者と被験者のペアとなり，お互いに測定し合う．
❶被験者は高めのイスに腰掛け両足を垂らした姿勢をとる．
❷験者は膝蓋の下で，大腿四頭筋の腱（膝蓋靱帯）を触れて確認してから，ハンマー（打腱器）でたたく．このとき，ハンマーの先が弧を描くように，手首のスナップを利かせて叩く．
❸正常な場合には大腿四頭筋が収縮し，膝関節において下腿が伸展する．
❹被験者の過度の緊張で腱反射は出現しにくくなる．その場合，手の指を曲げ，右手と左手を引っかけて組んで互いに引っ張らせることで，反射が出やすくなる（Jendrassik手技）．

C. 課題

1. 験者は被験者の大腿四頭筋の上に軽く手のひらを当て，下腿の伸展だけでなく，大腿四頭筋のどの部分が強く収縮したかを確認して記す．
2. 腱を"たたく強さ"を加減し，反射が起こる最も弱い"たたく強さ"があることを確認する．その"たたく強さ"が刺激閾値である．この強度は正確に測定できないので，たたく振幅のおおよその大きさで判断する．左右で閾値を比較する．
3. 膝蓋腱反射についてまとめる．

12.3.2 棒反応時間の測定

A. 背景

　反応時間とは，刺激が与えられてから，その刺激に対しての観察可能な反応が生じるまでの時間のことであり，ヒトでは何らかの知覚・認知課題を遂行する時の随意的行動についていう．反応時間は，刺激の入力から反応の出力までに起こるさまざまな

表12.2 棒反応時間の標準値

年齢	男性 平均値	男性 標準偏差	女性 平均値	女性 標準偏差
18	20.2	3.5	20.6	2.9
19	20.2	2.7	20.1	3.2
20	20.3	3.3	20.5	2.9
21	20.3	3.3	20.3	2.3
22	20.3	3.3	20.4	2.3
23	20.3	3.2	20.4	2.3

[首都大学東京体力標準値研究会編，新・日本人の体力標準値Ⅱ）p.263, 264, 不眛堂出版（2007）]

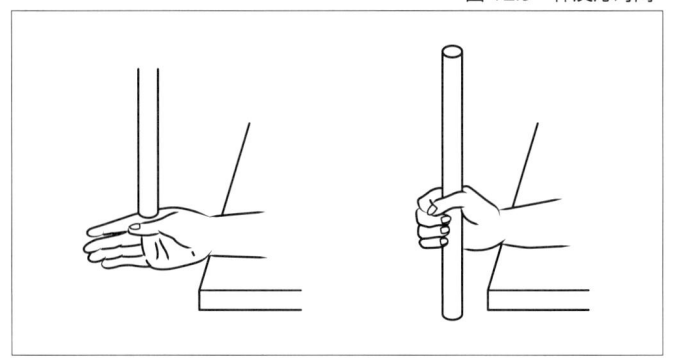

図12.9 棒反応時間

処理過程を反映しており，少なくとも刺激の知覚，判断や反応の選択，反応の運動の実行などの段階が影響する．

棒反応テストは，棒が落ち始めた瞬間から，いかに素早くそれを捕捉できるかという敏捷性を調べるものである．脳が，棒が落ち始めた「瞬間を認知」し，手の筋肉に「握るよう命令」を出し，筋肉が命令を受けて「握り終える」までの時間が落下距離として示され，自由落下運動と見なして法則を利用することで，時間を算出することもできる．

B. 器具

長さ50 cm，直径2〜3 cm，重さ約100 gの棒に，mm単位の目盛りを付けたものを用いる．棒反応時間測定器として，市販されているものもある．

C. 方法

験者と被験者のペアとなり，お互いに測定する．

❶ 被験者は椅子に座り，机の端などで利き手の手首を固定して，軽く手を開く．
❷ 験者は，棒の最下端が，被験者の母指と示指の間で，母指の最上端に位置するように，棒をつり下げる．このとき被験者は，指が棒に触れない程度に，手を開いておく（図12.9左）．
❸ 被験者は棒の下端より10 cmほどの高さを見つめてかまえる．験者が棒を離し，落下し始めたら，それをできるだけ素早く握る（図12.9右）．
❹ 握った棒で，母指の最上端から棒の最下端までの長さを，0.1 cm単位で計測する．
❺ 7回行い，最高と最低の値を棄却して，5つの値の平均値を記録する．

D. 課題

1. 各自の棒反応の値（落下距離）をもとに，光刺激の単純反応時間を計算する．なお，自由落下運動においては次式が成立する．
 $S = gt^2 / 2$　S：落下距離（cm），g：重力加速度（980 cm/秒²）t：時間（秒）
2. 目から視神経，脳，脊髄，運動神経，骨格筋（指）に至るまでの，神経伝導，伝達の経路を考え，その長さから，反応速度を計算しなさい．この反応速度を神経インパルスの伝導とシナプス伝達の観点から考察しなさい．
3. 各班で，またクラス全体での平均値と標準偏差（SD）を求める．

12.4 アドヴァンスト

12.4.1 カフェインの中枢神経興奮作用による脳機能(計算能力)亢進

A. 背景と目的

　コーヒーや茶葉に含まれるカフェインは，中枢神経，特に大脳皮質に作用して，精神・運動・知覚機能を亢進する．カフェイン摂取による中枢神経興奮の影響を，計算の作業量を指標に評価する．実験において摂取するカフェインは日常的な飲料に含まれている成分で危険性は低いが，摂取量がレギュラーコーヒー（大カップ）2～3 杯分程度に相当するため，感受性の高い学生では不眠，めまい，不安，下痢や頻拍などの反応が出現する可能性がある．実験への参加は自由意思によるものとし，参加する場合は同意書を教員に提出する．

B. 試薬と器具

❶内田クレペリン精神検査用紙（標準 I 型）
❷飲料：100～250 mL の湯に溶かす
　カフェインレスコーヒー　3.0 g，カフェイン（日本薬局方）250 mg（半数には加えず，学生にはどのコップに入っているのかわからないようにする），砂糖（好み），粉乳（好み）

C. 方法

❶被験者は，当日カフェインを含む飲料（コーヒー，紅茶，緑茶，コーラなど）を摂取しない．
❷内田クレペリン精神検査用紙で，無作為に並んだ数字のとなりどうしを加算し，その 1 位の値を数字の間に記入する．この暗算を 45 秒集中して行う．75 秒休憩をはさんで，計 3 回計算を行う．この作業を 1 サイクルとする．
❸第 1 サイクルの 1 回目の計算開始から 15 分後に，第 2 サイクルを開始する．これを第 4 サイクルまで繰り返す．
❹第 4 サイクル終了後，無作為にカフェイン含有，または不含を振りわけたカップの飲料を全量飲用する．カップの番号を記録する．
❺飲用 15 分後から，計算のサイクルを再開し，第 8 サイクルまで繰り返す．
❻第 8 サイクル終了後，飲用した飲料がカフェイン含有か不含かを開示する．
❼内田クレペリン精神検査用紙をとなりの席どうしで交換し，あらかじめ準備しておいた計算の答えを教員が読み上げ，正誤を確認し，正解のみを計算作業数とする．
❽各サイクルの 3 回の計算作業数のうち中央値を利用して解析を行う．

D. 課題

1. カフェインの中枢神経機能に及ぼす影響について，第 5～8 サイクルそれぞれにおいて，カフェイン含有，カフェイン不含の 2 群で計算能力に有意な差があるか，t-検定により検証すること（栄養科学シリーズ NEXT『基礎統計学』，p.58 参照）．また，結果について考察すること．

13. 内分泌系

　神経系と協調して，あるいは独立に，全身の生体機能の調節にあたる．内分泌系の器官はホルモンという情報伝達物質を産生して分泌する．ホルモンは，ペプチド／たんぱく質，ステロイド，アミノ酸誘導体のいずれかであり，血液によって全身に運ばれ，受容体をもつ特定の標的細胞に作用する．身体の恒常性を維持し，成長，発達，生殖，代謝などのさまざまな過程を制御する．

13.1 組織学実習

観察のポイント
- 各臓器の分泌腺や内分泌細胞を顕微鏡で観察し，その構造を理解する．

13.1.1 下垂体

A. 解説

　下垂体は間脳の下部に位置し，視床下部と形態的にも機能的にも連絡している（図13.1）．下垂体は発生過程で異なる起原の組織が合体してつくられているため，その機能および構造も二分化している．下垂体前葉は腺上皮組織であり，その腺細胞からは成長ホルモン（growth hormone：GH），プロラクチン（prolactin：PRL），甲状腺刺激ホルモン（thyroid stimulating hormone：TSH），副腎皮質刺激ホルモン（adrenocorticotropic

図 13.1　下垂体

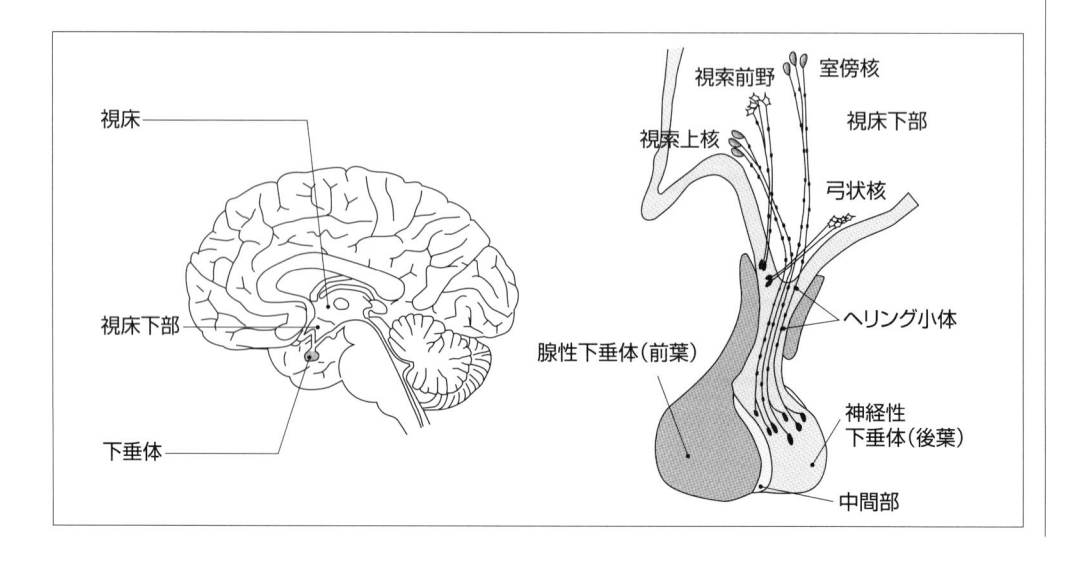

hormone：ACTH），卵胞刺激ホルモン（follicle stimulating hormone：FSH）および黄体形成ホルモン（luteinizing hormone：LH）といった多様なホルモンが産生され，血中に分泌される．下垂体後葉は神経内分泌組織であり，神経葉ともよばれる．視床下部の視索上核および室傍核などの神経分泌細胞の軸索を含み，細胞体で産生されたオキシトシンおよびバソプレシンなどを含む分泌顆粒が軸索流によって運ばれ，その末端から血中に分泌される．

B. スケッチ課題

　下垂体前葉に存在する腺下垂体細胞は，色素への染まりやすさから色素嫌性細胞および色素好性細胞に分けられる（図13.2）．色素嫌性細胞は前葉細胞の50％を占め，γ細胞ともよばれる．色素好性細胞のうち，エオジンなどの酸性色素に好染する酸好性細胞にはGHを産生するα細胞およびPRLを産生するε細胞が含まれる．塩基性色素に好染する塩基好性細胞には，TSHおよびACTHを産生するβ細胞およびFSHおよびLHを産生するδ細胞が含まれる．しかしながら酸好性細胞および塩基好性細胞のうちのそれぞれを，通常のヘマトキシン・エオジン（HE）染色で区別することは難しい．

　下垂体後葉は後葉膠細胞および無髄神経線維で構成される（図13.3）．後者は視床下部に存在する神経分泌細胞の軸索であり，細胞体で産生された内分泌物質が数珠状に貯蔵されている．これをヘリング小体という．

1．下垂体前葉の強拡大像をスケッチし，酸好性細胞，塩基好性細胞および色素嫌性

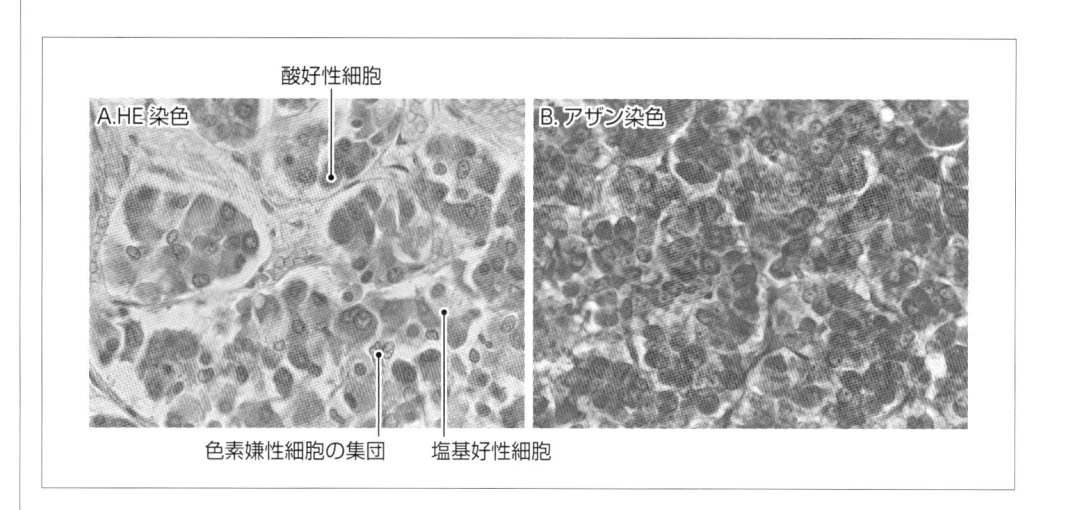

図13.2　下垂体前葉の強拡大像
［標本：京都府立医科大学，撮影：森田規之］

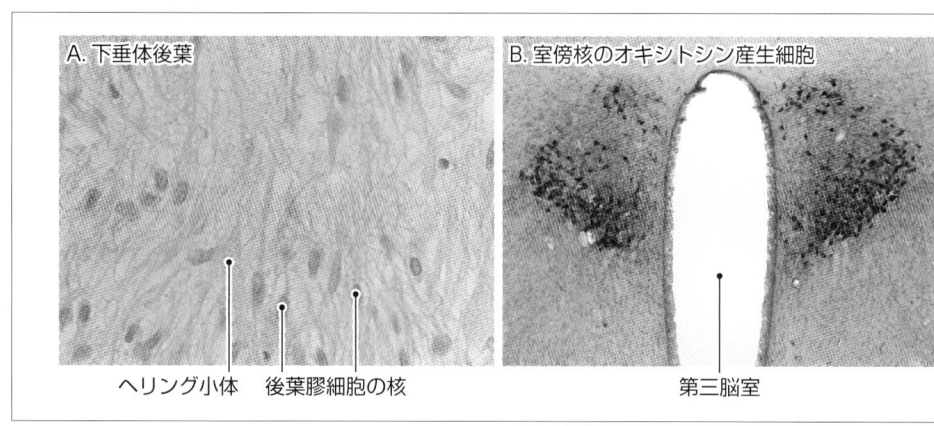

図13.3　下垂体後葉と視床下部室傍核
抗オキシトシン抗体による免疫組織化学染色
［標本：A 京都府立医科大学，B 安田女子大学，撮影：森田規之］

細胞を示す．
2．下垂体後葉の強拡大像をスケッチし，後葉膠細胞およびヘリング小体を示す．

13.1.2 甲状腺と上皮小体（副甲状腺）

A. 解説

　甲状腺は甲状軟骨のやや下方，気管を前面から囲むように位置し，左右の2葉が正中部で細い帯状の組織によって連結された構造をもつ（図13.4）．他の内分泌器官では腺細胞が束状あるいは塊状の集団を構成するが，甲状腺では腺細胞（濾胞上皮細胞）が単層の嚢状となり，サイログロブリンたんぱく質を主体とするコロイドで内腔が満たされた濾胞を構成する（図13.5）．濾胞上皮細胞が濾胞内腔へ送り込むヨウ素と甲状腺ペルオキシダーゼによって，サイログロブリンのチロシン残基はヨウ素化され，ヨード化チロシン残基が2つずつ重合する．下垂体前葉からの甲状腺刺激ホルモン（TSH）の作用により，濾胞上皮細胞はコロイドを取り込み，サイログロブリンからヨウ素化チロシン残基を切り出して，甲状腺ホルモンとして分泌する（トリヨードサイロニン：T_3，サイロキシン：T_4）．甲状腺ホルモンは体内のほとんどの細胞において代謝亢進に働く．甲状腺には濾胞傍細胞も存在し，これはカルシトニンを産生する．カルシトニンはポリペプチドで，血中のカルシウムイオン濃度を低下させる作用

図13.4　甲状腺とその背側に位置する上皮小体

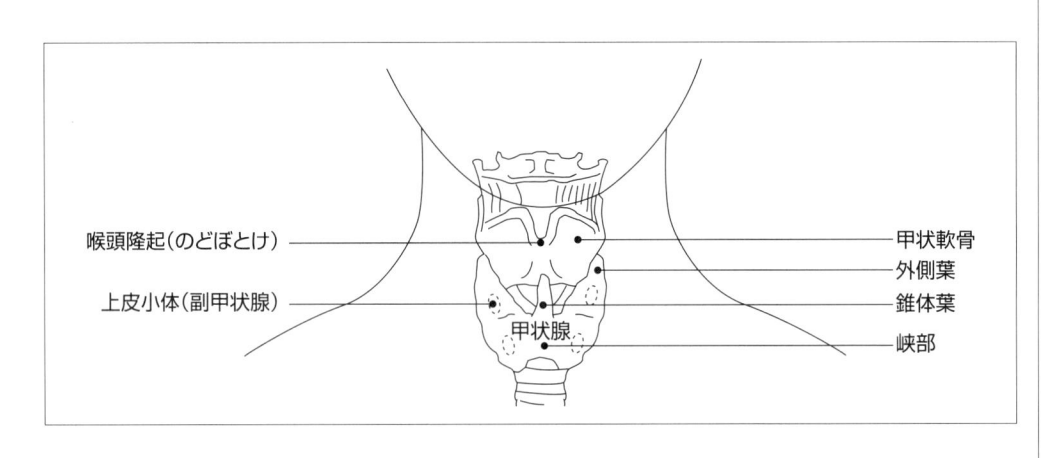

図13.5　甲状腺
［標本：安田女子大学，撮影：森田規之］

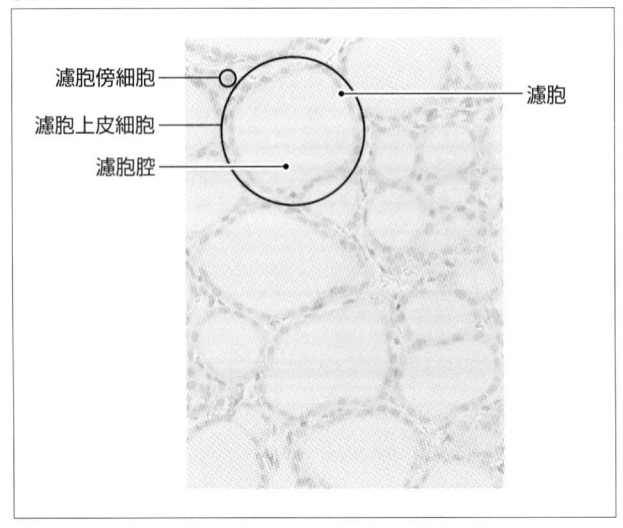

図13.6　上皮小体の強拡大像
［標本：京都府立医科大学，撮影：森田規之］

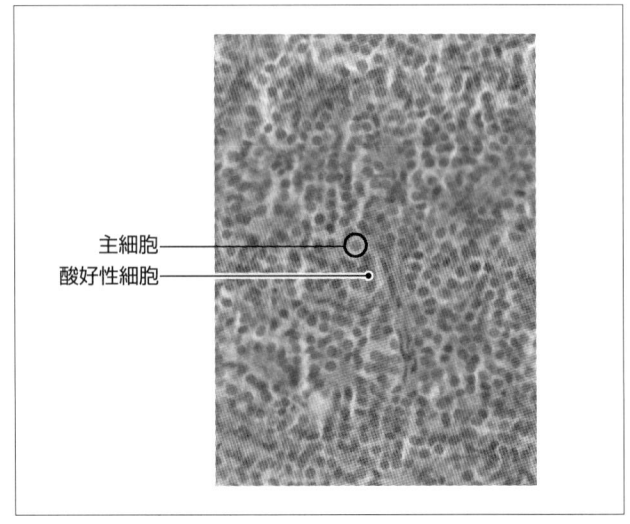

をもつ．

上皮小体（副甲状腺）は甲状腺の背側に接する内分泌腺で，ヒトでは通常上下左右4個存在する．上皮小体はパラトルモンを産生し，血中のカルシウムイオン濃度を上昇させる作用をもつ．

B. スケッチ課題

甲状腺には，単層の濾胞上皮細胞で囲まれ，内腔にコロイドを満たしている濾胞が数多く存在する．所々に，濾胞上皮の基底側に接して濾胞傍細胞が分布している．

上皮小体では，実質細胞が小葉を構成している．染色が弱い主細胞が大部分を占め，その間にエオジンに好染する酸好性細胞が混在する（図13.6）．

1. 甲状腺の強拡大像をスケッチし，図中に濾胞，濾胞上皮細胞，濾胞傍細胞を示す．
2. 上皮小体の強拡大像をスケッチし，図中に主細胞，酸好性細胞を示す．

13.1.3 副腎

A. 解説

副腎は腎臓の上端に，帽状に位置する（図13.7）．副腎の皮質の束状帯からは糖質コルチコイドが分泌されるが，これは下垂体前葉から分泌される副腎皮質刺激ホルモン（ACTH）によって調節されている．他にも鉱質コルチコイド，アンドロゲンがそれぞれ皮質の球状帯，網状帯から分泌される．

副腎の髄質細胞からはアドレナリン，ノルアドレナリンが分泌される．髄質細胞は発生学的に交感神経節後ニューロンに相当するもので，交感神経刺激によってホルモン分泌が促進される．

B. スケッチ課題

副腎は表層から被膜，皮質，および髄質の3層で構成され，皮質はさらに球状

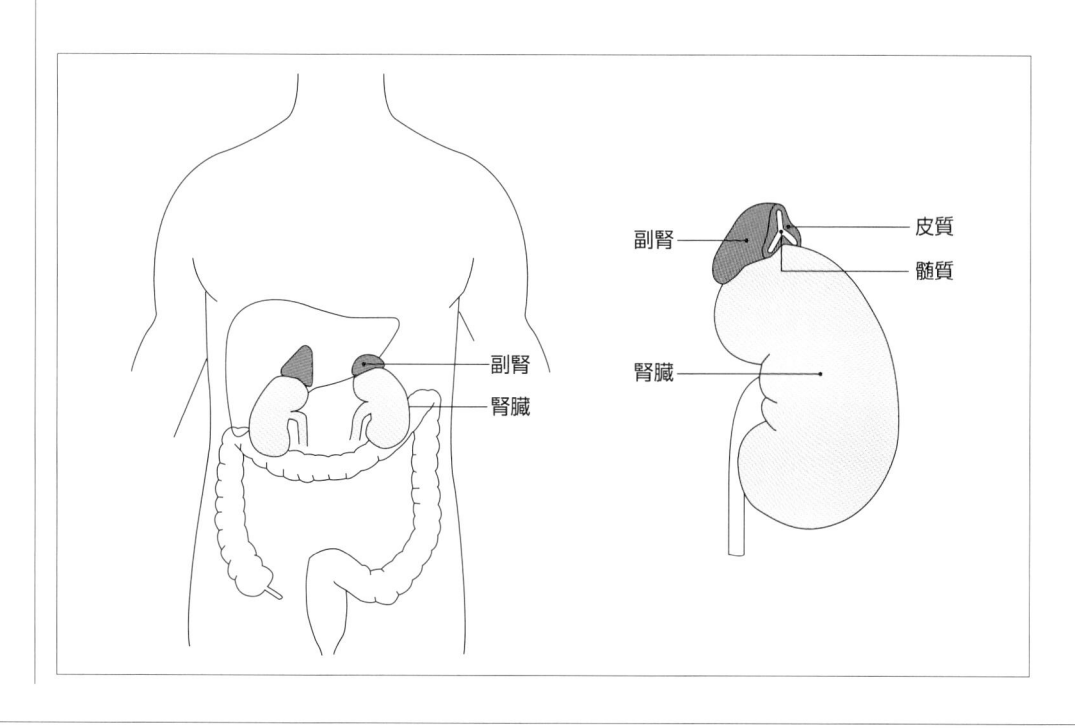

図13.7　副腎

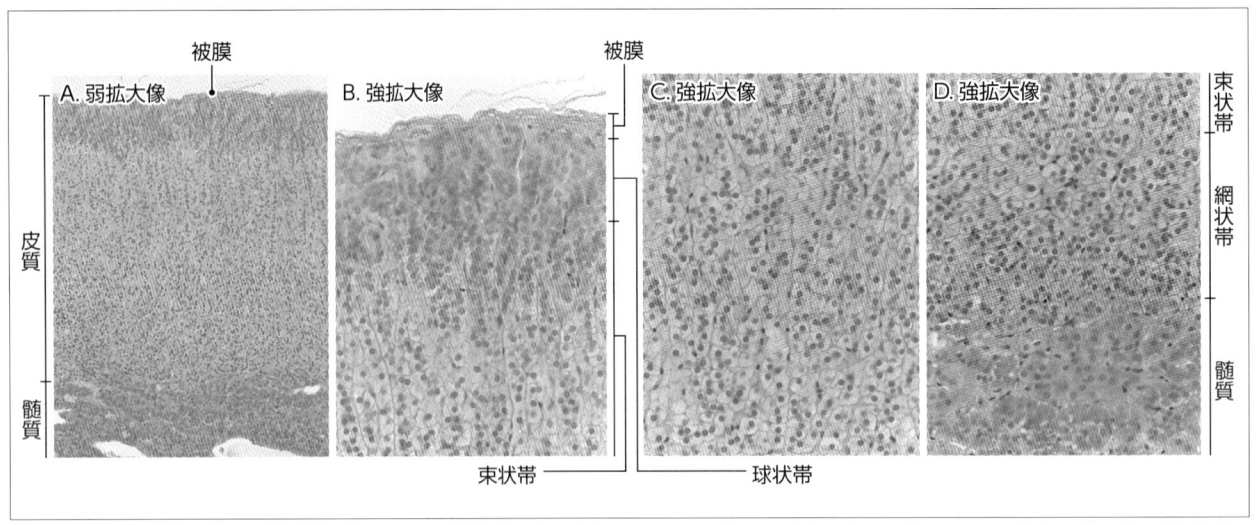

図 13.8 副腎
[標本：京都府立医科大学，撮影：森田規之]

帯，束状帯および網状帯に分けられる（図 13.8）．球状帯の細胞は比較的小型で弱い塩基好性を示し，球状の細胞塊をつくる．これに続く束状帯が皮質の大部分を占め，細胞はやや大型で，外側から内側へ放射状に 2〜3 列の細胞束をつくる．網状帯の細胞はエオジンに好染し，細胞束が分岐・吻合して網状を呈する．

副腎髄質細胞は球状あるいは束状の細胞群をつくり，塩基好性に染まる．またこの細胞は重クロム酸カリウムなどのクロム塩によって（黄）褐色に染色されるためクロム親和性細胞ともよばれ，これが腫瘍化すると褐色細胞腫とよばれる．

1．副腎の弱拡大像をスケッチし，被膜，皮質（球状帯，束状帯および網状帯）および髄質を示す．
2．球状帯，束状帯，網状帯および髄質の強拡大像をスケッチする．それぞれの細胞群の形状を比較し，産生されるホルモンと関連付けてまとめる．

13.1.4 膵臓

A. 解説

膵臓は十二指腸から脾臓に達する横に細長い臓器で，外分泌および内分泌の両方の役割を担う（図 7.13 参照）．外分泌機能としてはたんぱく質分解酵素であるトリプシノーゲンおよびキモトリプシノーゲン，糖質分解酵素である α アミラーゼおよび脂肪分解酵素であるリパーゼなどを産生し，導管を介して十二指腸管腔内に分泌する．内分泌機能としては，A（α）細胞でグルカゴン，B（β）細胞でインスリンを産生し，血糖の調節に関与する．また，D（δ）細胞で産生されるソマトスタチンは，グルカゴンおよびインスリンの分泌に対して抑制的に働く．

B. スケッチ課題

膵臓の外分泌部は漿液性腺房からなる小葉，小葉間結合組織および導管系の細胞で構成され，膵臓全体の約 98％を占める．漿液性腺房は，消化酵素を産生するピラミッド型の腺房細胞が内腔を囲むように存在し，その中心に腺房中心細胞が存在する．腺房細胞で産生された酵素や酵素前駆体（チモーゲン）は腺房中心細胞を介して介在部，小葉内導管，小葉間導管，膵管を経て十二指腸内腔に分泌される．

膵臓の内分泌機能を担うのはランゲルハンス島であり，明るく染まった細胞が塊状に並ぶ（図13.10）．ランゲルハンス島は毛細血管，結合組織のほか，前述の通り種々の膵島細胞で構成されるが，これら膵島細胞を通常のHE染色で区別することは困難である．インスリンはジスルフィド結合をもつため，アルデヒドチオニン染色によってB細胞が青紫色に染まる．

1. 膵臓の強拡大像をスケッチし，図中にランゲルハンス島および外分泌性の漿液性腺房を示す．

図13.10 膵臓の強拡大像
［標本：京都府立医科大学，撮影：森田規之］

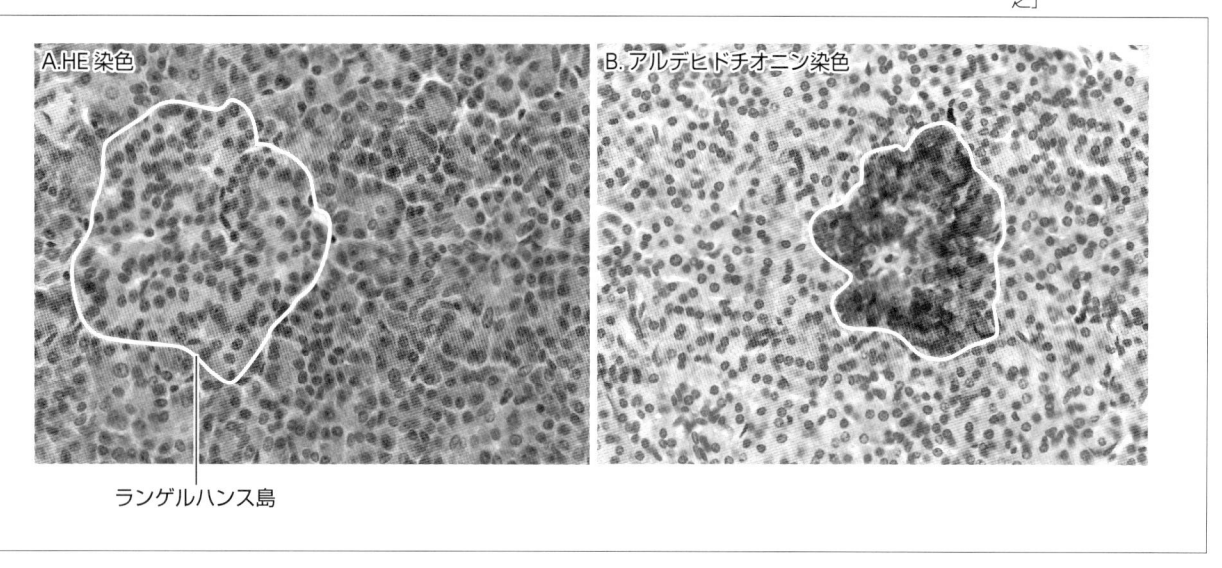

14. 生殖器系

次の世代の個体を生み出し，種の維持を担うために発達した器官系が生殖器系である．配偶子とよぶ生殖細胞を作り出す性腺（精巣と卵巣），配偶子を運ぶ生殖路，配偶子を保護し運動性を高める物質を分泌する附属腺，交接器などから構成され，女性の子宮が，受精卵の着床，胎児の発育，そして分娩の場となる．性腺は，ホルモンを分泌する内分泌細胞をもち，性徴の発現や生殖の過程を制御する．

14.1 組織学実習

観察のポイント
- 生殖器の構造の性差について意識することを心がける．
- 性腺において，生殖細胞とそれを取り巻く体細胞の成り立ちを理解する．
- 生殖細胞の成熟分化過程について理解する．
- 性ホルモン産生細胞について理解する．
- 生殖路の構造を把握する．
- 男性の付属生殖腺について理解する．

14.1.1 男性生殖器（図14.1）

14.1.1.1 精巣

A. 解説

白膜で包まれた，やや圧平された卵形で，精巣中隔が小葉に分ける．各小葉には蛇行した精細管が収まる．

精細管を構成する細胞は，生殖細胞とそれを取り囲む体細胞に大きく分けられる．

精細管内の体細胞をセルトリ（Sertoli）細胞（支持細胞）とよび，生殖細胞の支持・栄養にあたり，分化を補助する．

不定形のセルトリ細胞の間に，さまざまな分化段階の生殖細胞が埋もれて存在する．未分化な細胞ほど精細管の基底側に存在する．精祖細胞，精母細胞，精子細胞，次いで精子の順で分化し，この間に2回続けて減数分裂を行う．

精細管の間質に角形ないし球形の細胞が分布しており，ライディッヒ（Leydig）細胞（間質細胞）とよぶ．ライディッヒ細胞は男性ホルモンのテストステロンを産生する．

図14.1 男性生殖器

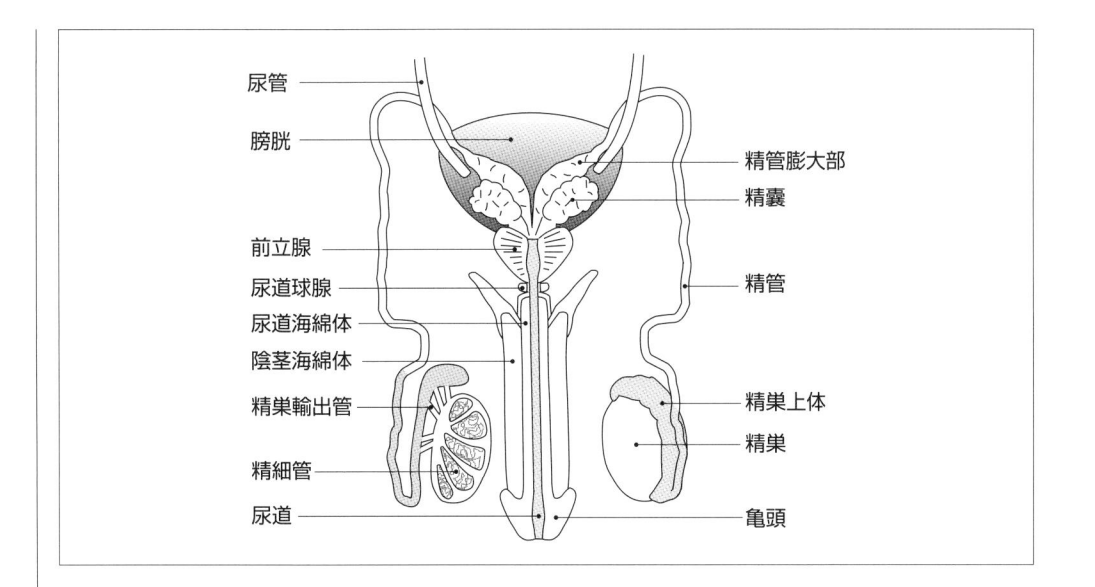

B. スケッチ課題

1. 精細管の断面をスケッチする．セルトリ細胞は核が細長くエオジン好性の大きな核小体を有する．さまざまな分化段階の精子の前駆細胞が観察される．基底部側から管腔側に向かって精祖細胞，精母細胞，精子細胞および精子が観察される．精祖細胞の核は，染色質が密で核小体は明瞭でない．
   精母細胞は，核の中で糸状の染色体が濃染されて明確な大型の細胞である．初期の精子細胞は均一に濃染される小型の丸い核を持つ細胞として観察され，後期には細胞質を失い，とがった核と尾を持つようになる．精細管の断面のすべてに分化を遂げた精子が観察されるわけではない．
2. 精細管の間の間質にライディッヒ細胞が観察される．エオジン好性の多角形ないし球形の細胞で，丸く大きい核に核小体が著明である．

C. Key structure / 注視点

- 減数分裂：どの分化段階で起こるのか

図14.2 精細管
断面の部位によって異なる発生段階の細胞たちが見える．
[標本：京都府立医科大学，撮影：森田規之]

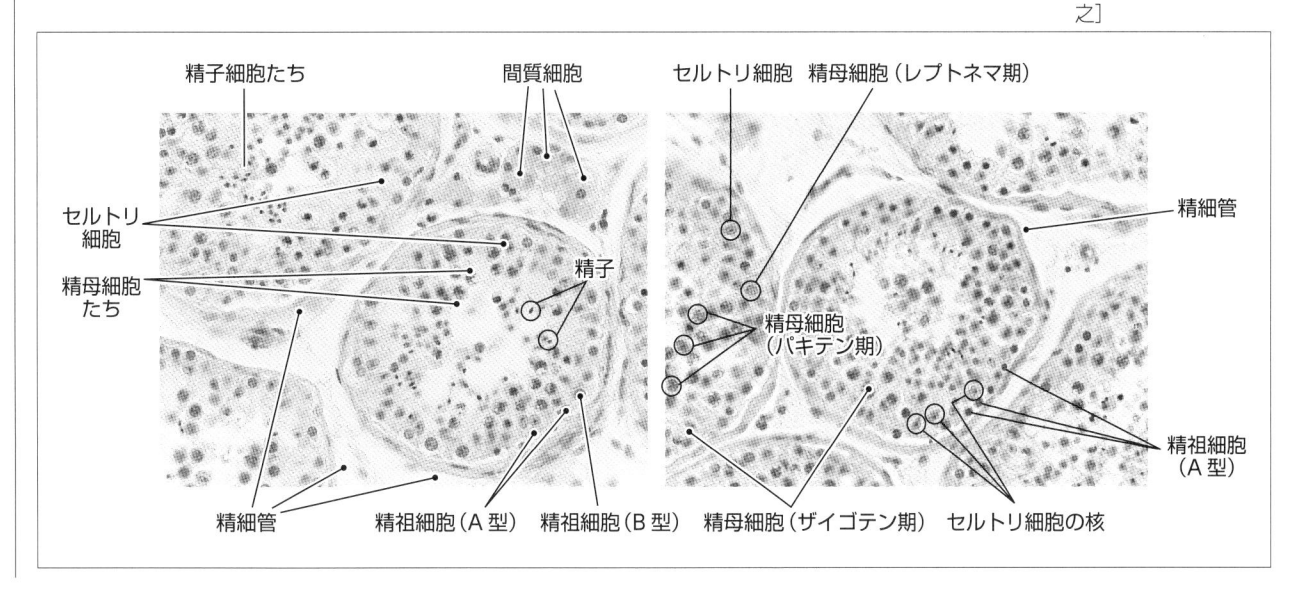

14.1 組織学実習　　151

- 血液精巣関門：生殖細胞への栄養供給はセルトリ細胞を介している
- ライディッヒ細胞：ステロイド（ホルモン）産生細胞の特徴を有する

14.1.1.2 精巣上体

A. 解説

精細管で分化した精子は精巣輸出管（図14.3）で精巣を出て，最初の生殖路である精巣上体に移動する．精巣上体は単一の管が著しく折りたたまれて精巣の後方に上から下に付着している組織である．精巣上体は遠位端で精管につながる．精子は精巣上体を通ることで成熟し，運動能を獲得する．

B. スケッチ課題

1. 長い微絨毛（不動毛）を持つ背の高い多列円柱上皮で覆われた精巣上体管の断面をスケッチする．上皮の基底膜側に存在する円形の小型の細胞は，円柱上皮の前駆細胞と考えられている．上皮の深層を薄い平滑筋層が覆う．

C. Key structure / 注視点

- 多列円柱上皮：背の高さが一定であるため管腔面が平滑であるのが精巣上体管の特徴で，管腔に凹凸が認められる精巣輸出管と区別できる

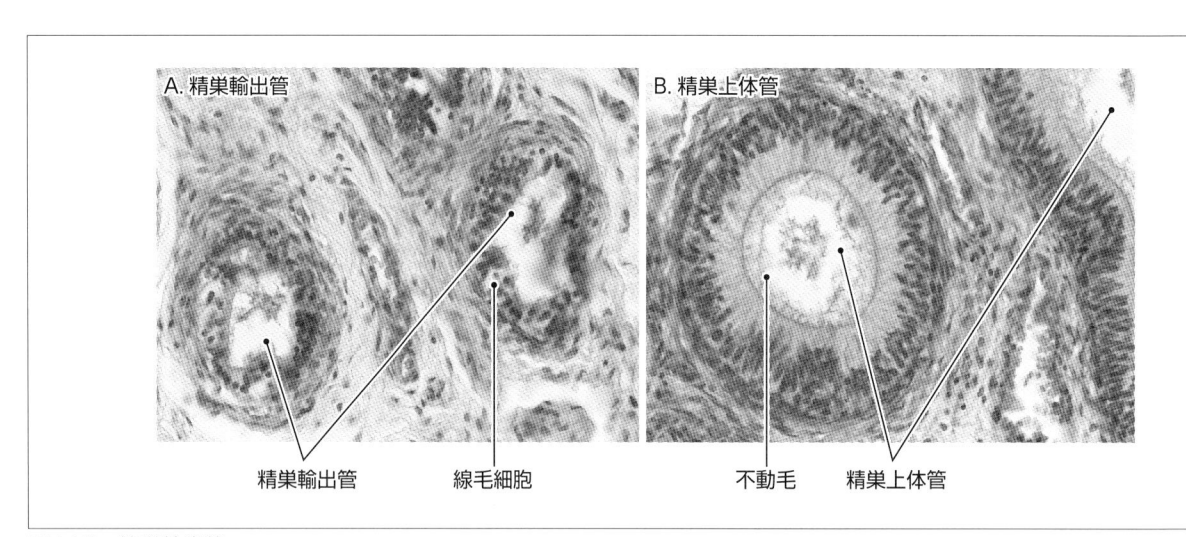

図14.3 精巣輸出管と精巣上体管
[標本：京都府立医科大学，撮影：森田規之]

14.1.1.3 精管

A. 解説

まず，人体における精管の走行を理解する必要がある．精管は精索に包まれ上行し，鼠径管を通って腹腔に入る．骨盤内で腹膜下を通り，膀胱の側面から後下方に至る．前立腺に侵入する前後で精嚢の導管と合流して射精管となる．

B. スケッチ課題

1. 精管の断面をスケッチする（図14.4）．上皮は背の高い多列円柱上皮で基底膜側

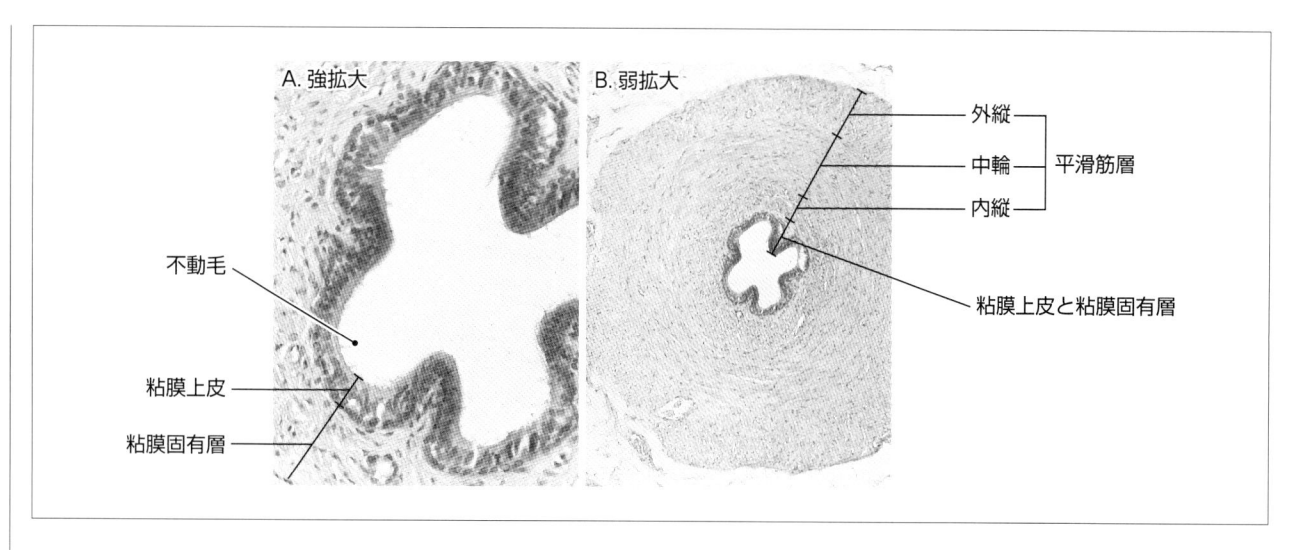

図 14.4 精管
[標本：京都府立医科大学，撮影：森田規之]

に円形の前駆細胞が存在する．精巣上体とは異なり上皮がヒダをなす．わずかな結合組織の外に厚い平滑筋層が存在し射精の際に精液を運ぶ働きをする．

C. Key structure / 注視点

- 円柱上皮：不動毛を有する
- 平滑筋層：内縦・中輪・外縦の三層が不連続ならせん構築をなす

14.1.1.4 前立腺，陰茎

A. 解説

男性の付属生殖腺の一つ．膀胱の下に存在する栗の実状の外分泌腺．上方から尿道が，後上方から射精管が貫く．管状・胞状の腺上皮からなる．腺周囲の支質には平滑筋が発達し，射精時に収縮して分泌液を尿道に送り出す．分泌液は白濁した弱アルカリ性の粘液である．

B. スケッチ課題

1. 前立腺をスケッチする．上皮は単層の円柱上皮層に扁平な基底細胞が散在する．

図 14.5 前立腺
[標本：京都府立医科大学，撮影：森田規之]

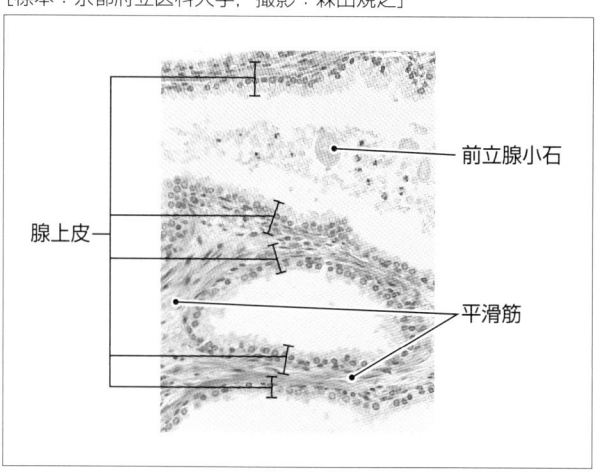

図 14.6 陰茎
[標本：京都府立医科大学，撮影：森田規之]

14.1 組織学実習　153

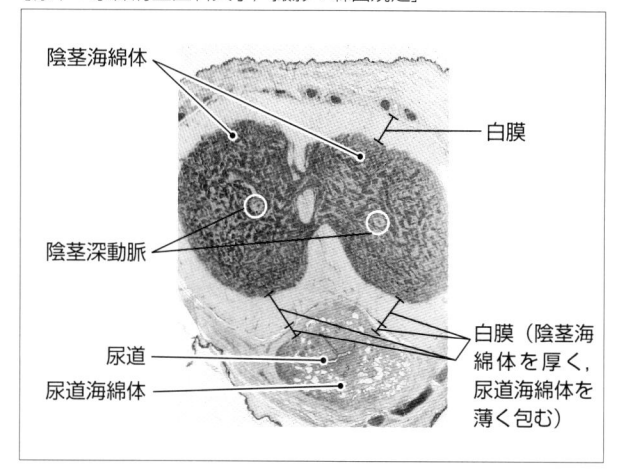

腺上皮を，平滑筋を含む緻密な結合組織からなる支持性支質が取り囲む（図14.5）．

C. Key structure / 注視点

- 前立腺小石：腺腔内に見られる分泌液が石灰化したもので，高齢者で特に多い．

14.1.2　女性生殖器 （図14.7）

14.1.2.1　卵巣

A. 解説

　女性生殖器は骨盤の中に収まっている．骨盤の中央に子宮が膣の上にのるように存在し，その上端から左右に卵管がのび出し，さらにその先端下方に卵巣がある．

　卵巣は親指大の前後に扁平な卵円形の臓器であり，卵子を供給する性腺であると同時に，女性ホルモンを産生する内分泌器官である．白膜で覆われ，外側を卵巣提索（骨盤漏斗靱帯）で骨盤側壁に，内側を固有卵巣索で子宮に固定されている．中心部の髄質と表層部の皮質からなる．皮質にさまざまな成熟段階の卵胞と黄体や白体が存在する．

　女性では生後に卵祖細胞が増殖することはない．出生前には，卵祖細胞から分化した一次卵母細胞が，第一減数分裂を前期で途中停止したまま，卵胞上皮細胞に囲まれて原始卵胞を形成する．

　胎児期から長い休止期にあった一次卵母細胞が，思春期以降，LHサージによって第一減数分裂を再開し，排卵直前に第一極体を放出して二次卵母細胞となる．二次卵母細胞は，受精によって第二減数分裂を完了させ，第二極体と卵子に分裂して受精が完了する．

　女性にとって，受精して自身の子となる卵子は，自身の誕生前に母の胎内で育まれていた（子である卵から考えれば祖母の胎内で育みを受けていた）ことになる．母性栄養の重要性を，あらためて認識していただきたい．

図14.7　女性生殖器

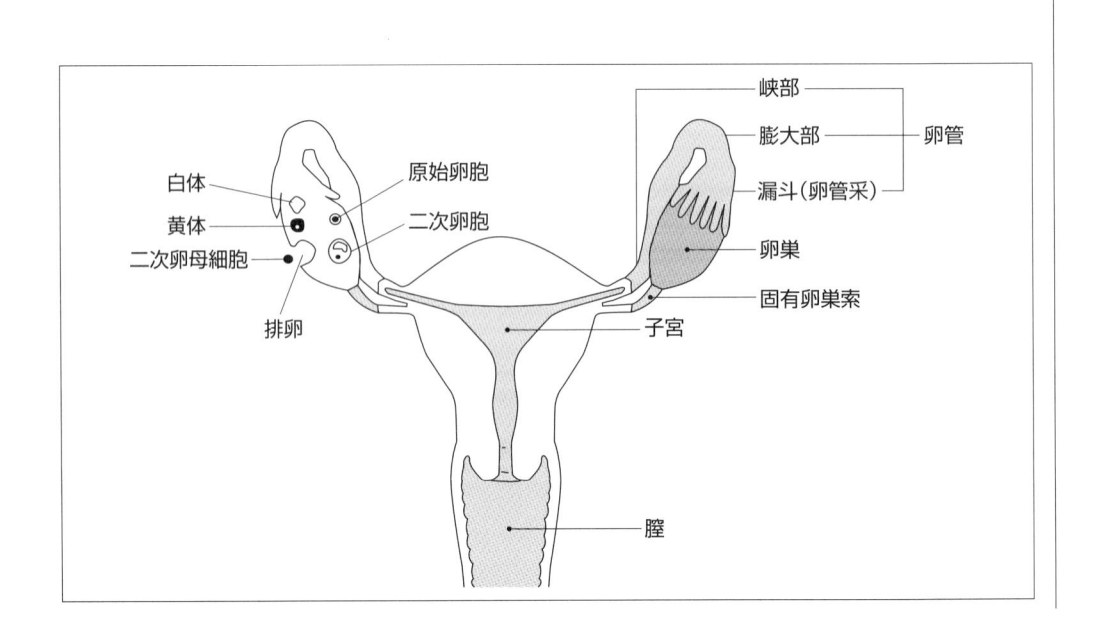

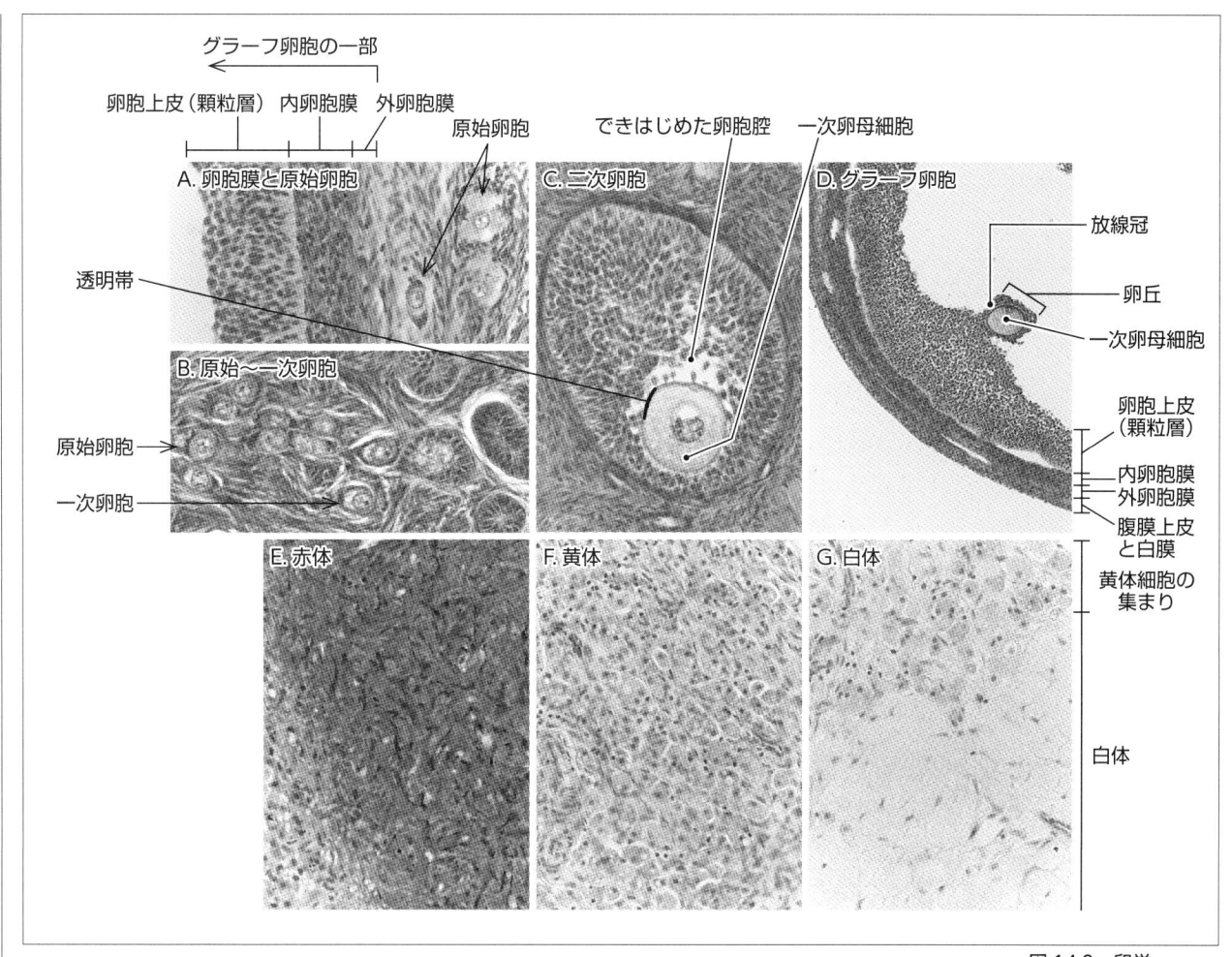

図 14.8　卵巣
[標本：A〜D 安田女子大学, E〜G 京都府立医科大学, 撮影：森田規之]

B. スケッチ課題

1. 各成熟段階の卵胞をスケッチする．①卵母細胞が一層の扁平な卵胞上皮細胞に覆われている原始卵胞，②卵胞上皮細胞が立方形に変化した一次卵胞（単層），③卵胞上皮が増殖して顆粒層となった一次卵胞（多層），④顆粒層内に卵胞液をいれた腔所が見られる二次卵胞，⑤卵胞腔が発達し卵母細胞は片隅に追いやられて卵丘を形成しているグラーフ卵胞をスケッチし，それぞれの違いを概説する．
2. 黄体と白体をスケッチする．

C. Key structure / 注視点

- 卵胞上皮：卵母細胞を覆う細胞
- 顆粒層：卵胞上皮が増殖し数層以上積み重なったもので，核が染色され顆粒状に観察される
- 内卵胞膜・外卵胞膜：顆粒層を包む支持細胞の層を卵胞膜とよび，さらに，細胞成分と毛細血管に富む内卵胞膜と線維に富む外卵胞膜に分けられる
- エストロゲン（卵胞ホルモン：化合物名 17β-エストラジオールなど）の合成：顆粒層細胞が合成するが，前駆体であるテストステロンなどのアンドロゲン（男性ホルモン）は内卵胞膜細胞で合成される
- 黄体：顆粒層細胞と内卵胞膜細胞は，それぞれ顆粒層黄体細胞と卵胞膜黄体細胞と

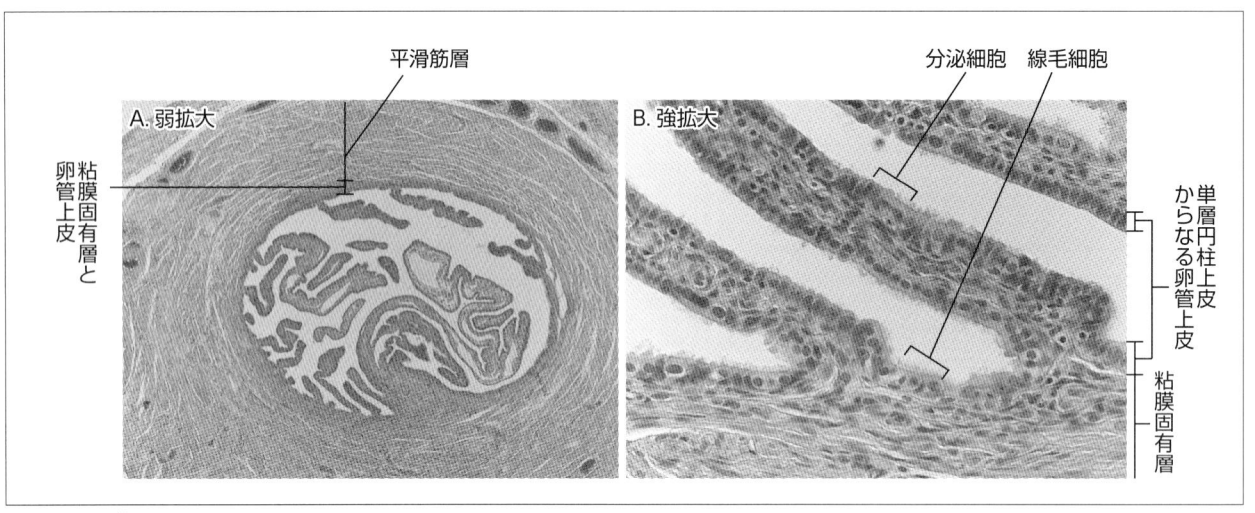

図 14.9　卵管
[標本：京都府立医科大学，撮影：森田規之]

なるが，両黄体細胞はルテイン（黄色のカロテノイド色素）を含む脂肪滴を有するため，黄体は肉眼的にも黄色に見える（参考：眼球網膜の黄斑では，視細胞がルティン，ゼアキサンチンを含む）

- 黄体でのホルモン合成：ゲスターゲン（黄体ホルモン：化合物名プロゲステロン）と少量のエストロゲンを分泌する
- 白体：妊娠が成立しなかった場合，黄体は細胞成分の少ない硝子様の結合組織である白体となる

14.1.2.2　卵管

A. 解説

子宮の上外側よりつながる長さ 10〜15 cm の管で，内側から子宮部，峡部，膨大部，漏斗の 4 部に区分される．漏斗にはイソギンチャクの触手のような卵管采が付着しており，卵巣を半ば覆っている．卵管采は排卵された二次卵母細胞を捕捉し，卵管内に入れる．受精は卵管膨大部で起こる．卵管壁は粘膜，平滑筋層，漿膜の 3 層からなる．

B. スケッチ課題 （図 14.9）

1. 卵管の横断面をスケッチする．粘膜はヒダをなし，線毛細胞と分泌細胞からなる単層円柱上皮で覆われる．線毛細胞の核は丸くて細胞の中央にある．分泌細胞の核は細長く基底側にあることが多い．筋層は発達しており，内層では輪走，外層では縦走の傾向を示すが，層の境界は不明瞭である．

C. Key structure / 注視点

- 線毛：運動能を有し，受精卵を子宮に運ぶのに役立つ

14.1.2.3　子宮

A. 解説

全長 7 cm 程度の，前後に扁平で洋梨を逆さにしたような形の平滑筋性器官．膣の

| A. 増殖期の子宮壁 | B. 子宮内膜を覆う単層円柱上皮 | C. 子宮腺とらせん動脈 |

図14.10 子宮（増殖期）
[標本：安田女子大学，撮影：森田規之]

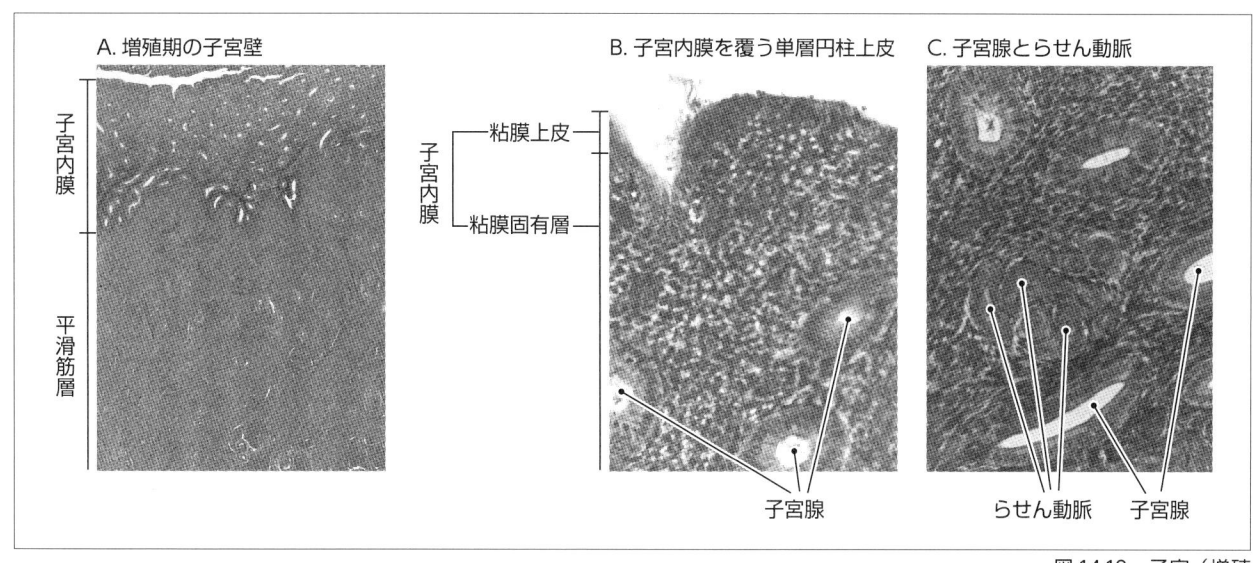

上に前屈して位置する．上2/3を子宮体部，下1/3を子宮頸部，最上部を子宮底部とよぶ．子宮壁は粘膜・筋層・漿膜の3層からなり，粘膜を特に子宮内膜とよぶ．

子宮内膜は表層から2/3の機能層と深層の1/3の基底層に区分される．月経に伴って機能層が剥離するが，基底層は剥離せず残る．増殖期に基底層の細胞が増殖して新たな機能層が形成される．単層円柱上皮で覆われ，粘膜固有層に陥入し子宮腺を形成する．基底層から血管が侵入しらせん動脈を形成する．分泌期に内膜はさらに肥厚する．子宮腺やらせん動脈が発達・成熟し，着床に備える．

筋層は厚く，妊娠とともに著しく増殖・肥大する．平滑筋線維は，明確な層構造を示さず，全体的にはたすきがけのような走行となっている．

B. スケッチ課題

1. 月経後の子宮で再生されつつある子宮腺や血管を観察する．厚い平滑筋層は錯綜して走行しているように見える（図14.10）．

C. Key structure / 注視点

- 子宮内膜：卵巣における女性ホルモンの産生と子宮内膜の月経周期に伴う変化の関連を理解する必要がある

14.1.2.4 胎盤

A. 解説

胎盤を理解するには，その形成過程を理解する必要がある．

受精卵は卵管を通る間に一定の発達をし，将来胎児になる内細胞塊とそれをとりまく栄養膜になる．着床により，この栄養膜が子宮内膜に付着し，胎盤を形成する．

栄養膜が表層の栄養膜合胞体層と深層の栄養膜細胞層の二層に分化する．

着床後，栄養膜合胞体層が厚くなり，中に腔所が生じる．その腔所に向かって栄養膜合胞体層が突起を出し，原始絨毛を形成するとともに，この腔所に子宮内膜のらせん動脈由来の動脈と静脈が開放され，母体血が流れ込む．腔所は融合し絨毛間腔を形成する．栄養膜細胞が間葉を伴って原始絨毛内に進入，さらに，間葉内に毛細血管網

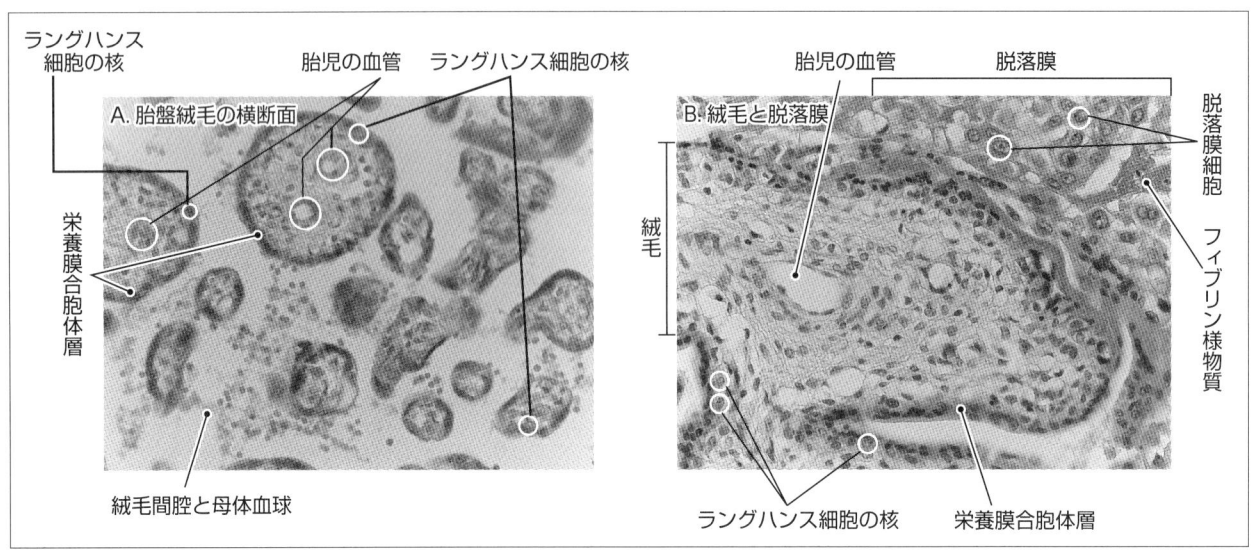

図14.11 胎盤
A：妊娠7か月，B：妊娠3か月
[標本：京都府立医科大学，撮影：森田規之]

A. 胎盤絨毛の横断面
ラングハンス細胞の核／胎児の血管／ラングハンス細胞の核／栄養膜合胞体層／絨毛間腔と母体血球

B. 絨毛と脱落膜
胎児の血管／脱落膜／脱落膜細胞／フィブリン様物質／絨毛／ラングハンス細胞の核／栄養膜合胞体層

が形成される．

絨毛の形成と並行して，絨毛のまわりに母体血を受け入れるための絨毛間腔が形成され，ここにラセン動脈由来の血液が注ぎ込む．こうして，絨毛が母体血に浸される状態になり，絨毛内の毛細血管を流れる胎児血との間でガス・栄養分などの交換が行なわれる．

子宮内膜は肥大して脱落膜となる．

B. スケッチ課題（図14.11）

1. 絨毛を観察スケッチする．栄養膜合胞体層では，細胞（合胞体性栄養膜細胞）は細胞間の境界を失い文字どおり"合胞"して細胞質を融合させ多核となっている．栄養膜細胞はラングハンス細胞ともよばれ，栄養膜合胞体層の深層に並ぶ，核が比較的大きくて丸い，明るく丸い細胞である．これらの内に間葉組織と毛細血管が観察される．
2. 脱落膜細胞は子宮内膜の粘膜固有層の間葉細胞が変化したもので，大きな明るい細胞質と核をもつ．細胞間は部分的にフィブリン様物質で埋められる．

C. Key structure / 注視点

- 栄養膜合胞体細胞：プロゲステロン，エストロゲン，ヒト絨毛性ゴナドトロピン（human chorionic gonadotropin：hCG）およびヒト胎盤性ラクトゲン（human placental lactogen：hPL）を産生する内分泌細胞でもある．
- 胎盤関門：絨毛の栄養膜合胞体層，絨毛内の結合組織，血管内皮によって構成される母体血と胎児血との間の障壁

14.1.2.5 乳腺

生殖器ではないが，女性に特異的に機能するため，ここで取り上げる．

A. 解説

乳腺は乳房の脂肪組織にうもれる皮膚腺の一種．非妊娠期の休止期は，乳管に続く導管が細かく分岐しているが，末端はわずかに膨らむのみで分泌細胞としての終末部

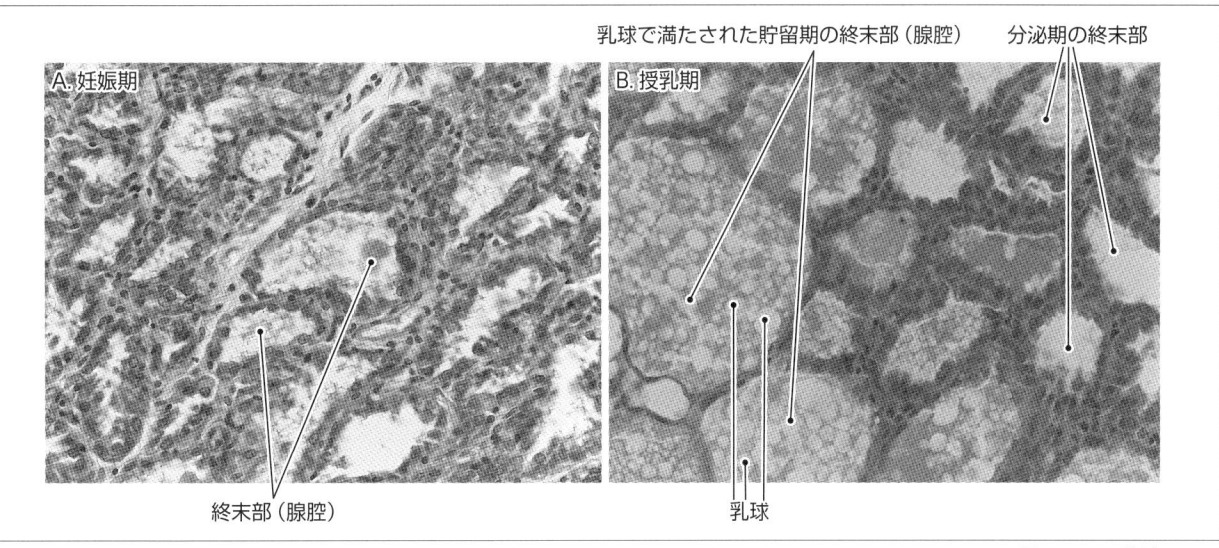

図中ラベル:
- A. 妊娠期
- 終末部（腺腔）
- B. 授乳期
- 乳球で満たされた貯留期の終末部（腺腔）
- 分泌期の終末部
- 乳球

図 14.12　乳腺
［標本：京都府立医科大学，撮影：森田規之］

は見られない．妊娠期に導管の末端がさかんに増殖して，立方状の乳腺細胞とそれを取り囲む筋上皮細胞からなる終末部を形成する．授乳期には，分泌期にある終末部と，貯留期にある終末部が混在する．分泌期の乳腺細胞は丈を増す．貯留期の乳腺細胞は丈が低く，大きな腺腔には乳汁が満ちている．

B. スケッチ課題（図 14.12）

1．妊娠期と授乳期の違いがわかるように強拡大でスケッチする．

C. Key structure / 注視点

- 乳汁分泌：たんぱく質成分は開口分泌によって分泌される．乳脂肪はアポクリン分泌され，これが乳球として腺腔にみられる．

14.2　生理学実習

14.2.1　尿中 LH の検出

A. 背景と目的

　下垂体前葉から黄体形成ホルモン（luteinizing hormone：LH）が，一過性に大量に放出される現象を LH サージ（LH surge）とよぶ．LH は排卵直前に至るまで大きく発達した成熟卵胞において，一次卵母細胞の減数分裂を再開させ，排卵を引き起こす．ヒトでは，LH サージが始まって 24〜36 時間（サージのピークからは 10〜12 時間）で排卵が起こることが知られている．

　排卵日検査薬とは，尿中の LH 濃度の上昇を抗 LH 抗体による抗原抗体反応を利用してとらえることで，排卵日すなわち最も妊娠しやすい時期を事前に予測する検査薬であり，不妊治療の一環としても用いられている．

　LH は α と β，2 つのサブユニットで構成された異種二量体／ヘテロダイマーの糖たんぱく質である．構造上，LH（黄体形成ホルモン），FSH（卵胞刺激ホルモン），TSH（甲

状腺刺激ホルモン），hCG（ヒト絨毛性ゴナドトロピン）はよく似ており，これらのαサブユニットは全く同一である．したがって，特異的にLHを検出するために，LHのβサブユニットに対する特異抗体が使用される．

B. 試料やデータの個人情報保護について

「個人情報」とは，生存する個人に関する情報であり，当該情報に含まれる氏名，生年月日その他の記述などから特定の個人を識別できるもの（他の情報と容易に照合でき，それにより特定の個人を識別できることとなるものも含む）または個人識別符号（DNA塩基配列や虹彩画像などのデジタルデータ，旅券番号など）が含まれるものをいう．

実験・研究のために収集するデータや試料の個人情報の取り扱いは，危機管理の上からも極めて重要である．個人情報を含む試料やデータを扱う場合，試料やデータの匿名化（とくめい）が必要となる．

匿名化とは，特定の個人を識別することができることとなる記述等（個人識別符号を含む）の全部または一部を取り除くこと（当該記述などの全部または一部を取り除き，当該個人と関わりのない符号または番号を付すことを含む）をいう．匿名化の処理がなされた情報は，「匿名化されている情報」と「匿名化されている情報（特定の個人を識別することができないものに限る．）」に区分される．必要な場合に研究対象者を識別する目的で，当該対象者と匿名化の際に付された符号または番号の対応表が作成される．作成されない場合には「匿名化されている情報（特定の個人を識別することができないものであって，対応表が作成されていないものに限る．）」とされ，いわゆる「個人情報」には該当せず，研究倫理指針の適用の対象外となる．

C. 試薬

❶ドゥーテスト LHa　排卵日検査薬（ロート製薬株式会社）

D. 方法

❶匿名化のための番号くじをひく．番号は他人に知らせず，自分の心にとどめておく．
❷「ドゥーテスト LHa」の検査スティックを受け取る．
❸検査スティックのキャップをはずして，本体後部に差し込む．
❹採尿部に約2秒間，尿をかける．5秒以上かけてはならない．
❺確認窓の尿量確認ラインが赤紫色に色づくことを確かめる．
❻検査から5分経過してから，判定窓の判定ラインと基準ラインとで見比べることで，陽性か陰性かを判定する．
❼スティック本体に，油性マジックで匿名化の番号を他人に知られないように記す．
❽スティックを回収場所へ提出する．

E. 課題

1. 被験者のうち陽性反応を呈した人が何人であったかを知らせる．反応陽性の人数について，月経周期の日数，検査薬の感度，ドミトリー効果などから考察を加える．

14.3 アドヴァンスト

14.3.1 基礎体温計測

A. 背景

基礎体温（basal body temperature：BBT）とは，生命活動の維持に必要最小限のエネルギーしか消費していない状態での体温であり，女性では卵巣機能の周期的変化と関連が深い．LHサージによって排卵が引き起こされ，卵母細胞を放出したあとの卵胞が黄体に変わる．この時期を卵巣周期の黄体期とよび，黄体から分泌されるプロゲステロンによって基礎体温は 0.3～0.5℃上昇し，低温相から高温相へと移行する．次の月経までの約2週間の黄体期には基礎体温の高温相が続き，再び月経が開始されて卵胞期に入ると基礎体温は低下し，低温相と高温相の二相性の周期的変化が繰り返される．

受精卵が着床し妊娠が成立した場合，ヒト絨毛性ゴナドトロピン（hCG）によって妊娠黄体は維持され，基礎体温の高温期は通常より長く続くことになる．

基礎体温計測は，月経異常や不妊症などの治療時の指標として用いられるほか，卵巣機能の把握，排卵の確認，月経の予測など，女性特有の心身の周期性変化を自身で認識でき，自己の健康管理を意識した健康促進行動につながることにも大きな意義がある．

B. 器具

❶基礎体温計，❷基礎体温表

C. 方法

十分な睡眠をとった起床の直後，そのまま動かず（ベッドや）布団に寝たままの状態で検温する．体温計の先端部は，舌下の最も奥の方，舌下中央のヒダである舌小帯のそばに差し入れ，指で支える．計測値を基礎体温表に正しく記入し，グラフとして記録する．

D. 課題

1. 各人で計測記録を継続し（3周期以上），基礎体温の変化様式を個人で把握する．
2. 月経前症候群（premenstrual syndrome：PMS）について，生活習慣や栄養素との関連も含めて調べる．

15. 泌尿器系

　腎臓では，血液を濾過してできた原尿から，必要な成分を選択的に再吸収することで尿がつくられる．尿を体外に排泄するための尿路は，尿管，膀胱，尿道からなる．
　泌尿器系は，尿素などの代謝産物や，過剰な水，電解質を排出して，体液の成分と量を適切に保つ．また腎臓は，エリスロポエチンという赤血球の産生を促すホルモンを分泌し，生理作用を発揮する活性型のビタミン D_3（$1\alpha,25$-ジヒドロキシコレカルシフェロール）をつくりだす．

15.1 組織学実習

観察のポイント
- 泌尿器系を構成する器官の組織・細胞レベルの構造を理解する．
- 尿の生成に関わるネフロンの構造を理解する．

15.1.1 腎臓

A. 解説

　腎臓は，腰椎の両側に存在するソラマメ形の後腹膜臓器で，くぼんだ内側面には腎動脈や腎静脈，尿管が出入りする腎門がある（図15.1）．腎臓の内部は，8〜10数個の腎錐体からなる髄質と，おもに腎小体と尿細管曲部が存在する皮質に分けられる．
　腎小体は，糸球体とボウマン嚢からなる（図15.2）．糸球体は輸入細動脈が枝分かれしてできた房状の毛細血管網で，ボウマン嚢がこれを包み込むように被っている．糸球体毛細血管網は再び合流し，輸出細動脈となって腎小体をでる．腎小体の輸入・輸出細動脈が出入りする部位を血管極，その反対側の尿細管に接続する部位を尿管極という．糸球体はメサンギウム細胞によって血管極につなぎとめられており，糸球体を流れる血液の血漿成分は，血圧によって血管内皮細胞の小孔からでて，糸球体基底膜，足細胞を通過し，ボウマン腔に濾過される．この濾液を原尿といい，原尿はさらに尿管極から尿細管へ送られる．
　尿細管は近位尿細管，ヘンレ係蹄（ヘンレループ），遠位尿細管からなる．近位尿細管は，曲部と直部（ヘンレ係蹄の太い下行脚）に分けられるが，いずれも刷子縁をもつ単層立方上皮の管である．続くヘンレ係蹄の細い下行脚は腎錐体先端部でUターンし，細い上行脚となって遠位尿細管に接続する．遠位尿細管は，直部（ヘンレ係蹄の太い上行脚）と曲部に分けられる．遠位尿細管は単層立方上皮の管であるが，血管極付

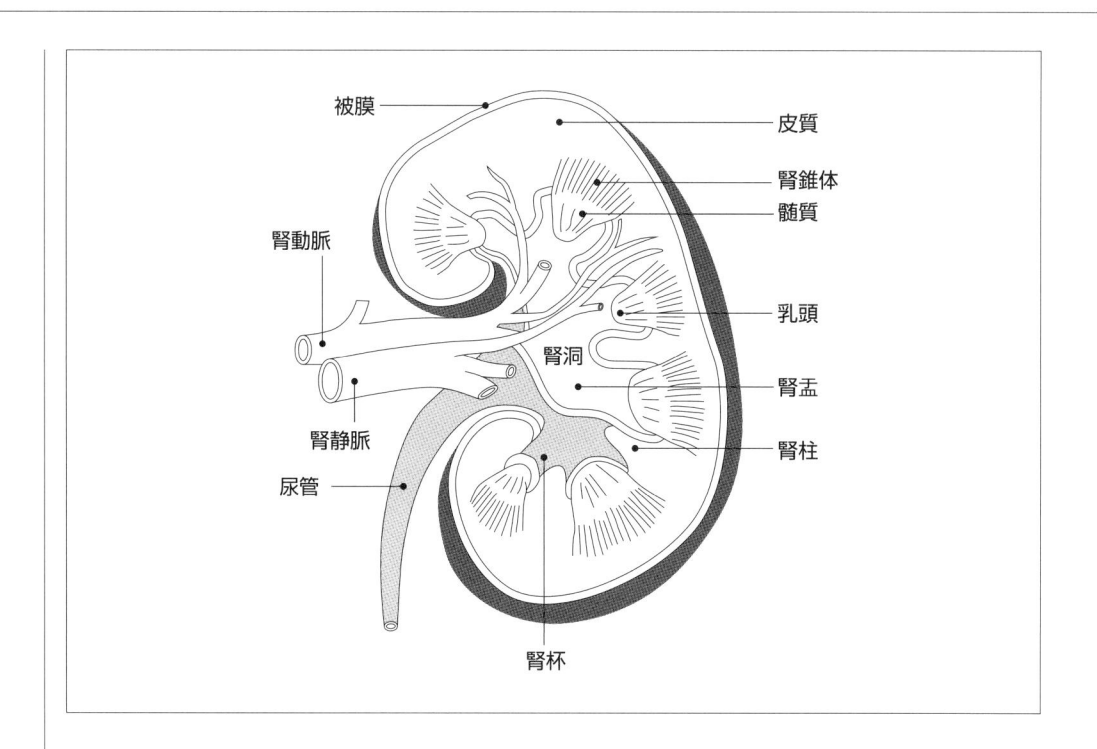

図15.1 腎臓

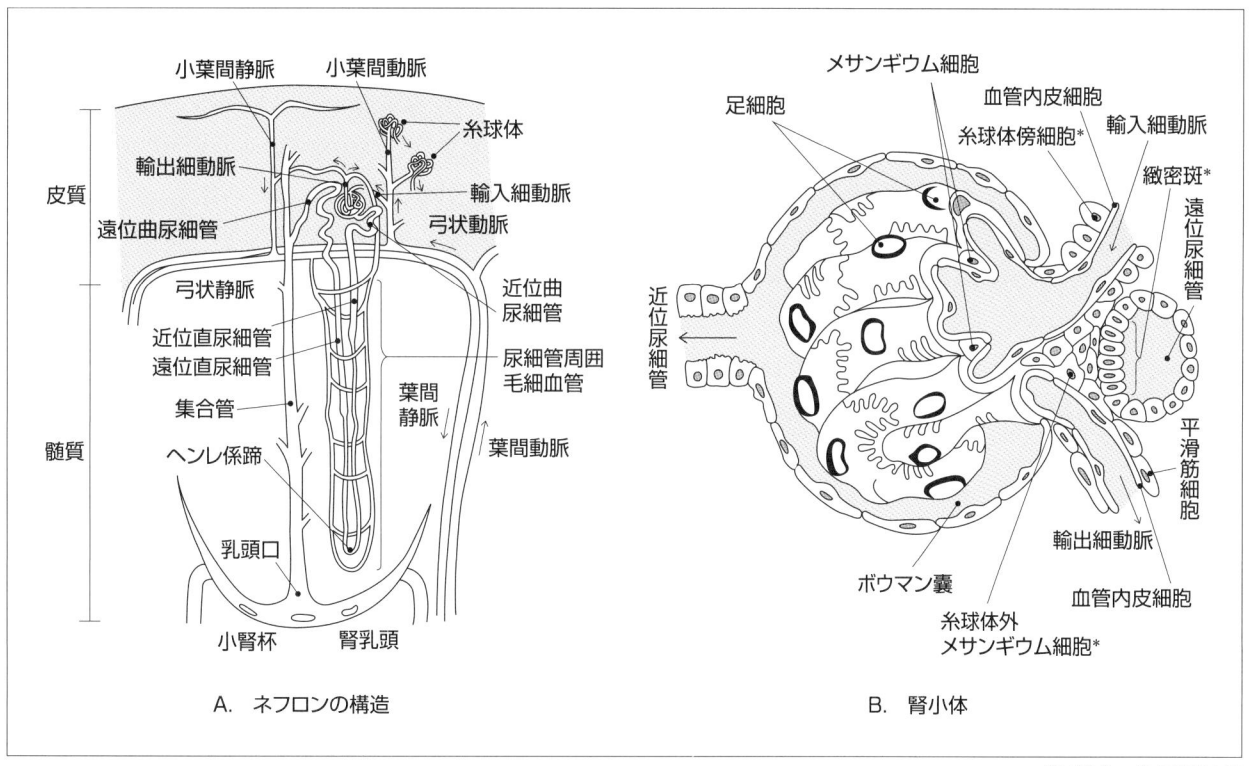

図15.2 ネフロンの構造と腎小体と糸球体傍装置の模式図
＊三者を合わせて糸球体傍装置とよぶ．

A．ネフロンの構造

B．腎小体

近の曲部には緻密斑という特殊な構造（細胞が密集した丈の高い円柱上皮）がある．この緻密斑と，輸入細動脈壁に存在する糸球体傍細胞，糸球体外メサンギウム細胞（ゴールマハティヒ（Goormaghtigh）細胞）の三者をあわせて糸球体傍装置とよぶ．緻密斑は尿細管中のNaCl濃度をモニターし，糸球体への血流量や糸球体傍細胞のレニン分泌を調節している．

　尿細管では，生体に必要とされる原尿中の成分が血液へ再吸収され，不要となる成分が分泌されている．近位尿細管では水分と電解質の80％近く，グルコースやアミ

15.1 組織学実習　　163

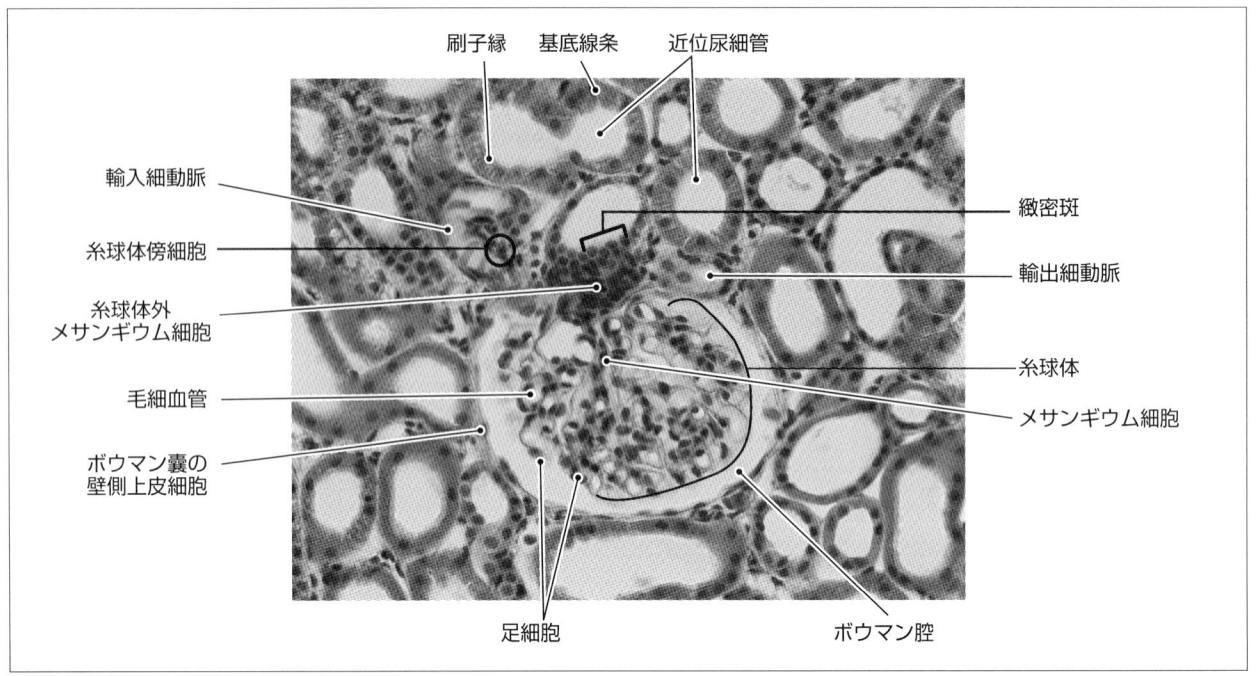

図 15.3 腎小体と糸球体傍装置
[標本：京都府立医科大学，撮影：森田規之]

ノ酸のほぼ100％が再吸収される．ヘンレ係蹄では，尿の濃縮に関わる浸透圧勾配をつくりだすため，水や尿素，Na^+，Cl^-などの移動が生じる．遠位尿細管では，おもにNa^+の再吸収やH^+，K^+，アンモニアの分泌が生じる．腎小体と尿細管は枝分かれのない一連の構造であることから，尿生成のための機能単位と考えることができる．これをネフロンといい，片側の腎臓に約100万個存在している．

1本の集合管には複数の遠位尿細管が接続する．集合管では，バソプレシン依存性の水分の再吸収が行われ，尿がさらに濃縮される．集合管は合流を繰り返しながら腎錐体先端部に達し，腎杯に開口する．尿は腎杯腔から腎盂（腎盤）を経て尿管へ送られる．

B. スケッチ課題

1. 腎小体とその周辺（図15.3）をスケッチし，図中に近位尿細管曲部，遠位尿細管曲部，メサンギウム細胞，足細胞，緻密斑，輸入細動脈，糸球体傍細胞を示す．
2. 内分泌系と腎臓の関連についてまとめ，スケッチに説明文として加える．
   1) 腎臓が産生するホルモンについて，産生細胞や生合成の過程，機能をまとめる．①レニン，レニン－アンギオテンシン－アルドステロン系，②エリスロポエチン，③活性型ビタミンD_3（1α,25-ジヒドロキシコレカルシフェロール）
   2) 腎臓を標的とするホルモンについて，標的細胞とホルモン作用をまとめる．①アルドステロン，②バソプレシンによるアクアポリン2のトランスロケーション，③パラトルモン（parathyroid hormone：PTH，上皮小体ホルモン／副甲状腺ホルモン）

C. Key structure／注視点

- 腎小体：糸球体とボウマン嚢
- 糸球体傍装置：緻密斑，糸球体傍細胞，糸球体外メサンギウム細胞
- 尿細管：立方上皮

15.1.2 尿管，膀胱，尿道

A. 解説

　尿管は，腎盂から膀胱へつながる25 cmほどの管で，内腔側から順に，移行上皮，基底膜，粘膜固有層，粘膜下層，平滑筋層（内縦・外輪筋層の二層，膀胱近くの1/3は内縦・中輪・外縦筋層の三層），外膜で構成されている．平滑筋層の収縮によって生じる蠕動運動が，尿を膀胱へ向けて輸送していく．

　膀胱壁は内腔側から順に，移行上皮，粘膜固有層，粘膜下層，平滑筋層，外膜で構成される．膀胱の伸展とともに移行上皮の最表層にある被蓋細胞は扁平となり，細胞層も5〜6層（排尿後）から2〜3層へ減少する．平滑筋層は内縦・中輪・外縦筋層の三層であるが，その構造は複雑で，縦走・輪状層は明確には区別しにくい．中輪筋層は内尿道口付近で肥厚し，内尿道括約筋を形成する．

　男性の尿道は，膀胱と外尿道口をつなぐ約20 cmの管で，膀胱側から順に，移行上皮をもつ前立腺部，重層円柱上皮をもつ隔膜部（尿生殖隔膜を貫く部位），重層扁平上皮をもつ海綿体部の3部に分けられる．女性の尿道は約4 cmで，大部分は重層扁平上皮をもつ．男女とも，内輪・外縦の二層の平滑筋層があり，さらに隔膜部には陰部神経支配の外尿道括約筋が存在し，排尿を随意的に調節している．

B. スケッチ課題

1. 尿管の横断像（図15.4 A）をスケッチし，移行上皮，粘膜固有層，平滑筋層を示す．
2. 膀胱（図15.4 B，C）をスケッチし，図中に図中に移行上皮，粘膜固有層，粘膜下層，平滑筋層を示す．

C. Key structure / 注視点

- 尿管：移行上皮
- 膀胱：移行上皮，基底膜，粘膜固有層，粘膜下層，平滑筋層（内縦・外輪）

図15.4　尿管と膀胱
[標本：京都府立医科大学，撮影：森田規之]

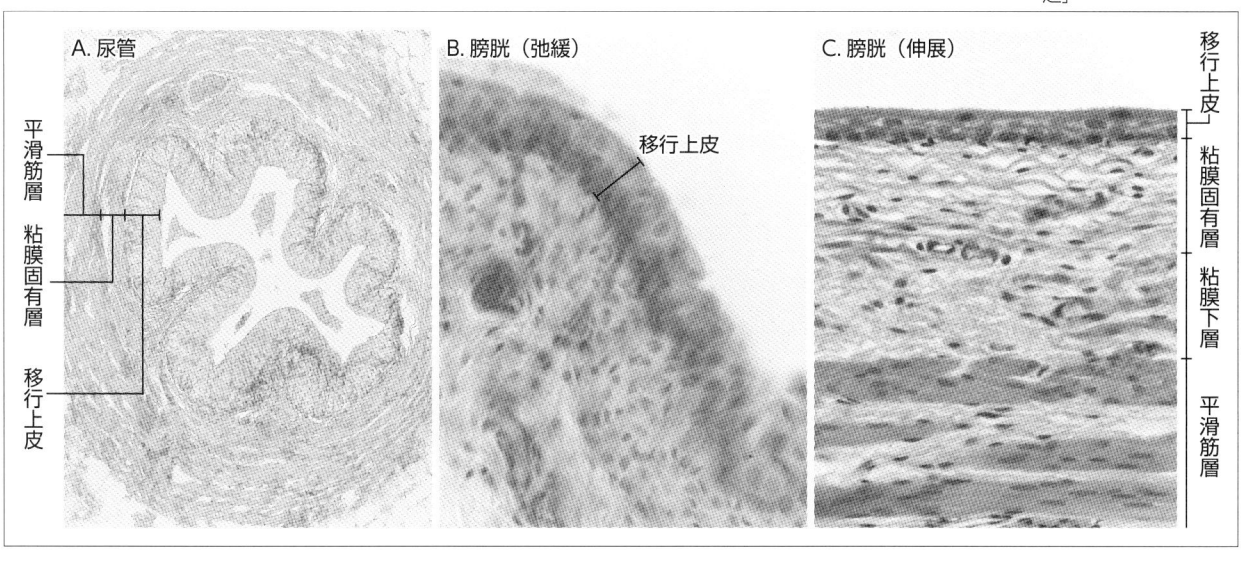

15.2 生理学実習

15.2.1 尿比重測定

A. 背景

　尿比重は，尿中の溶質の濃度を表す．尿比重の高さは尿の濃縮率を反映しており，通常は尿量が多いと低下し，逆に脱水状態で尿量が少ないと上昇する．尿比重は水分摂取量，発汗量，食事成分などのさまざまな要因によって大きく影響を受けるため，随時1回尿の比重は1.010～1.025のあいだで変動する（平均1.015）．健常者の尿比重は，おもに尿中尿素濃度およびNaCl濃度の変化を受けて変動するが，病的な尿の場合は，さらに糖やたんぱく質などの異常成分の濃度により影響を受けることがある．たとえば，糖尿病では浸透圧利尿により尿量は多くなるが，尿比重は高い傾向にある．

　尿比重測定の方法には，尿比重計を使用する方法もあるが，大量の尿検体が必要であることや補正が煩雑であることなどから，一般的には屈折計を使用する屈折法や尿試験紙法（15.2.2項）が汎用されている．光がある角度をもって大気から溶液中に入射すると光線の方向が屈折するが，屈折法では，その溶液の密度が高くなるほど屈折率が大きくなることを利用して比重を測定している．

B. 試薬と器具

❶手持尿比重屈折計（図15.5）
❷ハルンカップまたは紙コップ
❸蒸留水
❹ガーゼまたはキムワイプ
❺スポイト

C. 方法

❶実験直前，ハルンカップまたは紙コップに随時1回尿を採取する．
❷屈折計の採光板を開き，プリズム面へ蒸留水を1～2滴滴下し，採光板を閉じる．
❸採光板を明るい方向に向け，接眼鏡を覗きながら屈折計の目盛り規正ネジをまわし，目盛り上の明暗を二分する境界線を尿比重（U.G.）1.000の目盛りに合わせる．

図15.5　手持尿比重屈折計（左）と目盛り（右）

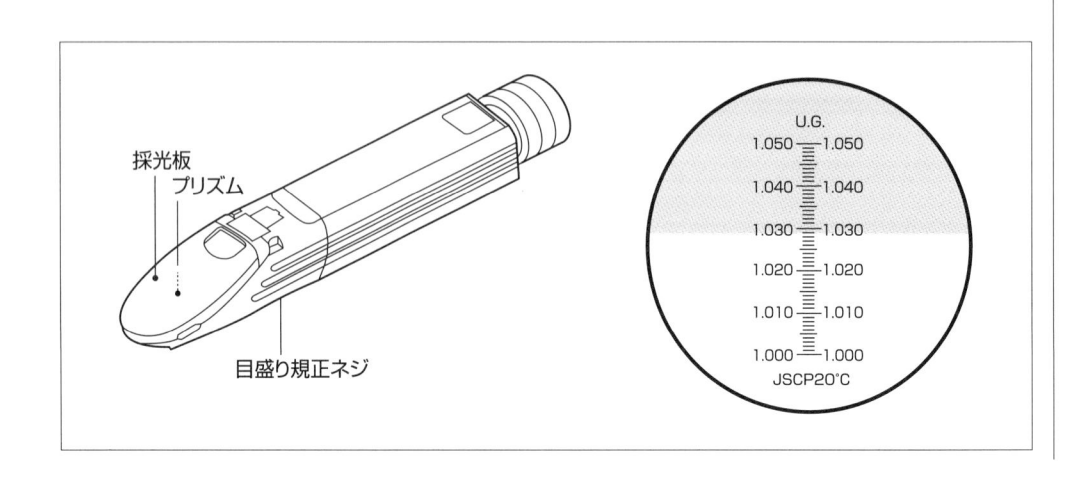

❹プリズム面の蒸留水をガーゼなどで拭った後，尿を1~2滴適下して採光板を閉じる．
❺接眼鏡を覗いて目盛りを読み取る（図15.5）．

D. 課題

1．尿の色調や浸透圧と尿比重の関係について考察する．
2．尿比重が変動する要因について調べる．
3．尿試験紙（15.2.2項）の結果と比較する．

15.2.2 尿試験紙による尿検査

A. 背景

尿中成分を定性することにより，疾病の診断や治療法の判定に有用な情報が得られる．なかでも尿試験紙を用いる方法は，特別な機器や手技の熟練を必要としないこと，操作が簡便で手間がかからないこと，安価で客観的な評価方法であることなどから，腎障害の疑いがある場合だけではなく，健康診断や初診時のスクリーニング検査としても活用されている．

B. 試薬と器具

❶ハルンカップまたは紙コップ
❷尿試験紙［プレテスト 9s Ⅱ（和光純薬工業株式会社製）：ウロビリノーゲン，潜血，ビリルビン，ケトン体，ブドウ糖，蛋白質，pH，比重，アスコルビン酸］

C. 方法

❶実験直前，ハルンカップまたは紙コップに随時1回尿を採取する．可能であれば，早朝第1回目の中間尿（排尿中，最初と最後に排出される尿は採取せず，その中間の尿だけを採取したもの）を実験に使用する．
❷尿の色調や混濁，臭気を観察する．
❸良く撹拌した新鮮尿に試験紙を浸し，即座に引き上げる．
❹ティッシュペーパーなどを試験紙裏側に軽くあてて余分な尿を取り除き，試験紙を水平に置く．試験紙を尿中に長く浸したり，試験紙に余分な尿がついていたりすると，試薬が流出して正確な結果が得られないことがある．
❺アスコルビン酸は10秒後，潜血は30~60秒後，それら以外は30秒後に，試験紙の色調と付属の色調表を比較して判定する．

D. 課題

1．偽陽性，偽陰性が出る要因について考察する．
2．pH，比重，アスコルビン酸以外の試験項目について，陽性が出る要因について調べる．

15.3 アドヴァンスト

15.3.1 尿沈渣顕微鏡観察（図15.6）

A. 背景

　尿沈渣とは，新鮮尿を遠心処理した後，上清を除いて得られる有形成分のことである．尿沈渣を顕微鏡で観察し，有形成分の種類や量を調べることによって，おもに腎臓や尿路系の疾患の診断に役立つ情報が得られる．尿沈渣中にみられる成分には，赤血球，白血球，上皮細胞，円柱，結晶，細菌などがある．腎・尿路系の炎症により赤血球，白血球，上皮細胞，円柱が増加するが，特に円柱の増加により腎実質病変の存在がほぼ確定される．尿沈渣の染色方法にはさまざまなものがあるが，白血球や上皮細胞，円柱を鮮明に染色できるステルンハイマー・マルビン染色法は最も汎用される方法の一つである．

赤血球：直径 6〜10 μm，中央がくぼんだ無核の円盤状細胞で，無〜極微紫色に染色される．

白血球：直径 10〜15 μm，球形の好中球がほとんどを占める．深赤〜紫または淡青色に染色される．

上皮細胞：核は紫〜濃紫色，細胞質は桃色〜淡紫色に染色される．40〜60 μm の扁平上皮細胞がもっともよく観察される．

円柱：主に尿細管から分泌される糖たんぱく質（ウロモジュリン）が凝集したものである．硝子円柱は淡紅色，顆粒円柱は顆粒が淡紫色〜淡青色に染色される．細胞成分を含む円柱（上皮円柱，赤血球円柱など）は細胞それぞれの染色性を示す．

結晶：尿中の溶質が沈澱したもので，無色・八面体構造のシュウ酸カルシウム結晶，黄〜褐色・多形態の尿酸結晶，無色・針状の尿酸ナトリウム結晶などがある．

細菌：生菌はほとんど染色されないが，死菌は濃紫色に染色される．

図15.6　正常尿の尿沈渣
［標本：安田女子大学，撮影：森田規之］

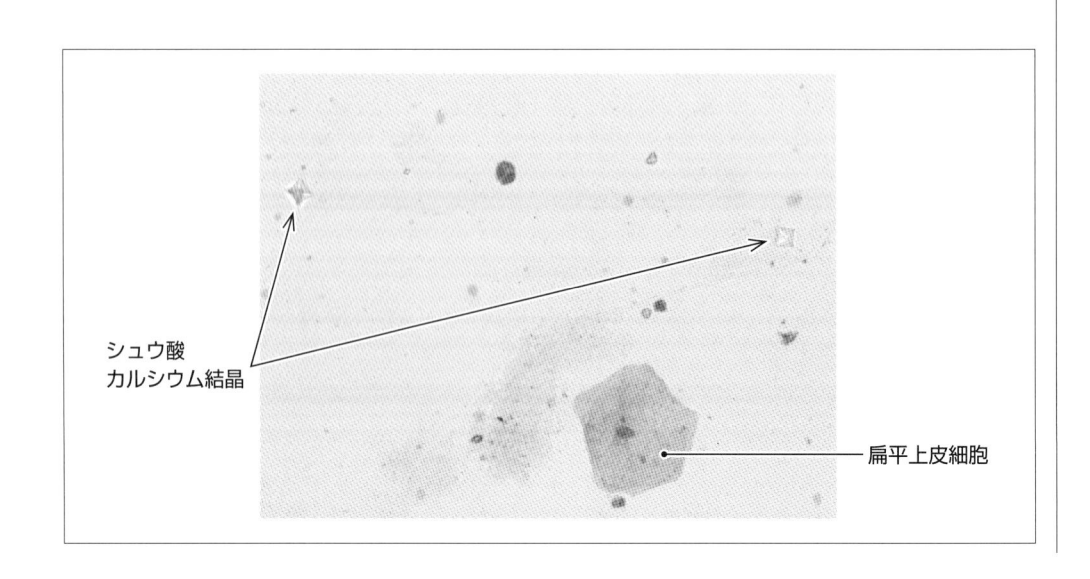

B. 試薬と器具

❶光学顕微鏡
❷スウィング型遠心機
❸スピッツ管
❹スライドグラス
❺カバーグラス
❻ハルンカップまたは紙コップ
❼スポイト
❽ステルンハイマー・マルビン染色液＊

＊以下のⅠ液とⅡ液を3：97の割合で混合した後，濾過して染色液とする．
Ⅰ液：3 gのクリスタルバイオレットと20 mLの90％エチルアルコール溶液，0.8 gのシュウ酸アンモニウムを80 mLの蒸留水に溶解する．
Ⅱ液：0.25 gのサフラニンと10 mLの95％エチルアルコール溶液を100 mLの蒸留水に溶解する．

C. 方法

❶ハルンカップまたは紙コップに新鮮中間尿を採取する．
❷尿をよく撹拌した後，10 mLをスピッツ管に採取し，400〜450 × g で5分間遠心分離する．
❸デカンテーションまたはアスピレーションにより上清を捨て，残りの沈渣に0.1 mLのステルンハイマー・マルビン染色液を加える．
❹軽く混和して3分間放置した後，一滴をスライドグラスにのせ，その上にカバーグラスをかける．
❺光学顕微鏡を用いて強拡大（400倍）で鏡検する．10視野を観察し，赤血球，白血球，上皮細胞，円柱の1視野あたりの平均値を求める．

D. 課題

1．尿沈渣成分を正しく鑑別し，それらと疾病との関係を調べる．なお，千葉県臨床検査技師会のHPの「尿沈渣アトラス」などを参考にするとよい．

人体の構造と機能 解剖生理学実習 索引

英数

3D Brain	136
ABO 式血液型	107
DNA 折り紙モデル	13
HE 染色	5, 113
LH サージ	154, 159

あ

アウエルバッハ筋間神経叢	61, 81
アザン染色	6
アポトーシス	11, 58
アミノ酸吸収実験	88
アルデヒドチオニン染色	6
アルドステロン	164
胃	80
移行上皮	164
一次卵母細胞	154
陰窩	81
陰茎	153
インスリン	148
ウェルニッケ中枢	134
運動器系	44
永久歯	74
栄養膜	157
エキソサイトーシス	8, 11
エクリン汗腺	26
エネルギー代謝測定	126
エリスロポエチン	162
嚥下	74, 136
延髄	72, 131
横隔膜	69
黄体	154, 161
黄体ホルモン	156
オキシトシン	154
温点	26

か

開口数	3
外側溝	42, 132
外分泌	84
外有毛細胞	37
外卵胞膜	155
下顎神経	71, 134
蝸牛	36
角化	23, 33
核小体	12, 137, 151
角膜	34
核膜	8, 12, 18
下垂体	144
顎下腺	77
褐色脂肪細胞	23
活性型ビタミン D_3	162
カフェイン	143
顆粒層（小脳皮質の―）	138
顆粒層（表皮の―）	24
顆粒層（卵胞の―）	155
感覚器系	32
感覚点	25
肝鎌状間膜	68
眼球	34
眼瞼	35
肝小葉	83
関節	45
肝臓	83
間脳	134
顔面神経	47, 78, 134
気管	120
気管支	120
基礎体温	161
ギムザ染色	6, 94
吸収上皮細胞	81
球状帯	147
吸入麻酔薬	66
胸管	50, 103
胸腺	101
胸腺小体	102
強膜静脈洞	35
筋線維	59
筋組織	59
筋電図測定	61
グラーフ卵胞	155
クララ細胞	123
クロム親和性細胞	81, 148
血圧	115
血液	93
血液脳関門	137
血管	113
血球計算盤	96
血小板	93
血糖値	99
ゲノム	8
ゲノムマップ	13
ケラチン	24
剣状突起	68
減数分裂	150
献体	54
瞼板腺	36
口蓋扁桃	76
光輝線	113
口腔	74
甲状腺	146
呼吸器系	120
呼吸商	129
骨化	57
骨格	44
骨格筋	46, 59
骨芽細胞	57
骨髄	18, 57
骨髄細胞	16
骨組織	57
骨端軟骨	56
固有心筋	112
コラーゲン	56
ゴルジ装置	10
コルチ器	34
コルヒチン処理	18

さ

細気管支	122
細胞	8
細胞死	12
細胞周期	11
細胞小器官	8
細胞分裂	13
杯細胞	81
サーファクタント	123
三叉神経	71, 134
視覚器	34
耳下腺	77
子宮	156
糸球体	162
糸球体傍装置	163
軸索	137
刺激伝導系	112
視床下部	72, 134, 144
視神経	34
膝蓋腱反射	141
室傍核	145
シヌソイド	83
指紋	22
自由神経終末	24, 41
重層扁平上皮	23, 34, 78, 165
終脳	132
終末細気管支	123
主細胞	80, 164
樹状突起	137
シュレム管	35
循環器系	111
消化器系	71, 74
小腸	81
小脳	73, 134, 138
上皮小体	146
小胞輸送	8
静脈	114
静脈角	103, 111
触圧点	26
食道	78
シルヴィウス裂	42
心音	118
神経系	131
神経膠細胞	137
神経線維	138
腎小体	163
心臓	69
腎臓	162
心臓血管系	111
人体交連骨格模型	44
心電図測定	118
浸透圧	96
真皮	24
真皮乳頭	24
髄鞘染色	6, 139
水晶体	34
膵臓	84, 148
錐体細胞	133, 138
スケッチ	6
スメア	94
精管	152
精細管	151
星状膠細胞	140

生殖器系	150	塗抹標本	93	平衡聴覚器	36
精巣	150	トランスロケーション	8	壁細胞	80
精巣上体	152	**な**		ヘマトキシリン・エオシン染色	5, 113
脊髄	138			ヘマトクリット値	98
脊髄神経節	139	内分泌系	144	膀胱	165
赤脾髄	104	内有毛細胞	37	棒反応時間	141
舌咽神経	41, 78, 135	内卵胞膜	155	ボウマン嚢	162
舌下腺	77	軟骨	56	補体による溶血反応	108
赤血球	93	軟骨内骨化	58	**ま**	
赤血球凝集反応	107, 108	二次卵母細胞	154		
舌乳頭	33, 38	ニッスル染色	6, 139	マイスナー小体	22
セルトリ細胞	150	乳汁	159	マイスナー粘膜下神経叢	81
染色質	8, 11, 151	乳腺	158	マイボーム腺	36
染色体	8, 11, 151	乳糜	103	膜内骨化	57
染色体標本	16	ニューロン	137	末梢神経	136
前庭膜	37	尿管	165	マッソン・ゴールドナー染色	6, 113
前頭葉	132	尿細管	162	マンシェット	116
線毛	9, 122, 156	尿試験紙	167	味覚	41
前立腺	153	尿沈渣顕微鏡観察	168	味覚器	38
束状帯	147	尿道	165	味覚修飾	43
咀嚼	74	尿比重測定	166	ミトコンドリア	10
咀嚼筋	48	ネフロン	163	脈拍	115
粗面小胞体	10	脳幹	134	脈絡叢	137
た		脳室系	132	脈絡膜	34
		脳神経	136	味蕾	38
体細胞分裂	11	脳梁	73, 132	ミラクルフルーツ	43
大静脈	114	**は**		ムタロターゼ・グルコースオキシダーゼ法	99
大腸	82			免疫系	101
大動脈	114	肺	69, 120	免疫組織化学染色	6
大脳	73	肺気量	125	免疫沈降反応	105
大脳半球	132	肺区域	121	メンブラントラフィック	11
大脳皮質	133, 138	肺胞	123	毛細血管	114
胎盤	157	肺胞管	122	毛細血管後細静脈	104
唾液	85	肺胞上皮細胞	120	網状赤血球	8
唾液アミラーゼ	85	排卵	154	網状帯	147
唾液腺	77	ハヴァース管	57	盲点	39
ダグラスバッグ法	126	白色脂肪細胞	25	毛包	24
脱落膜	158	白体	154	網膜	34
多列円柱上皮	152	白脾髄	104	毛様体小帯	34
多列線毛円柱上皮	122	白膜	150	**や, ら**	
単層円柱上皮	77, 156	破骨細胞	8, 57		
緻密質	57	白血球	93	有郭乳頭	33, 38
緻密斑	163	ハッサル小体	102	溶血	96
注射用麻酔薬	67	パネート細胞	81	ライスナー膜	37
中心溝	132	反転小腸	88	ライディッヒ細胞	150
中心静脈	83	微絨毛	81, 152	卵管	156
中心動脈	104	脾臓	71, 104	ランゲルハンス細胞	158
中心リンパ管	81	泌尿器系	162	ランゲルハンス細胞	24
中枢神経系	131	泌尿生殖器	71	ランゲルハンス島	84, 148
中心乳糜腔	81	皮膚	22	卵巣	154
聴覚	41	―― の水分量	28	卵祖細胞	154
鳥距溝	133	―― の油分量	28	卵胞	154, 161
チロシンの定量	91	皮膚感覚	26	卵胞ホルモン	155
チン小帯	34	表情筋	47, 135	卵胞膜	155
痛点	26	表皮	24	立毛筋	24
低張処理	18	ファーター・パチニの層板小体	26	リボソーム	6, 9, 140
鉄ヘマトキシリン染色	6	フォリン法	91	リンパ系	103, 111
電子顕微鏡	4	副甲状腺	146	リンパ小節	33, 76, 104
デンプン消化試験	85	副腎	147	リンパ節	103
頭蓋底	72	不動毛	152	冷点	26
透過型電子顕微鏡	10	プルキンエ細胞	138	レニン	163
動眼神経	134	プルキンエ線維	112	レニン-アンギオテンシン-アルドステロン系	164
瞳孔	33	ブローカ中枢	134		
瞳孔反射	39	ブロードマン	42, 133	濾胞	146
動脈	114	分解能	3	濾胞傍細胞	146
洞様毛細血管	83	分泌顆粒	10	ローランド溝	132
鍍銀染色	6, 139	分裂中期	18	ワルダイエルの咽頭輪	76
特殊心筋	112	平滑筋	59		

編者紹介

森田　規之
1986 年　大阪大学理学部化学科卒業
1991 年　大阪大学大学院医学研究科博士課程中退
現　在　元安田女子大学家政学部管理栄養学科　准教授

河田　光博
1977 年　京都府立医科大学医学部医学科卒業
現　在　京都岡本記念病院教育担当顧問
　　　　京都府立医科大学名誉教授

松田　賢一
1994 年　東北大学薬学部薬学科　卒業
1999 年　東北大学大学院薬学研究科博士課程後期修了
現　在　京都府立医科大学大学院医学研究科解剖学教室　准教授

NDC 491　　180p　　30 cm

栄養科学シリーズNEXT

人体の構造と機能　解剖生理学実習

2015 年 6 月 26 日　第 1 刷発行
2025 年 2 月 13 日　第 8 刷発行

編　者　森田規之・河田光博・松田賢一
発行者　篠木和久
発行所　株式会社　講談社
　　　　〒112-8001　東京都文京区音羽 2-12-21
　　　　　　販売　(03)5395-5817
　　　　　　業務　(03)5395-3615
編　集　株式会社　講談社サイエンティフィク
　　　　代表　堀越俊一
　　　　〒162-0825　東京都新宿区神楽坂 2-14　ノービィビル
　　　　　　編集　(03)3235-3701
印刷所　半七写真印刷工業株式会社
製本所　大口製本印刷株式会社

落丁本・乱丁本は，購入書店名を明記のうえ，講談社業務宛にお送りください．送料小社負担にてお取り替えします．なお，この本の内容についてのお問い合わせは講談社サイエンティフィク宛にお願いいたします．
定価はカバーに表示してあります．

© N. Morita, M. Kawata and K. Matsuda, 2015

本書のコピー，スキャン，デジタル化等の無断複製は著作権法上での例外を除き禁じられています．本書を代行業者等の第三者に依頼してスキャンやデジタル化することはたとえ個人や家庭内の利用でも著作権法違反です．

Printed in Japan

ISBN978-4-06-155377-4

講談社の自然科学書

栄養科学シリーズ NEXT

基礎化学 第2版 新刊 ISBN 978-4-06-535640-1	**運動生理学 第2版** ISBN 978-4-06-155369-9	**栄養教育論実習 第3版** 近刊 ISBN 978-4-06-538029-1
基礎有機化学 第2版 新刊 ISBN 978-4-06-535642-5	**食品学** ISBN 978-4-06-155339-2	**栄養カウンセリング論 第2版** ISBN 978-4-06-155358-3
基礎生物学 ISBN 978-4-06-155345-3	**食品学総論 第4版** ISBN 978-4-06-522467-0	**医療概論** ISBN 978-4-06-155396-5
基礎統計学 第2版 新刊 ISBN 978-4-06-533602-1	**食品学各論 第4版** ISBN 978-4-06-522466-3	**臨床栄養学概論 第2版** ISBN 978-4-06-518097-6
健康管理概論 第3版 ISBN 978-4-06-155391-0	**食品衛生学 第4版** ISBN 978-4-06-155389-7	**新・臨床栄養学 第2版** ISBN 978-4-06-530112-8
公衆衛生学 第3版 ISBN 978-4-06-155365-1	**食品加工・保蔵学** ISBN 978-4-06-155395-8	**栄養薬学・薬理学入門 第2版** ISBN 978-4-06-516634-5
食文化論／食育・食生活論 新刊 ISBN 978-4-06-534127-8	**基礎調理学** ISBN 978-4-06-155394-1	**臨床栄養学実習 第3版** ISBN 978-4-06-530192-0
臨床医学入門 第2版 ISBN 978-4-06-155362-0	**調理学実習 第2版** ISBN 978-4-06-514095-6	**公衆栄養学概論 第3版** 近刊 ISBN 978-4-06-538027-7
解剖生理学 第3版 ISBN 978-4-06-516635-2	**新・栄養学総論 第3版** 近刊 ISBN 978-4-06-538030-7	**公衆栄養学 第7版** ISBN 978-4-06-530191-3
栄養解剖生理学 ISBN 978-4-06-516599-7	**基礎栄養学 第5版** 近刊 ISBN 978-4-06-538026-0	**公衆栄養学実習** ISBN 978-4-06-155355-2
解剖生理学実習 ISBN 978-4-06-155377-4	**分子栄養学** ISBN 978-4-06-155397-2	**地域公衆栄養学実習** ISBN 978-4-06-526580-2
病理学 ISBN 978-4-06-535641-8	**応用栄養学 第7版** 近刊 ISBN 978-4-06-538031-4	**給食経営管理論 第4版** ISBN 978-4-06-514066-6
栄養生化学 ISBN 978-4-06-155370-5	**応用栄養学実習 第2版** ISBN 978-4-06-520823-6	**献立作成の基本と実践 第2版** ISBN 978-4-06-530110-4
生化学 第2版 新刊 ISBN 978-4-06-535641-8	**運動・スポーツ栄養学 第4版** ISBN 978-4-06-522121-1	
栄養生理学・生化学実験 ISBN 978-4-06-155349-1	**栄養教育論 第4版** ISBN 978-4-06-155398-9	

東京都文京区音羽 2-12-21
https://www.kspub.co.jp/

KODANSHA

編集 ☎03(3235)3701
販売 ☎03(5395)5817